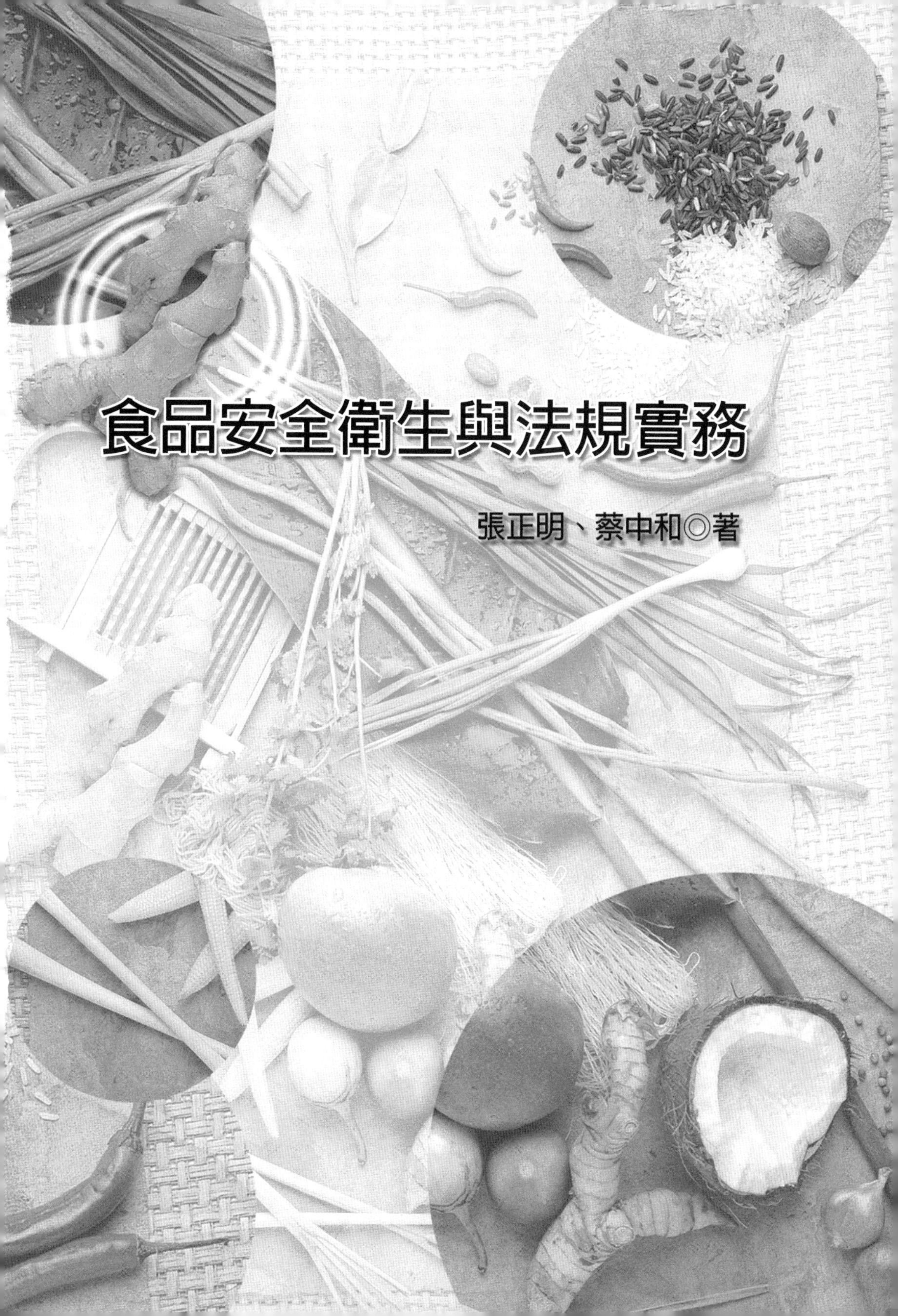

食品安全衛生與法規實務

張正明、蔡中和◎著

序

近年來國人飲食生活水準隨著經濟的發展而不斷提升，但有關食品安全衛生案件卻層出不窮，尤以近年兩岸往來發展迅速，台灣市面常見有大陸加工食品販售，而經各方研究，大陸食品安全目前管理階段有如台灣四〇年代，因此有關食品安全事件時有所聞，例如在啤酒中添加甲醛防止混濁、魯味添加工業用色素染色、腐竹使用吊白塊漂白等，而國內黑心商人更於油麵中添加雙氧水、麻糬添加去水醋酸鈉等等作爲防腐功能，實令人憂心。

筆者側身公門期間，有幸接觸食品安全衛生管理工作，於擔任公職期間利用公餘於經國管理暨健康學院（原德育技術學院）食品衛生科兼任食品衛生法規課程講授，退休後返回南部，並陸續於中華醫事學院、嘉南藥理科技大學等兼任相關課程講授，此段期間深感衛生單位食品稽查人員如欲做好此食品管理工作，實需有較完整之食品安全衛生與行政管理之概括認識，雖然上級相關單位每年均排定有相關食品訓練課程，然而地方基層食品衛生管理工作人員常因機關首長之需要、好惡，或因工作繁重而他調，而新進人員又無法及時接受相關訓練，使得整個食品安全衛生管理工作，無法有效率以及連續性的執行，以致近年來一些所謂「黑心食品」到處充斥，造成民眾飲食上的驚恐。因此當此退出公門之後，筆者乃不顧自己學淺，嘗試以食品衛生管理法爲圓心，將多年之食品衛生行政管理經驗、食品安全與衛生相關資料爲半徑畫出一個圓，希望對初進入此食品有關管理工作人員、食品相關業者，以及修習食品相關科系學生能有所助益。

此書算是個人從事此食品管理工作的一個經驗而已，實在不敢說是著述，同時，本書爲了儘可能納入最新的資料與見解，而引用了行政院衛生署所公布訊息，以及先進們寶貴的研究成果，在此深表謝意。

感謝 恩師國立臺灣海洋大學食品科學系張正明博士的引導，因爲如果沒有恩師，就沒有機會認識如此深刻的食品安全知識，以及一起在食品衛生管理工作奮鬥多年的基隆市衛生局夥伴們，最後當然還有親愛的太太——黃美玲、兒子舜潔的支持及侄子孟潔的協助，才能使得自己在「中年轉業」之際不致掉入危機。

本書雖歷經近一年的編寫修正，然疏漏之處定所難免，尚祈各方專家、學者不吝指正。

蔡中和 謹識

二〇〇五年六月

目錄

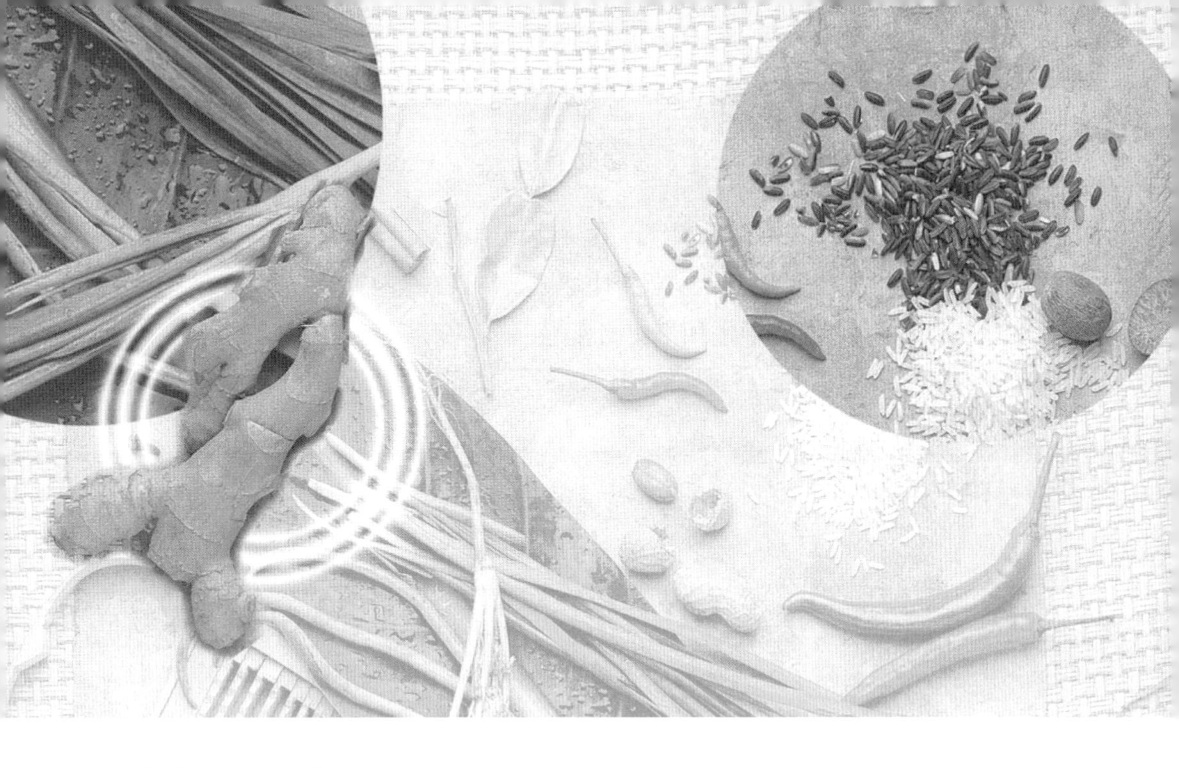

第一章

我國食品衛生管理法內容概論

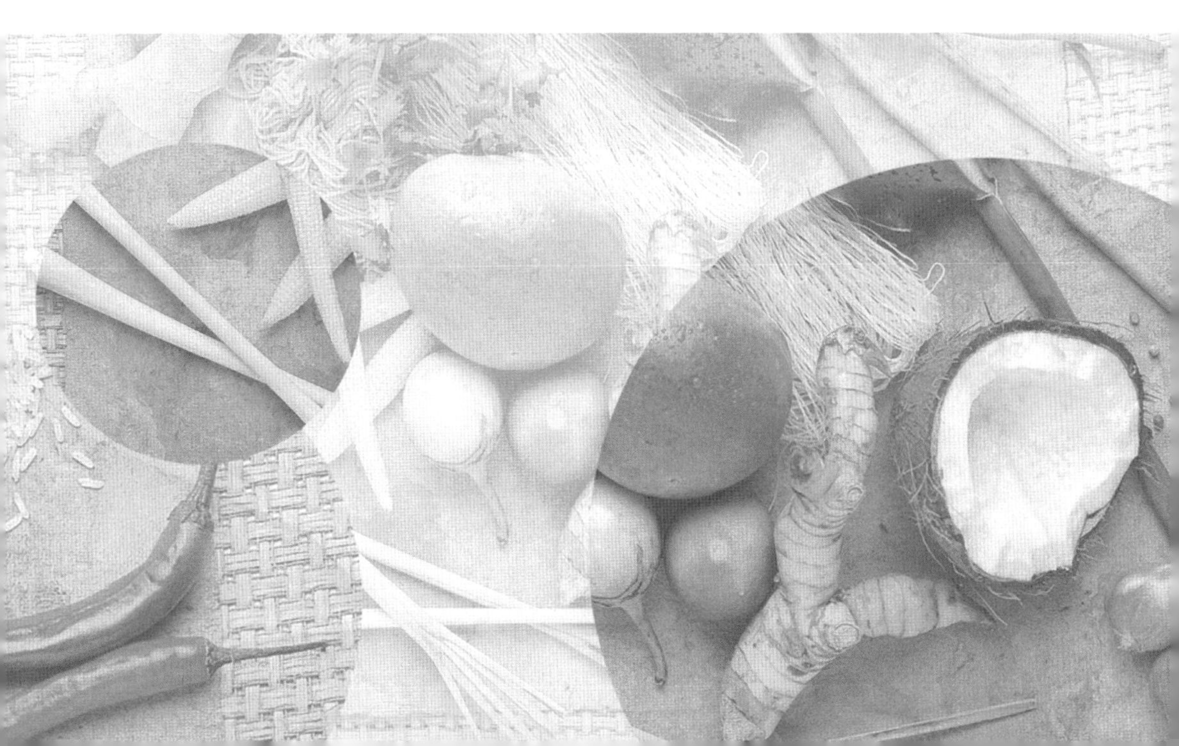

近年來由於經濟繁榮國民飲食生活型態改變，對加工食品之依賴程度遽增，尤以國內食品工業技術的快速成長，以致加工食品充斥市面，更使食品衛生管理工作成爲眾所關切的課題。

前言

西元一九七九、一九八〇年間，台灣中部發生的「多氯聯苯」食用油中毒案，更暴露了我國食品衛生管理行政體系上的嚴重缺失，是時也，從中央到縣、市政府，以及整個衛生管理行政體系上，竟無一專責食品衛生管理的單位，以致中毒案發生時逾半年後仍無法鑑定出中毒原因，政府在這嚴重事件的衝擊下，終於不得不立即重新規劃衛生行政組織，因此行政院研究發展考核委員會特於一九七九年間，委請國立台灣大學食品科技研究所張爲憲教授主持「我國食品衛生管理制度之改進研究」，張教授在研究報告中針對我國當時食品衛生管理制度的缺失提出二項建議：

第一、建議成立一類似美國「食品藥物管理局」之機構，同時修改食品衛生管理法，以統一掌理一切食品有關業務。

第二、強化現有衛生機關之組織人員與設備，改進有關機關間之職責劃分，加強聯繫與協調，修訂有關法令及修改管理制度，加強食品衛生管理人才之培育訓練與業者之教育輔導，以及食品衛生安全有關之調查研究，推行各種食品行業之「良好作業規範」等等建議。

行政院院會通過在一九八一年七月於衛生署正式成立食品衛生處，掌管有關食品衛生管理及國民營養規劃事項；內設食品安全、查驗、輔導及營養四科，隨後台灣省政府衛生處及台北市、高雄市政府衛生局內相繼成立食品衛生科，各縣市衛生局於一九八四年七月後分別陸續成立食品衛生課，掌理各縣市有關的食品衛生管理及改善國民營養工作事項。

食品衛生管理法於一九八三年十一月十一日修正公布後，對於各種食品及其原料、添加物、器具、容器、包裝、洗潔劑以及食品之製造、調配、加工、貯存、販賣等衛生管理都有明確的規定，二〇〇〇年二月九日再經總統公布修正「食品衛生管理法」內容，除將整體法規結構修改外，並加入食品安全、品質管理、源頭管理及消費者保護等概念，同時大幅提升罰款額度，以強化業者衛生自主管理及產品品質之管理；二〇〇二年一月三十日我國爲因應時代進步，舊法已不再符合現狀及管理上要求，也因應特定之食品衛生安全事件，以及因應加入世界貿易組織（WTO），再次修正本法部分條文內容，目前經修正後之食品衛生管理法分七章共有四十條條文，其內容可歸納爲「六大類」與「三等級」，茲以二、三節稍作敘述。

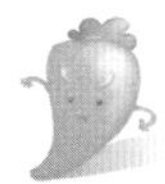

食品衛生管理內容——六大類（管理方式）

食品衛生管理法的內容可歸納爲六大類，茲分述如下：

第一類：衛生單位派員稽查市售肉品衛生及蔬果農藥殘留抽驗

這一類的管理方式可以「嚴密戒愼，事必躬親」的態度來形容衛生單位的立場，歷年來政府在屠宰衛生上投下相當大的人力和財力，有鑑於數十種人畜共同傳染病的存在，不僅影響肉品的衛生，更涉及人畜之防疫問題，因此政府投下鉅資經費擴大編制於農業主管機關——行政院農業委員會內新成立「行政院農業委員會動植物防疫檢疫局」，並依據一九九九年六月總統公布畜牧法而由農業主管機關執行屠宰衛生檢查工作，亦即在每一個屠宰場，必須派駐有獸醫師負責監督及檢驗屠體工作。這種衛生檢驗工作並非抽樣檢查，而是經常且全面性的，包括宰前、宰後屠體及內臟均須檢查，這種工作不能假手業者自己進行，以免萬一有所疏漏而造成嚴重的危害，所以必須由具有專業知識與技能的獸醫師駐場負責，但家禽類目前因數量過多，且另有其他法令可資規範（例如市場管理規則、家畜疾病防治條例等），而暫無法全面由獸醫師實施屠體檢查，因此衛生單位則是配合後段市售肉品之稽查事宜，以及配合執行私宰之聯合取締工作。

蔬果農藥殘留也關係到整個民眾的飲食安全健康，因此政府單位予以「源頭管理」外，並且每個月由衛生單位派員至市場針對當季上市之蔬菜及水果類抽驗，如發現有不合格情況，除儘速公告民眾周知及處罰生產者外，並將案件移送管轄縣市之農業單位，對生產之農民予以用藥輔導記錄，以免有再犯情事。

第二類：加強業者執行衛生自主管理

這一類管理可以「勤於督導，輔導管理」來形容，如乳品容易腐敗，食品添加物的製造與調配其成分是否精確，混合之後是否均勻等關係著食品的安全，因而這一類工廠在食品衛生管理法施行細則上有明確的規定，即工廠內一定要有「衛生管理人員」，而且必須向當地衛生主管機關核備。這些「衛生管理人員」負責工廠內的廠房、員工及產品的衛生檢查，亦即所謂的「衛生自主管理」，衛生機關則藉稽查、督促及輔導，來督促業者，而不是派員駐場替業者做品管。目前需要設置「衛生管理人員」的工廠有乳品工廠、冰淇淋食品廠、罐頭工廠、餐盒工廠、特殊營養食品及食品添加物製造工廠等。

第三類：加強食品衛生安全之維護

依據法規訂定業者實施食品良好衛生規範與安全管制系統，這一類管理為因應加入WTO、APEC等國際貿易組織，也為提升國內製造廠商之水準及消費者保護而訂定，衛生署對於各食品業訂有「食品良好衛生規範」（GHP）使各業者之製造、加工、調配、包裝、運送、貯存、販賣，或食品添加物之作業場所、設施及品保制度有所遵循，另針對較具有安全考量之業別，公告指定必須實施「安全管制系統」（亦即HACCP），以預防食物中毒發生保障消費者飲食安全，近年來尤其歐、美等國已將水產品列入必須實施HACCP之項目，否則禁止將水產品輸往該地區，我國以安全考量及外銷貿易也將「水產品製造工廠」列入HACCP實施對象，以加強維護消費者之飲食安全。

另新修正之法規中規定中央主管機關對於一定種類、規模之食品業者（如盒餐業），應將其產品投保「產品責任險」，以防止因產品發生意外（如食物中毒等案件），廠商沒有能力賠償而損害消費者權益。

第四類：強化食品、營養標示及廣告管理，提高行政罰鍰金額

這一類管理可以「用心良苦」等字眼來形容。東方人自古以來即有「藥食同源」之觀念，尤其近年來國民營養知識提升，健康意識抬頭，飲食習慣趨向於高纖、高鈣、低油、低鹽、低糖等原則，且許多先進國家業已實施包裝食品營養標示制度，為因應國內消費大眾之需求，並建立消費者對營養標示之正確認識及提供其選購包裝食品之參考資訊，爰公告我國營養標示規範。

另有鑑於民眾健康需求而喜歡食用一些所謂之「保健食品」，因此有心人士看準此一每年兩百億元的市場，相繼投入製造或代理一些所謂「健康食品」及「保健食品」銷售，並在各種媒體或成立直銷商對民眾吹噓誇大不實廣告，造成消費糾紛不斷。在衛生單位管理上，食品與藥品之區分在

於其有無療效，但不肖業者故意將食品外觀製成錠狀或膠囊狀，使民眾誤認為藥品而具有療效，並以高價來彰顯其產品高貴，更為甚者透過不實廣告而使一些慢性病患者，誤以為可治療其病症，以致延誤病情（如糖尿病、高血壓等），造成消費糾紛。因此為保護消費者健康與權益，特別在食品衛生管理法中對於食品涉及療效或誇大不實之廣告分別提高罰則，另為使市面上所謂之「健康食品」能有所規範，在一九九九年四月立法通過健康食品管理法來加強管理。同時在食品衛生管理法中，傳播業者如連續接受刊載違規廣告，則移請地方相關新聞單位處罰新台幣六萬至三十萬元，另廣告業者也規定須保存委刊者之姓名、住所資料等規範，否則衛生單位亦可處罰新台幣三萬至十五萬元。

第五類：訂定食品衛生標準供業者遵循

這一類管理是以「標準完備，俾眾依循」使業者自律，以提供符合衛生標準的食品供應消費者食用。因此行政院衛生署針對各類食品訂有各種衛生標準，要求市售食品均須符合這些標準，地方單位以現場稽查或隨時抽驗方式，使食品製造廠商有所警惕，以收管理之效。

目前國內食品衛生管理以屬此類者最為廣泛，如皮蛋含鉛量、蝦之使用酸性亞硫酸鹽等問題均屬此類。訂定衛生標準的意義，並非超過此標準者食用後對人體便立即有害處，而是在正常生產或製造時不可避免存在的有害物質的限量標準，也是為確保長期食用的安全性，但衛生標準並非致病標準，這點是必須分清楚的。

第六類：加強食品衛生宣導工作

這是屬長期積極而較難立竿見影的工作，食品衛生管理工作人員都以

「衛生宣導，民眾受益」來鼓勵自己，對於民眾宣導的方向，只要讓民眾具有判斷食品好壞的一般常識即可，因此需要透過各種媒體製作各類影片及分送折疊卡、單冊等文宣資料給民眾，並不時舉辦各種有關食品消費活動，來增進民眾的各類食品衛生常識，盼能藉著消費者對生產者的要求，使製造者須承受消費者的壓力，而不斷致力於食品生產過程的衛生改良，如此才能使食品衛生管理工作得到事半功倍之效。

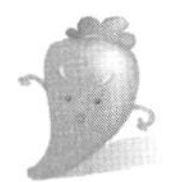

違反食品衛生管理法的處理——三等級（處罰內容）

食品衛生管理法中有關違反食品衛生管理法的處理方式可分為三級，茲分述如下：

第一級：通知限期改善

這是最輕的處分，有下列兩種情形：

第一、舉凡違反食品衛生管理法第十條（食品衛生安全標準），例如飲料類、冰類、乳品類等細菌數含量超過衛生署公告標準，及第二十條第一項所訂定的「食品業者製造、加工、調配、包裝、運送、貯存、販賣食品或食品添加物之作業場所，設施及品保制度，應符合中央主管機關所定食品良好衛生規範」。例如食品製造、調理場所未裝設紗門、紗窗或自二○○一年九月七日起公告之觀光旅館之餐廳、自助餐等業別，所僱用調理人員中餐技術證照持有率未達規定者，均屬這類最輕的處分，若不改善則衛生單位採取第二級罰鍰處罰。

第二、產品標示經檢查或抽驗違反規定者，除受處罰鍰三萬元至十五萬元外，仍須負「限期回收改善」責任，屆時不遵行者其產品沒入銷毀。

第二級：罰鍰

第二級爲罰鍰，可分爲下列兩種情形：

第一、不通知限期改善只要違法即予處罰，該類處罰強度有下列情形：

1.處四萬元至二十萬元罰鍰，如一年內再違反者並得吊銷其營業或工廠登記證照。

第十一條第一款至第七款（如變質或腐敗……）。

第十五條（食品添加物未經查驗登記）。

2.處三萬元至十五萬元罰鍰。

第十九條 第一項（食品誇大廣告）。

第三項（廣告媒體未保存委刊播者之姓名資料）。

第十一條 第八款（逾有效日期）。

第九款（從未供於飲食且未經證明爲無害人體健康者）。

3.處二十萬元至一百萬元罰鍰，並得按次連續處罰至其停止刊播爲止。

第十九條 第二項（廣告或標示涉及療效）。

第二、違反食品衛生管理法除處罰鍰三萬元至十五萬元外，還應通知將其產品限期回收改正。

第十七條至第十九條 第一項（食品或食品用洗潔劑及其所爲之標示或宣傳、廣告等違規）。

以上罰鍰經催告而逾期未繳納者，則移送法院強制執行，此亦可算是移入第三級處理了。

第三級：送法院

這是最嚴重的處分，違反「食品衛生管理法」致危害人體健康者（如：食物中毒、添加有毒物質如硼砂、吊白塊、工業用色素等），除可由衛生機關處新台幣四萬元以上二十萬元以下罰鍰外，並由衛生機關移送司法機關裁決，可處三年以下有期徒刑、拘役或併科新台幣十八萬元以上至九十萬元以下。

結語

最後，我們認為要因應急速發展中之各食品販售業者（如生鮮超級市場、便利商店，乃至於傳統食品零售店等）以及五花八門、日益複雜化的市售食品，除了食品販售業者必有法治、道德觀念外，消費者對於採購食品也必有基本之認知，而政府單位應更積極的肩負起為全國消費者把關的重任，確實做好食品衛生行政管理工作。因此政府衛生單位今後對食品衛生管理上應該努力加強以下方針：

第一、加強市售食品抽驗工作，維護食品之衛生安全，並經常辦理各種研習會，協助訓練食品業者做好衛生自主管理工作，使食品衛生管理工作能導向「源頭管理」，才能全面提升食品衛生品質水準。

第二、對於違反食品衛生管理相關法令之業者及市售食品，應積極地稽查並嚴加取締，不使有礙健康、衛生安全上有問題之食品流通於市面，而使消費大眾受害。

第三、透過各種新聞媒體，全面推廣衛生宣導教育工作。提升消費者對於選購食品應有之衛生常識，以拒買違規食品，使不肖業者自然遭受淘汰，確保消費者之飲食安全。

參考文獻

劉廷英（1986）。《食品衛生管理概要》。台北：行政院衛生署。

行政院衛生署（2003）。〈食品衛生管理法部分條文修正〉。台北：行政院衛生署。

行政院衛生署（2000）。《食品良好衛生規範》。台北：行政院衛生署。

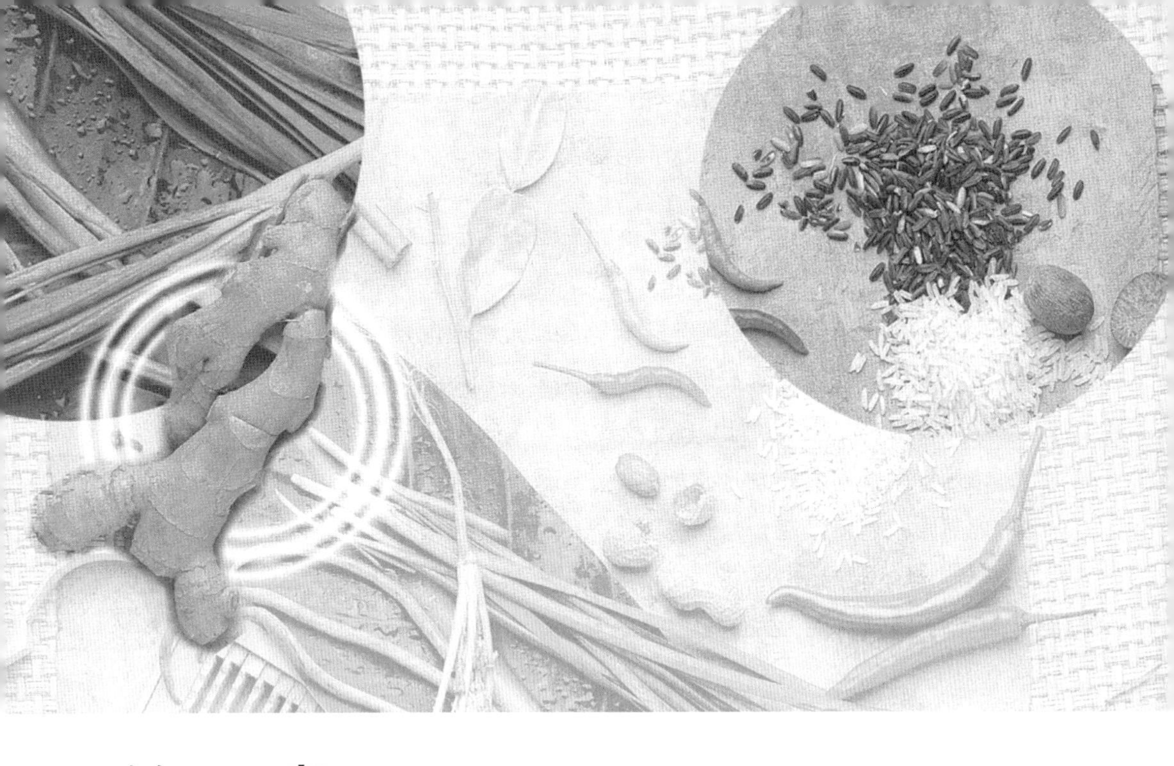

第二章

食品安全衛生管理的意義

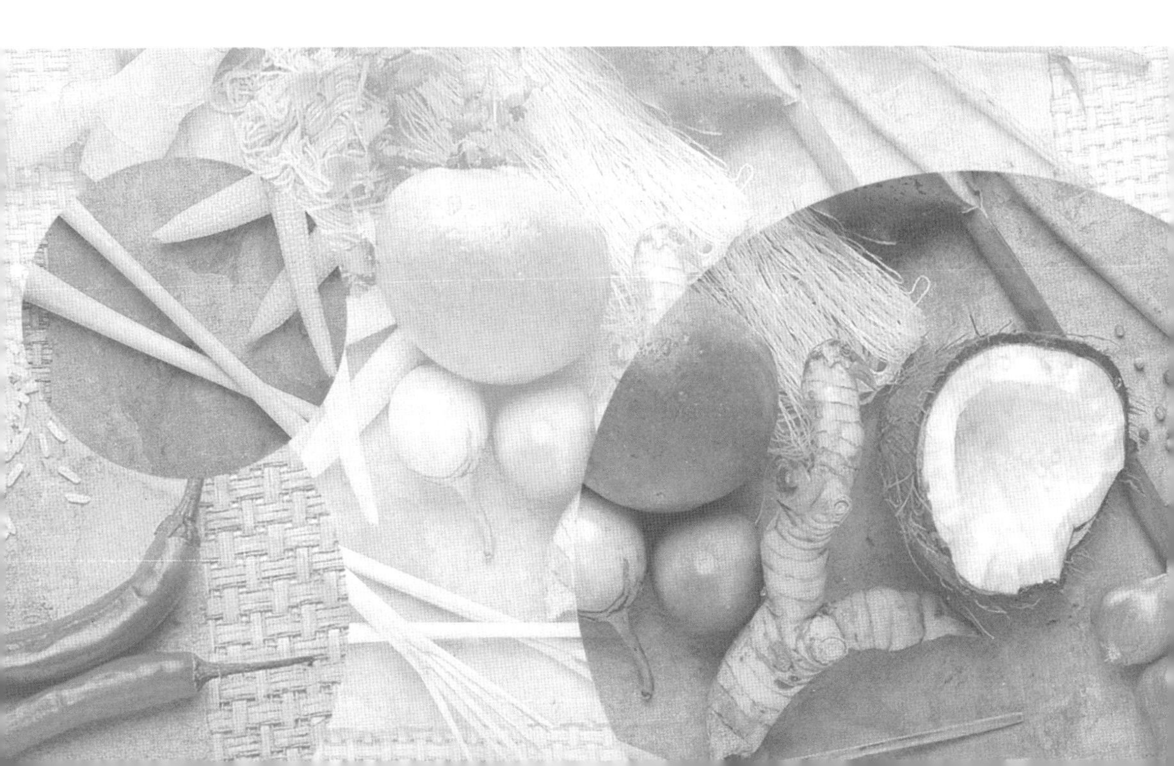

一九七九、一九八〇年間，台灣中部發生的「多氯聯苯」食用油中毒案，造成國內數百個消費者受到傷害後，激起民眾與政府部門對於食品安全衛生的重視，更由於近年來經濟繁榮以及國人飲食生活型態的改變，對加工食品之依賴程度遽增，加上國內食品工業技術的快速成長，使得加工食品充斥市面，卻也時而傳出不符合食品安全衛生的所謂「黑心食品」，例如麻糬、粉圓等不當摻加「水醋酸鈉」，礦泉水中含黴、國內一些黑心商人將病死豬回收做成貢丸、麵條攙加雙氧水漂白、殺菌以延長保存時間、將病死豬肉假冒CAS標誌銷售到學校之營養午餐廚房、石斑魚養殖池中加入孔雀石綠以防止皮膚病產生等，使得食品安全衛生成爲國人所關切的問題。

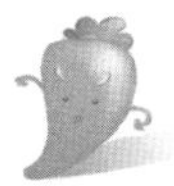

食品安全衛生的定義

依據世界衛生組織（WHO）對於「食品衛生」的定義：「食品衛生係指食品從栽培、生產、收穫、運送、貯藏、調理、製造、販賣到消費者攝食的每一階段中，爲確保食品的安全性、健全性與有益性，以及爲防止食品劣化與毒性（物理的、化學的、微生物的）所採取的一切措施與方法。」換言之，食品衛生係一門研究人類攝取食物過程中，會直接或間接引起攝食者健康危害的原因，並設法加以減少、去除或預防食物的腐敗及中毒，以確保大眾飲食生活安全的科學，因此對於食物之腐敗或含有毒、有害物質、病原性微生物、異物混入或污染等狀況作適當的處理措施，並設法避免由食品原料、加工器具、包裝材料等來源污染食品。

飲食爲人類日常生活所必需，其安全自然爲大眾所關心，因此食品安全所涵蓋之範圍非常廣泛，凡是有關如何避免食物造成人類危害，以求發揮食物之效用者均屬之，故食品衛生應是食品安全中的一部分。

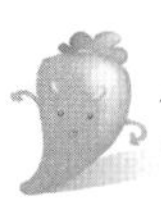

食品安全與衛生管理範疇

食物為使人維持基本的生命生存所需的物品，因此供人類所咀嚼或食用之原料或產品，以及供於兒童直接接觸入口之玩具等，皆為食品衛生管理法所定義之管理範圍。食品經由原料的種植、加工、調配製成產品而至最終消費之整個過程中，為了確保食品的安全性、完整性及健全性所必須執行的一切措施均為食品安全與衛生管理範疇。其中當然也包括安全性不佳之物品，例如檳榔、減肥茶等，同時食品並非藥品本不應具有療效，如有療效者即應屬藥品管理範疇。在食品衛生管理法所稱之「食品」，除國人廠商製造之食品外，也包括國外進口之食品，換言之，整個食品安全與衛生之管理，即在於如何避免食物成為有毒物質外，亦包含避免因不適當的飲食，造成營養不良而危害人體健康。

食品安全管理

食品安全衛生管理目的，在於使國人的平常飲食具有某種程度的安全性，但其安全性並非「絕對性的安全」。例如蘆薈汁內的蘆薈素（Aloin）會導致孕婦流產及腸胃不適作用，但因民間流傳食用蘆薈可「退胎火」，大多習慣榨汁食用，衛生署為了維護這些特定消費族群的食品安全與順應民間需求，同意以Aloe perry、Aloe barbadensis、Aloe africana 、Aloe ferox 、Aloespicata等五種品種之蘆薈系列「天然榨汁」之產品供為食用，但規定須明顯加註「本品勿長期或大量食用，孕婦忌食」字樣，以防止孕婦因大量食用而造成流產之不幸事件。又罐頭食品為達到保存目的，避免食品腐敗造成食品中毒事件，規定應在製造過程中經過脫氣、密封、殺菌等步驟，以確保食品安全等等，這些管理都以保護國人飲食安全為目的。

食品品質管理

當國人追求經濟成長生活獲得改善後，漸漸的脫離只求溫飽的飲食時代，相對的會追求高品質與營養的食品，衛生單位因而在管理上也會因應時代發展需求而要求品質的一致化。行政院衛生署依據食品衛生管理法規定，訂定有食品衛生標準來維護食品最基本之衛生品質作為管理之依據，也使業者有所遵循，間接使得消費者之飲食健康獲得更多的保障。

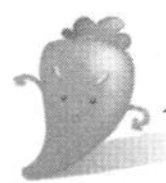

食品衛生管理法中之管理對象與用詞定義

依據食品衛生管理法內容，其管理對象可區分為食品與食品業者二大部分，換言之亦即「人」與「物」的管理，法規中食品之管理範圍包含有食品、食品添加物、食品器具、食品容器、食品包裝、食品用洗潔劑、食品之標示及廣告、兒童直接接觸入口之玩具等等，而食品業者之管理範圍則包含食品從業人員與經營者等。其定義範圍分別如下：

食品的定義

依據食品衛生管理法所訂定之「食品」定義，係「指供人飲食或咀嚼之物品及其原料」，但因食品之定義範圍極廣，而目前尚無法單以該法規範所有相關事項，須其他相關法律配合者，則適用其他有關法律之規定，例如：酒類之管理。

食品添加物的定義

食品之製造、加工、調配、包裝、運送、貯存等過程中用以著色、調味、防腐、漂白、乳化、增加香味、安定品質、促進發酵、增加稠度、增加營養、防止氧化或其他用途而添加或接觸於食品之物質，稱爲食品添加物。

食品器具的定義

食品之製造生產或運銷過程中，直接接觸於食品或食品添加物之器械、工具或器皿皆爲食品器具所定義的範圍。

目前食品器具材質大約可區分有不銹鋼、鋁製品、陶瓷、玻璃、銅製品、銀製品、鐵製品、鐵製外鍍琺瑯、鐵製外鍍錫、鐵製外鍍鋅、塑膠製品、硬質橡膠、木製品、鐵製外鍍鐵氟龍等。而食品或食品添加物製造、運銷過程中，直接接觸或間接接觸之器械、工具或器皿，其所採用之材質皆應採用容易清洗、消毒，安定性佳，不易釋出有礙人體健康之材料爲宜，例如對於酸性類食物之烹煮或盛裝不可選用銅、錫、鉛、鋅等金屬容器，以預防因重金屬溶出，產生中毒現象危害到消費者。

食品容器、食品包裝的定義

食品容器、食品包裝，係指與食品或食品添加物直接接觸之容器或包裹物。

食品容器、包裝所規範的範圍甚廣，只要是供人飲食之食物或與口腔直接接觸之容器、物品或包裹物，常見如餐具（盒）、奶瓶（嘴）、包子墊紙等皆是，但常見其貯存環境設備及方法不當情事，例如混合堆積、防塵、蟲設備不佳、貯存期間過長等等，皆會造成容器、包裝材料的污染及呆貨廢料的產生與浪費。

食品用洗潔劑的定義

凡直接使用於消毒或洗滌食品、食品器具、食品容器及食品包裝之物質謂之。換言之洗潔劑亦即洗去污物之物質，因此洗潔劑也可以說是用以去污垢之「界面活性劑」。一般餐廳廚房污垢分爲蛋白質、脂肪、碳水化合物、微生物、其他如毛髮等有機物與無機物兩類。

清潔劑可分爲洗潔劑、乾燥劑與消毒劑三種，分述如下：

一、洗潔劑

主要功能爲化解餐具上之脂肪、蛋白質等。一般分爲液體、粉狀、乳化及固態等，依各洗碗機之不同需求選擇適用之洗劑，但需考慮是否符合食品衛生標準、包裝堅固、貯存方便、人員使用安全性、低泡沫及符合成本需求等。

良好之洗潔劑應有如下之特性：

1.乳化性：使油脂乳化。

2.濕潤性：使污物附著之表面張力降低。

3.溶解性：對於食品中蛋白質之溶解。

4.分散性：使污物能均勻分散於水中。

5.脫膠性：使污物不會凝集。

6.軟化性：能使硬水軟化。

7.緩衝性：使洗潔劑清洗時仍能保持中性。

8.無刺激性：不刺激使用者肌膚。

9.安全無毒性：不會危害人體及造成環境污染。

10.洗滌性：去污力強且易於漂清。

二、乾燥劑

俗稱乾精，爲親水性基高極性原子團。其主要功能爲：控制餐盤上水珠之表面張力，使水珠變成水膜，於高溫下快速蒸發達到碗盤乾燥之功能。市面上以液態或粉狀銷售，選購時應注意是否能眞正發揮乾燥效果。

三、消毒劑

市面上之洗碗機大多爲省能源型，亦即低溫洗碗機，需添加含氯之消毒劑，以達到殺菌之功效。

目前市面上有許多地下工廠（此係指未依規定請領有生產食品用洗潔劑之工廠）所生產的洗潔劑，皆標示爲使用於機車、地毯清潔用品，卻販售給一些小型餐飲業供清洗餐具之用，其產品品質洗淨力極差且含雜質，以及含有如甲醛等有害人體健康之物質，使國人飲食健康受到危害。

食品業者的定義

凡經營食品或食品添加物之製造、加工、調配、包裝、運送、貯存、販賣、輸入、輸出或經營食品器具、食品容器、食品包裝、食品用洗潔劑之製造、加工、輸入、輸出或販賣之業者，稱之爲食品業者。

因此除上述條文內明述之食品業者外，也包含所稱之食品直銷業者，但屬非營利單位如學校、公司自設有供自己學校的學生或公司員工飲食之單位，航空公司係以經營航空客、貨運輸爲其主要業務，並無包含以製造、調配、加工、販賣、貯存、輸入或輸出食品爲其經營目的之業務行爲，於客運途中附帶提供食品，如未以之爲營業而另爲收費，暫不屬食品衛生管理法第七條所稱之食品業者，故亦不受依該法所訂「標準」之規範。但其他如藥局、西藥房、中藥房等業者，如有販售食品、奶粉、奶瓶等營利行爲當受屬該法規範。

食品標示的定義與目的

食品標示係指於下列物品用以記載品名或說明之文字、圖畫或記號：

1.食品、食品添加物、食品用洗潔劑之容器、包裝或說明書。

2.食品器具、食品容器、食品包裝之本身或外表。

食品標示之目的：

1.維護生產者信譽。

2.保障消費者權益。

3.建立良好商業規範。

4.利於衛生管理。

依據食品衛生管理法所稱之「標示」，係指於食品或食品添加物或食品用洗潔劑之容器、包裝或說明書上，或是食品器具、食品容器、食品包裝之本身或外表，用以記載品名或說明之文字、圖畫或記號。因此凡是在食品外包裝盒附上與該食品相關詞句之說明書，當屬該條文所稱之標示範圍，而且凡是國內製造廠商或是外國食品進口商均應遵行，並需以中文標示所規定項目，以保障消費者權益。

參考文獻

行政院衛生署（2003）。〈食品衛生管理法部分條文修正〉。台北：行政院衛生署。

台灣省政府衛生處（1999）。〈餐飲業衛生管理講義〉。南投：台灣省政府衛生處。

參考網站

行政院衛生署網站，取自http://www.doh.gov.tw。

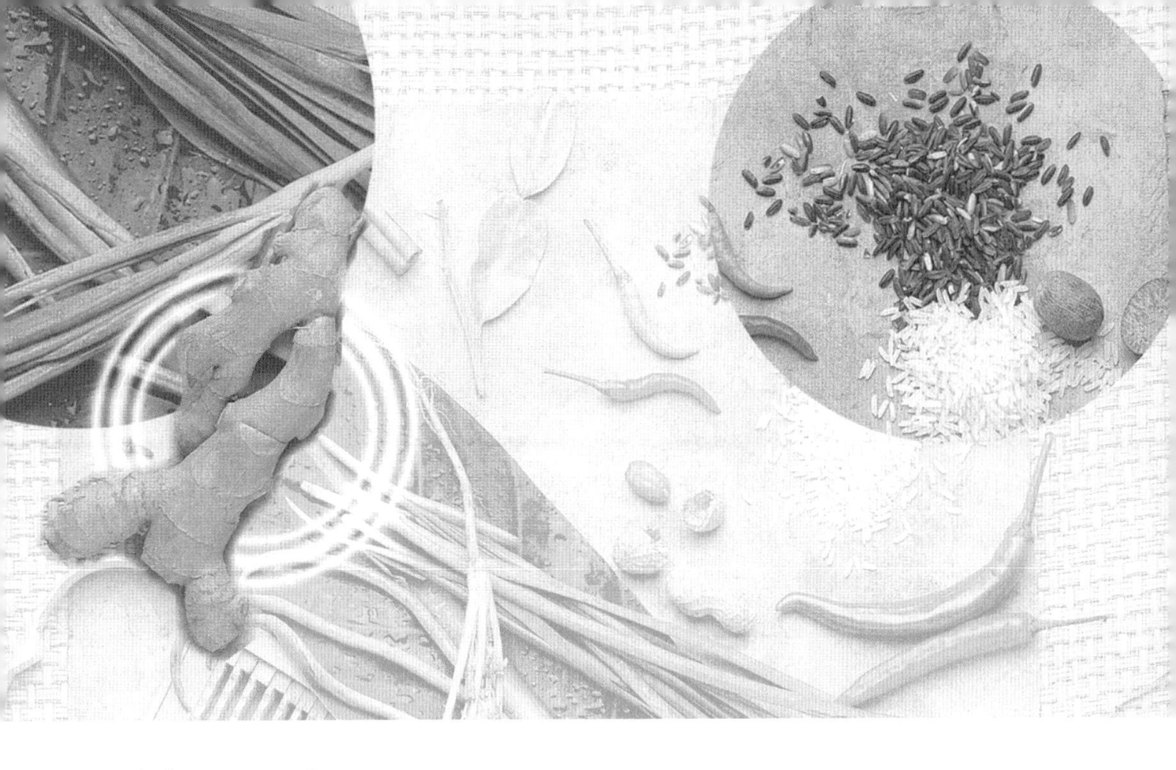

第三章

食品衛生品質管理

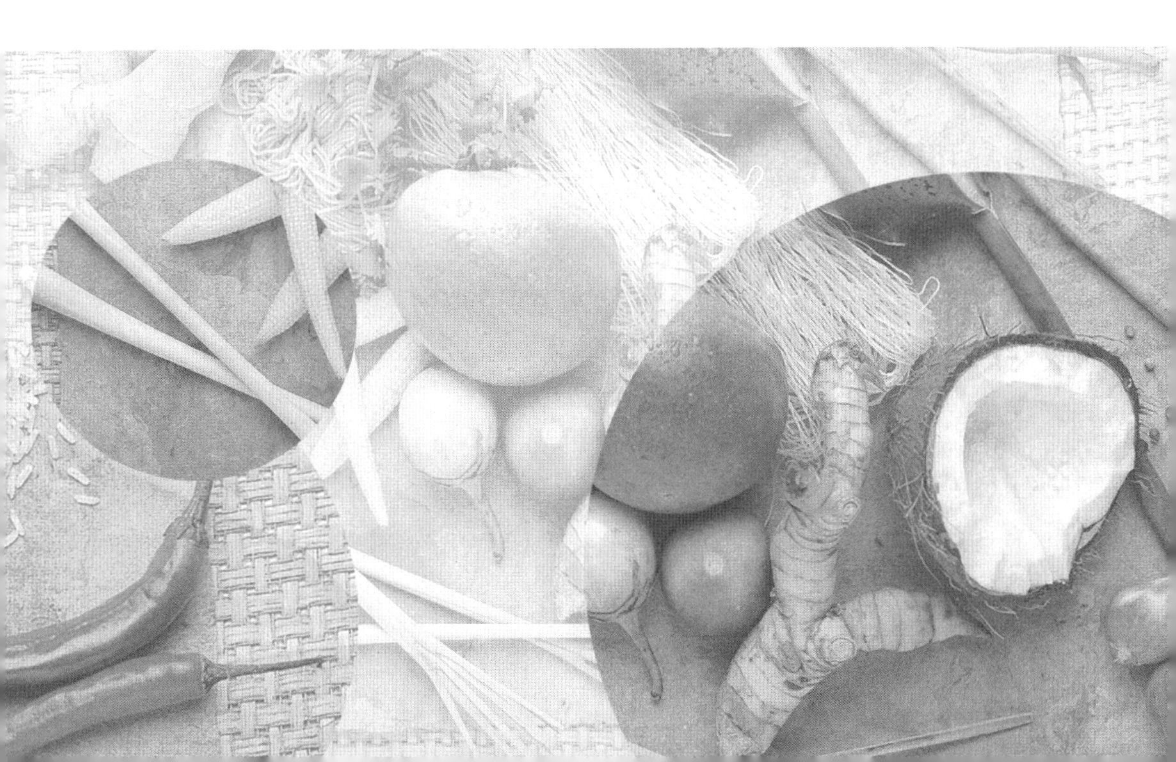

近十幾年來，我國已逐步進入工業化國家之林，由於國人生活水準的提升，國內消費者對飲食的觀念亦由傳統的「吃得飽」、「吃得好」，轉變到「健康美食兼具快速便利且環保」的訴求；同樣地，食品工業界在品質管理技術方面，也由過去的「品質是檢驗出來的」的觀念轉變成「品質是製造出來的」、「品質是設計出來的」到「品質是管理出來的」的全面品質管理時代，也就是說品質管理已從傳統的末端產品檢驗的觀念，逐步往前推進到生產製程的管制、產品品質研發設計的規劃，甚至企業組織全面品質管理的品質源頭管理階段，每一個階段均說明了企業爲追求更高、更遠、更美好的品質改善所進行的各項活動，以滿足消費者的時代需求。

爲使企業界所進行的品質管理制度得以持續有效的進行，進而確保消費者的健康與權益，並符合日益提昇的消費訴求與嚴格的產品品質標準，先進國家莫不引進經政府授權，透過第三者公正團體的驗證作業系統的認證制度，ISO9000系列與ISO14000系列的認證制度即是品質管理標準國際性認證作業的體現，亦即在企業全員參與的基礎下，設定品質管理的國際性標準，經由第三者公正的驗證授證，作爲國際性商品流通過程中買賣雙方爲讓消費者滿意的基本要求。

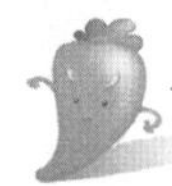

食品衛生標準之訂定

近二十年來由於工商業發達、社會型態改變、經濟繁榮、生活水準提高，因此對於食品衛生與安全之要求越來越高，更由於食物中毒案件不時發生，加上現今傳播媒體常對某些食品危機事件之報導加以渲染，使得政府對於食品之安全性與衛生極爲重視。尤其近年來加入世界貿易組織，各國食品充斥市面，其中因各國對於食品管理寬嚴尺度不盡相同，而時有不符我國衛生品質標準等情事發生，假如對於食品未設立衛生標準，將會危害消費者健康，因此食品、食品用洗潔劑、器具、容器等之衛生品質之重要性就不待言之了。訂定食品衛生標準之重要性爲：

1. 保障消費者的飲食健康。
2. 防範食品衛生所可能發生之瑕疵。
3. 作爲衛生單位管理之依據。
4. 作爲食品業者衛生品質管理之基本依據。

食品衛生標準訂定之目的

訂定食品衛生標準之目的爲：

第一、防範食品衛生可能發生之瑕疵。例如：

1. 蛋類衛生標準。
2. 罐頭食品類衛生標準。
3. 穀物二溴乙烷殘留容許量。

第二、遷就現實列出無可避免的瑕疵。例如：

1. 食用油脂類衛生標準。
2. 重金屬污染。
3. 稻米含鉛量過高事件。

食品衛生標準之訂定依據

食品衛生標準之訂定依據有：

1. 標的物之毒理研究資料。
   (1)一般毒性動物試驗。
   (2)特殊毒物動物試驗。

2.設立無作用量。

3.國民飲食習慣調查資料。

4.市售食品之受污染情況調查資料。

5.訂定暫行標準。

6.公告食品衛生標準。

食品衛生標準之法律依據及範圍

食品衛生標準之法律依據爲食品衛生管理法第十條和第十一條（第五款殘留農藥含量超過中央主管機關所訂定安全容許量者），而其行政處理方式依據食品衛生管理法第二十九條第二項第三十條及第三十一條第一款規定。食品衛生標準之範圍則爲中央主管機關對食品、食品添加物、食品用洗潔劑及其器具、容器或包裝所訂定之衛生標準。

訂定食品衛生標準意義

依食品衛生管理法之規定，販賣之食品應符合中央主管機關所訂定的食品衛生標準，這些「標準」，包括農藥、微生物、化學物質、動物用藥等殘留標準，林林總總共有三十七個。衛生單位會依據這些標準，對市售食品進行抽驗，若檢驗結果發現超出其衛生標準，則該廠商將遭受處罰，並被公布名單。但往往公布之後卻造成消費者的緊張，以爲吃了超過「衛生標準」的食物是一件不得了的事，一定會對健康造成危害。

事實上，食品中某些物質含量超出衛生標準，代表業者還有很大的改善空間，因爲其製造過程之某部分有所疏忽，才會發生超出衛生標準的問題；這時候，政府即應督促業者加以改善。當初在擬訂這些「衛生標準」值的大小，所訂定的數值是代表一個「行政處理」的標準，而非「健康危害」的標準，因此它的標準數值定得很低，預先保留了大幅的安全空間。當某些物質超出了法令所規定的、其實非常「低」的數值的時候，代表衛生單位應採取行動了，但是這麼低的含量，絕不至於影響到人體健康。這乃是當初在制定標準時，已預先考量了一個相當安全的係數，以避免某廠商的食品一旦不小心超過了衛生標準，會立即危害到人體健康。也就是說，「行政處理」的標準與「健康危害」的標準之間，有一段相當的距離；而「行政處理」的標準值（即法令所規定的衛生標準）通常訂得很低，一但超出這個比較「低」的標準時，政府就應採取行動，以免達到那個更「高」數值的「健康危害」標準，才加以處理已來不及，而讓民眾受到傷害，如此，便可確切保護民眾的健康與安全。

「行政處理」的標準值（即法令所規定的衛生標準），到底是如何訂定？爲什麼用這樣的方法所規範之「衛生標準」，可以避免民眾健康遭受危害？以農藥殘留容許量爲例，當初在擬訂農藥殘留標準時，因無法以人類來做試驗，所以會先用動物來測試「無毒害藥量」，這個數值代表受測試的動物，每天吃這麼多量的農藥，就算吃一輩子也不會有健康上的顧慮，因此，這個數值的大小可代表農藥的安全程度。而爲了要預留用於人體上的安全空間，我們以此數值的百分之一作爲人體的「無毒害藥量」，代表常人每天吃這樣的量，經過長時間、甚至一輩子也不會遭受任何毒害，所以這個數值比受測動物嚴格了一百倍，也就是預先保留了一百倍的安全空間。另外，每一個人不會每天只吃一種農作物，也不會只吃進某一種農藥，就算某種農作物的某農藥數值稍高，但因爲我們每天也吃進其他各種不同的蔬果，互相加減平衡後又納入了安全空間。因此，若衛生單位公布：某食品之某種成分超出「衛生標準」之兩倍、三倍，甚至四倍，其實與事先預留的一百倍的安全係數相比較，仍然是非常小的數值，故民眾不需要過於緊張，但是，另一方面，對於不符規定的食品，政府仍應採取行動，對超出「衛生標準」的食品及其廠商加以取締並處罰。

總之，食品衛生法規所訂立的衛生標準值，是「行政處理」的指標，其數值大小遠低於「健康危害」的標準，不論「食品衛生標準」、「食品添加物」、甚至戴奧辛等的標準訂定，都預先考量了相當的安全係數，以預留行政處理的空間，避免眞正對消費者的健康造成危害。因此，大家不必因爲有幾個鴨蛋被檢出含有戴奧辛，就過度恐慌，這都是把「衛生標準」與「健康危害」混淆扯在一起，但其實是不同的兩件事。

目前我國公告之食品衛生標準項目共有三十七項，其項目如下：

1.乳品衛生標準。

2.蛋類衛生標準。

3.魚蝦類衛生標準。

4.罐頭食品類衛生標準。

5.食用油脂類衛生標準。

6.冰類衛生標準。

7.嬰兒食品類衛生標準。

8.食品器具、容器、包裝衛生標準。

9.冷凍食品類衛生標準。

10.一般食品類衛生標準。

11.生食用食品類衛生標準。

12.食品中黃麴毒素限量標準。

13.穀物中二溴乙烷殘留容許量暫行標準。

14.食用綠藻（含製品）衛生標準。

15.食品原料口香糖及泡泡糖基劑衛生標準。

16.餐具衛生標準。

17.食品輻射處理標準。

18.食品中多氯聯苯限量暫行標準。

19.嬰兒奶嘴之亞硝胺（Nitrosamines）限量標準。

20.食品原料阿拉伯樹膠（Acacia; Gum Arabia）衛生標準。

21.生鮮肉品類衛生標準。

22.食品中原子塵、放射能污染之安全容許量標準。

23.禽畜產品中殘留農藥限量標準。

24. 食米重金屬限量標準。

25. 食品加工用二氧化碳衛生標準。

26. 食用天然色素衛生標準。

27. 手洗式食品用液態洗潔劑衛生標準。

28. 包裝飲用水及盛裝飲用水衛生標準。

29. 卵磷脂衛生標準。

30. 飲料類衛生標準。

31. 醬油類單氯丙二醇衛生標準。

32. 殘留農藥安全容許量。

33. 食鹽衛生標準。

34. 酒類衛生標準。

35. 植物可食性根重金屬限量標準。

36. 牛豬羊及家禽可食性內臟重金屬限量標準。

37. 食品用一氧化氮衛生標準

以下舉兩例說明：

第一例爲蛋類衛生標準，依二〇〇一年五月二十八日衛署食字第0900032514號公告修正，見**表**3-1。

第二例爲罐頭食品類衛生標準，依一九八六年十二月十日衛署食字第621938號公告修正。

1. 金屬罐裝之罐頭食品應符合下列規定：

(1) 外觀：不得有膨罐、污銹罐、彈性或急跳罐、嚴重凹罐之現象，並不得有切罐、斷封、尖銳捲緣、疑似捲封、捲緣不平、唇狀、

表3-1　蛋類衛生標準限量

重金屬	限 量 標 準
鉛	0.3ppm以下
銅	5ppm以下

資料來源：行政院衛生署。

舌狀、側封不正常等可能引起漏罐危險之現象。

(2)罐內壁：不得有嚴重脫錫、脫漆、變黑或其他特異之變色等現象。

(3)內容物：不得有異臭、異味、不良之變色、污染或含有異物。

(4)耐壓：加壓於罐內，一號罐以下小型罐在1公斤／平方公分（15磅／平方吋），一號罐或一號罐以上大型罐在0.7公斤／平方公分（10磅／平方吋）經三分鐘不漏氣。

(5)經保溫試驗（37℃，十天）檢查合格，且在正常貯存狀態下不得有可繁殖之微生物存在。

(6)捲封品質應符合CNS 827食品罐頭用圓形金屬空罐國家標準之規定。

(7)重金屬最大容許量見**表3-2**。

2.殺菌袋裝之罐頭食品應符合下列規定：

(1)外觀：不得有膨袋、穿孔、污穢及其他不良現象。

(2)密封：熱熔融密封部應完整，熱封內面不得夾有內容物或外雜物。

(3)耐壓及熱熔融密封部強度應符合CNS 11210 殺菌袋裝食品國家標準之規定。

(4)內容物：不得有異臭、異味、不良之變色、污染或含有異物。

(5)經保溫試驗（37℃，十天）檢查合格，且在正常貯存狀態下不得有可繁殖之微生物存在。

3.玻璃瓶裝之罐頭食品應符合下列規定：

表3-2　重金屬最大容許量

項　目	最大容許量(ppm)	備　註
鉛	1.5	罐頭飲料類不在此限。
錫	25	

資料來源：行政院衛生署。

(1)外觀：玻璃瓶之封蓋，不得有斜蓋或密閉不緊等外觀檢查密封不完全之缺點。

(2)內容物：不得有異臭、異味、不良之變色、污染或含有異物。

(3)經保溫試驗（37℃，十天）檢查合格，且在正常貯存狀態下不得有可繁殖之微生物存在。

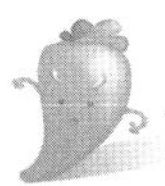

食品包裝、容器之衛生管理

適當的食品包裝可以保護食品品質、增加作業方便性，以及促進販賣機能等功能，但如果使用不當亦會造成問題，故食品包裝必須結合食品加工、食品營養、食品衛生、食品工程等技術人員以及包裝材料人員相輔而成，才能應用包裝來增加食品之安全與價值性。

食品包裝的功能

食品包裝的功能包括：

1.作爲盛物的容器。

2.提供食品所需要的所有保護，即保護食品在到達消費者手中之前，不發生任何不該有之變化。

3.促銷功能，這項好比漂亮衣服，吸引消費者之眼光，甚至吸引他們購買慾。

4.提供消費者使用之方便性，並清楚指示使用方法。

食品包裝容器種類

食品包裝容器一般概分為食品級塑膠製品容器及非塑膠製品容器二大類：

一、 食品級塑膠製品容器

食品級塑膠容器係指經聚合加工後之塑膠，其衛生狀況符合食品器具、容器、包裝衛生標準者。基本上塑膠由高分子化合物（Polymer）與添加物（Additives）構成，一般塑膠經製造反應後仍會有剩餘之單體（Monomer）及防止劣變的抗氧化劑（Antioxidants）、可塑劑（Plasticizers）、紫外線吸收劑、潤滑劑等添加物以及著色用的染料。

這些微量的塑膠構成成分，曾有報告說其中也具有各種毒性。在與各種食品接觸後可能從塑膠轉移到食品中，造成食品衛生安全上的問題。而塑膠容器依其受熱時的變化可分為二種：

第一種為熱可塑塑膠（Thermoplastic）：係指受熱後變成具有可塑性（即軟化，受很小的外力作用，即可變或流動），而冷則硬化，保持變形後之形狀，此種塑膠可重複使用。

第二種熱硬化性塑膠（Thermosetting）：係指受熱會硬化或是達於某一溫度會永久硬化者，此種塑膠不可能再生利用。

常用於食品包裝之塑膠有：

1.聚氯乙烯（Polyvinyl Chloride; PVC）。

2.聚乙烯（Polyethylene; PE）。

3.聚丙烯（Polypropylene; PP）。

4.聚苯乙烯（Polystyrene; PS）。

5.聚偏二氯乙烯（Polyvinylidene Chloride; PVDC）。

6.酚甲醛樹脂（Phenol- Formaldehyde; PF）。

7.尿素甲醛樹脂（Urea-Formaldehyde; UF）。

8.聚氰胺甲醛樹脂、美耐皿（Melamine-Formaldehyde; MF）。

9.離子交鏈聚合樹脂（Ionomer）。

10.丁二烯樹脂（Butadiene Resin）。

11.聚丙烯酸 （Polyacrylic Acid; PAA）。

12.丙烯晴一丁二烯 一苯乙烯（Acrylonitrile-butadienestyrene Plastics）。

13.聚醋酸乙烯酯（Polyvinylacetate; PVAC）等 。

14.聚乙烯醇（Polyvinylacohol; PVA）等 。

各種單體：

1.聚乙烯單體（Styrene Monomer; SM）。

2.丙烯晴單體（Acrylonitrile Monomer; ANM）。

3.氯乙烯單體（Vinyl Chloride Monomer; VCM）。

4.偏二氯乙烯單體（Vinylidene Chloride Monomer; VDCM）。

二、非塑膠製品容器

非塑膠製品種類甚多，如紙、玻璃紙、金屬製品、陶製品、玻璃、橡膠等材料。

紙製品主要原料雖然是紙漿（Pulp），但也添加有填充劑、著色劑、螢光增白劑等，它與其他包裝容器之材料一樣，可能含有多氯聯苯（P. C. B），過去發現過因紙漿貯存期中使用有機金屬鹽殺菌劑，而檢驗出微量的汞的情形。著色劑如係用食用色素，做爲食品包裝紙是合乎規定的，惟含螢光增白劑之紙張，不得使用爲食品直接接觸之包裝材料。

陶瓷器、琺瑯製品因用以著色的金屬染料含有鉛與鎘而產生衛生安全問題，通常可能溶出鉛與鎘的陶瓷器或是琺瑯製品多屬紅、黃、綠色的彩色製品，而在700℃至800℃下，特別是700℃附近燒成者爲多。其溶出量隨浸土時間而增多，十分鐘浸出時之溶出量約爲二十四小時浸出時之溶出量的十分之一。黃色彩色製品比較可能溶出鎘，烹調用琺瑯製品內面有著色特別要注意。玻璃製品在毒性方面較無問題。

金屬製品以鍍錫製品及鋁製品爲其主體。金屬箔以鋁爲主，通常以使用表面有聚乙烯層而氧透過性及透濕性較低者多，單獨使用者少，因此鋁箔直接接觸內容食品的情形很少。鍍錫罐在很早以前便使用於果汁以及水果，因錫的溶出異常曾發生過中毒事件，而漸改用塗漆罐。但塗漆的塗料有使用含錫的，也有使用含鋅的，前者常見於果汁及水果罐頭，後者多用於硫化物較多的食品。無論是那一種，從罐溶出的錫與鋅的量最多也是30至40ppm程度，溶出量並未達中毒量。至於銅製容器若保存處理不當，產生氧化作用易產生銅綠，而失去光澤，此種銅綠之食器應避免使用。

食品包裝容器材料，常因材料種類不同而有各種不同的衛生安全考量，因此行政院衛生署對於食品器具、容器、包裝的衛生管理，分別訂定有「材質試驗」及「溶出試驗」，作爲食品衛生安全管理措施，並訂有限量標準以限制材質中有害性物質含量，以及防止其可能溶出過多有害性物質轉移至食品上。行政院衛生署依食品衛生管理法第十條規定，於二〇〇三年十二月二十六日以衛署食字第0920402784號公布修訂「食品器具、容器、包裝衛生標準」，以維護民眾健康，其規定包括：第一、塑膠製食品容器及包裝不得回收使用。第二、食品器具、容器、包裝應符合試驗標準。詳細內容見**表**3-3、3-4、3-5。

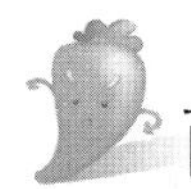

市售食品常見違反食品衛生標準之案例

食品衛生標準所訂定之目的，主要作爲食品衛生管理之最基本管制點，雖不至於經食用後馬上會有病兆，但許多食品業者卻仍常無法掌握這衛生的基本要求。衛生單位每年因抽驗食品，發現違反食品衛生標準案件最多的爲夏季冰品飲料、餐盒、生食用蔬菜類等，主要原因在於製造、冷卻、貯存過程中，未能有效防範污染，造成生菌數過高，其他如天然花粉、蜂王乳中含有抗生素；包裝飲用水偶會有「棉絮狀物質」產生等違反衛生標準情事。

二○○四年六月台北市衛生局針對目前國內四家超商所販賣之「涼麵」抽驗是否符合衛生標準，結果有三家食品公司所製造的「不爽特濃原味涼麵」、「鮮蒜麻醬涼麵」、「五木涼麵傳統麻醬涼麵」、「巧麵巧招牌麻醬涼麵」、「肉絲涼麵」、「全家涼麵屋傳統麻醬涼麵」等均不符衛生標準。

食品容器包裝方面，以免洗餐具因印刷使用非食用色素、含螢光增白劑等違規案件較爲常見，如市售包子、饅頭等傳統食品，在蒸熟前會墊張石蠟紙（Paraffin paper）以防止產品底部黏粘脫皮造成外觀瑕疵，但在行政管理上，卻常發現某些廠商使用含「螢光增白劑」之白報紙替代石蠟紙，均顯已違反衛生標準。

違反食品衛生標準之行政處理

依據食品衛生管理法規定，第一次查獲食品經檢驗不合格，衛生單位只能要求製造者限期改善，經限期令其改善，屆期不改善者，處新台幣三萬元以上十五萬元以下罰鍰，一年內再次違反者，並得廢止其營業或工廠登記證照；另該違規產品應予沒入銷毀，但實施消毒或採行適當安全措施後，仍可使用或得改製使用者，應通知限期消毒、改製或採行適當安全措施；屆期未遵循者，沒入銷毀。

表3-3 食品器具、容器、包裝試驗標準之一般規定

品名及原材料	材質試驗項目及合格標準	溶出試驗			備註
		溶媒	溶出條件	項目及合格標準	
器具	應為無銅、鉛或其合金被刮落之虞之構造。				
銅製或銅合金製之器具、容器、包裝	除具有固有光澤且不生銹者外，直接接觸食品部分應全面鍍錫、鍍銀或經其他不致產生衛生上危害之適當處理。				
鍍錫用錫	鉛：5%以下。				
器具、容器、包裝之製造、修補用金屬	鉛：10%以下。 銻：5%以下。				
器具、容器、包裝之製造、修補用焊料	鉛：20%以下。 但罐頭空罐外部用焊料適用下列規定： 1.雙重捲封罐：鉛98%以下。 2.非雙重捲封罐：鉛60%以下。				
器具、容器、包裝	著色劑應符合食品添加物使用範圍及用量標準之規定；但著色劑無溶出或浸出而混入食品之虞者不在此限。				

（續）表3-3 食品器具、容器、包裝試驗標準之一般規定

品名及原材料	材質試驗項目及合格標準	溶出試驗			備註
		溶媒	溶出條件	項目及合格標準	
玻璃、陶瓷器、施琺瑯之器具、容器(a)深2.5公分以上，且容量1.1公升以下		4%醋酸	常溫（暗處）二十四小時	鉛：5ppm以下。 鎘：0.5ppm以下。	
玻璃、陶瓷器、施琺瑯之器具、容器(b)深2.5公分以上，且容量1.1公升以上		4%醋酸	常溫（暗處）二十四小時	鉛：2.5ppm以下。 鎘：0.25ppm以下。	
玻璃、陶瓷器、施琺瑯之器具、容器(c)深2.5公分以下或液體無法充滿者		4%醋酸	常溫（暗處）二十四小時	鉛：17 $\mu g/cm^2$ 以下。 鎘：1.7 $\mu g/cm^2$ 以下。	

（續）表3-3　食品器具、容器、包裝試驗標準之一般規定

品名及原材料	材質試驗項目及合格標準	溶出試驗			備註
		溶媒	溶出條件	項目及合格標準	
金屬罐[以乾燥食品（油脂及脂肪性食品除外）為內容物者除外]		水	60℃，三十分鐘。（食品製造加工或調理等過程中之使用溫度達100℃以上者，其溶出條件為95℃，三十分鐘）	砷：0.2ppm以下（以As_2O_3計）。 鉛：0.4ppm以下。 鎘：0.1ppm以下。 酚：5ppm以下。 甲醛：陰性。 蒸發殘渣：30 ppm以下；30 ppm以上者其氯仿可溶物應為30ppm 以下。 *以上各項適用於pH5以上之食品用金屬罐。 *酚、甲醛及蒸發殘渣試驗僅限於以合成樹脂塗漆者。	
		0.5％檸檬酸溶液	60℃，三十分鐘	砷：0.2ppm以下(以As_2O_3計)。 鉛：0.4ppm以下。 鎘：0.1ppm以下。 *以上各項適用於pH5以下（含pH5）之食品用金屬罐。	
		4％醋酸	60℃，三十分鐘（食品製造加工或調理等過程中之使用溫度達100℃以上者，其溶出條件為95℃，三十分鐘）	蒸發殘渣：30ppm以下。 *僅適用於pH5以下（含pH5）之食品用金屬罐且只限於以合成樹脂塗漆者。	

（續）表3-3 食品器具、容器、包裝試驗標準之一般規定

品名及原材料	材質試驗項目及合格標準	溶出試驗			備註
		溶媒	溶出條件	項目及合格標準	
金屬罐[以乾燥食品（油脂及脂肪性食品除外）為內容物者除外]		20%酒精	60℃，三十分鐘	蒸發殘渣（酒類用）：30ppm以下。 *僅限於以合成樹脂塗漆者。	
		正庚烷	25℃，一小時	蒸發殘渣：90 ppm以下。 *適用於以天然油脂為主原料，且其塗膜中之氧化鋅含量在3％以上之塗料塗於罐內面者。	
		正戊烷	25℃，二小時	氯甲代氧丙環單體(Epichlorohydrin Monomer)：0.5 ppm以下。 *僅限於以合成樹脂塗漆者。	
		酒精	5℃，二十四小時	氯乙烯單體：0.05ppm以下。 *僅限於以合成樹脂塗漆者。	
器具（附有直接通電流於食品中之裝置者）之電極	限用鐵、鋁、白金及鈦。（但通於食品中之電流為微量者，亦可使用不銹鋼。）				

（續）表3-3　食品器具、容器、包裝試驗標準之一般規定

品名及原材料	材質試驗項目及合格標準	溶出試驗			備註
		溶媒	溶出條件	項目及合格標準	
塑膠類	鉛：100ppm以下。 鎘：100ppm以下。	水	60℃，三十分鐘（食品製造加工或調理等過程中之使用溫度達100℃以上者，其溶出條件為95℃，三十分鐘）	高錳酸鉀消耗量：10ppm以下。	塑膠類器具、容器、包裝除應符合一般規定外，尚應符合塑膠類之規定。
		4%醋酸		重金屬：1ppm以下（以Pb計）。	
紙類——其內部材質與內容物直接接觸之部分為蠟或紙漿製品者	螢光增白劑：不得檢出。	水	60℃，三十分鐘（食品製造加工或調理等過程中之使用溫度達100℃以上者，其溶出條件為95℃，三十分鐘）	砷（pH 5以上之食品用容器、包裝）：0.1 ppm以下（以As_2O_3計）。 甲醛：陰性。 蒸發殘渣（pH 5以上之食品用容器、包裝）：30 ppm以下；30 ppm以上者，其氯仿可溶物應為40 ppm以下。	1. 適用於與食品直接接觸，以紙漿或木、甘蔗、蘆葦、麻、稻草、麥稈、稻殼、竹等農業資材之植物纖維為主體之餐盒、盤、碗、杯類等容器，如塗佈塑膠、貼合塑膠薄膜或其他以物理方式即可分離出塑膠或其他金屬箔成分含量重量低於整體重量10%以下者。 2. 乳品用紙製容器應符合「乳品用容器、包裝之規定」。
		4%醋酸		砷〔pH 5以下（含pH 5）之食品用容器、包裝〕：0.1 ppm以下（以As_2O_3計）。 重金屬：1 ppm以下（以Pb計）。 蒸發殘渣〔pH 5以下（含pH 5）之食品用容器、包裝〕：30 ppm以下；30 ppm以上者，其氯仿可溶物應為40 ppm以下。	

(續) 表3-3　食品器具、容器、包裝試驗標準之一般規定

<table>
<tr><th rowspan="2">品名及原材料</th><th rowspan="2">材質試驗項目及合格標準</th><th colspan="3">溶出試驗</th><th rowspan="2">備註</th></tr>
<tr><th>溶媒</th><th>溶出條件</th><th>項目及合格標準</th></tr>
<tr><td rowspan="2">紙類──其內部材質與內容物直接接觸之部分為蠟或紙漿製品者</td><td rowspan="2"></td><td>正庚烷</td><td>25℃，一小時</td><td>蒸發殘渣（油脂及脂肪性食品容器、包裝）：30 ppm以下；30 ppm以上者，其氯仿可溶物應為40 ppm以下。</td><td rowspan="4">3. 外觀：不得有不良變色、異臭、異味、污染、發霉或含異物，纖維不得剝落。
4. 添加物應符合出口國食品用紙有關規定。
5. 如以紙類為原料，應使用具有完整包裝並良好貯存之食品用紙，不得使用廢料；正版紙及切邊紙保存期限分別為二十四個月及六個月。
6. 不得使用回收材料，如用農業資材，以原生一次料為限。不得含有害物質之竹木原材。
7. 紙品與食物接觸面未被塑膠（含合成樹脂）完全覆蓋者，應依其材質歸類為其內部材質與內容物直接接觸之部分為蠟、紙漿製品者或植物纖維者。</td></tr>
<tr><td>20％酒精</td><td>60℃，三十分鐘</td><td>蒸發殘渣（酒類用容器、包裝）：30 ppm以下；30 ppm以上者，其氯仿可溶物應為40 ppm以下。</td></tr>
<tr><td>紙類──其內部材質與內容物直接接觸之部分為植物纖維者</td><td></td><td></td><td></td><td></td></tr>
<tr><td>紙類──其內部材質與內容物直接接觸之部分為塑膠類者</td><td></td><td></td><td></td><td>應符合塑膠類之有關規定。
1. 以聚氯乙烯、聚偏二氯乙烯、聚乙烯、聚丙烯、聚苯乙烯、聚對苯二甲酸乙二酯、甲醛為合成原料之塑膠、聚甲基丙烯甲酸、聚醯胺、聚甲基戊烯及橡膠為原料，應符合表3-4「塑膠類之規定」。
2. 除上述之其他塑膠，其溶出試驗應符合「金屬罐」有關合成樹脂塗漆之規定。</td></tr>
</table>

表3-4　食品器具、容器、包裝試驗標準之塑膠類規定

原材料	材質試驗項目及合格標準	溶出試驗			備註
		溶媒	溶出條件	項目及合格標準	
聚氯乙烯 Polyvinyl chloride (PVC)	鉛：100ppm以下。 鎘：100ppm以下。 二丁錫化物：50ppm以下（以二氯二丁錫計）。 甲酚磷酸酯：1,000ppm以下。 氯乙烯單體：1ppm以下。	水	60℃，三十分鐘（食品製造加工或調理等過程中之使用溫度達100℃以上者，其溶出條件為95℃，三十分鐘）	高錳酸鉀消耗量：10ppm以下。 蒸發殘渣（pH5以上之食品用容器、包裝）：30ppm以下。	
		4%醋酸		重金屬：1ppm以下（以Pb計）。 蒸發殘渣〔一般器具，pH5以下（含pH5）之食品用容器、包裝〕：30ppm以下。	
		正庚烷	25℃，一小時	蒸發殘渣（油脂及脂肪性食品用容器、包裝）：150ppm以下。	
		20%酒精	60℃，三十分鐘	蒸發殘渣（酒類用容器、包裝）：30ppm以下。	
聚偏二氯乙烯 Polyvinylidene chloride (PVDC)	鉛：100ppm以下。 鎘：100ppm以下。 鋇：100ppm以下。 偏二氯乙烯單體：6ppm以下。	水	60℃，三十分鐘（食品製造加工或調理等過程中之使用溫度達100℃以上者，其溶出條件為95℃，三十分鐘）	高錳酸鉀消耗量：10ppm以下。 蒸發殘渣（pH5以上之食品用容器、包裝）：30ppm以下。	

（續）表3-4 食品器具、容器、包裝試驗標準之塑膠類規定

原材料	材質試驗項目及合格標準	溶出試驗			備註
		溶媒	溶出條件	項目及合格標準	
		4%醋酸		重金屬：1ppm以下（以Pb計）。蒸發殘渣〔一般器具，pH5以下（含pH5）之食品用容器、包裝〕：30ppm以下。	
		正庚烷	25℃，一小時	蒸發殘渣（油脂及脂肪性食品用容器、包裝）：30ppm以下。	
		20%酒精	60℃，三十分鐘	蒸發殘渣（酒類用容器、包裝）：30ppm以下。	
聚乙烯 Polyethylene（PE）聚丙烯 Polypropylene（PP）	鉛：100ppm以下。鎘：100ppm以下。	水	60℃，三十分鐘（食品製造加工或調理等過程中之使用溫度達100℃以上者，其溶出條件為95℃，三十分鐘）	高錳酸鉀消耗量：10ppm以下。蒸發殘渣（pH5以上之食品用容器、包裝）：30ppm以下。	
		4%醋酸		重金屬：1ppm以下（以Pb計）。蒸發殘渣〔一般器具，pH5以下（含pH5）之食品用容器、包裝〕：30ppm以下。	

（續）表3-4 食品器具、容器、包裝試驗標準之塑膠類規定

原材料	材質試驗項目及合格標準	溶出試驗			備註
		溶媒	溶出條件	項目及合格標準	
		正庚烷	5℃，一小時	蒸發殘渣（油脂及脂肪性食品用容器、包裝）：30 ppm以下，但食品製造加工及調理等過程中之使用溫度為100℃以下者，其蒸發殘渣為150 ppm以下。	
		20%酒精	60℃，三十分鐘	蒸發殘渣（酒類用容器、包裝）：30 ppm以下。	
聚苯乙烯 Polystyrene (PS)	鉛：100ppm以下。 鎘：100ppm以下。 揮發性物質（苯乙烯、甲苯、乙苯、正丙苯、異丙苯之合計）：5,000 ppm以下。但發泡聚苯乙烯為2000 ppm以下。其中苯乙烯及乙苯各應在1,000 ppm以下。	水	60℃，三十分鐘（食品製造加工或調理等過程中之使用溫度達100℃以上者，其溶出條件為95℃，三十分鐘）	高錳酸鉀消耗量：10ppm以下。 蒸發殘渣（pH5以上之食品用容器、包裝）：30ppm以下。	以聚苯乙烯為材料之餐具，不適合盛裝100℃以上之食品。
		4%醋酸		重金屬：1ppm以下（以Pb計）。 蒸發殘渣〔一般器具，pH5以下（含pH5）之食品用容器、包裝〕：30ppm以下。	
		正庚烷	25℃，一小時	蒸發殘渣（油脂及脂肪性食品用容器、包裝）：240ppm 以下。	
		20%酒精	60℃，三十分鐘	蒸發殘渣（酒類用容器、包裝）：30ppm以下。	

(續)表3-4 食品器具、容器、包裝試驗標準之塑膠類規定

原材料	材質試驗項目及合格標準	溶出試驗			備註
		溶媒	溶出條件	項目及合格標準	
聚對苯二甲酸乙二酯 Poly (ethylene terephthalate) (PET)	鉛:100ppm以下。 鎘:100ppm以下。	水	60℃,三十鐘(食品製造加工或調理等過程中之使用溫度達100℃以上者,其溶出條件為95℃,三十分鐘)	高錳酸鉀消耗量:10ppm以下。 蒸發殘渣(pH5以上之食品用容器、包裝):30ppm以下。	
		4%醋酸		重金屬:1ppm以下(以Pb計)。 銻:0.05 ppm以下。鍺:0.1 ppm以下。蒸發殘渣〔一般器具,pH5以下(含pH5)之食品用容器、包裝〕:30ppm以下。	
		正庚烷	25℃,一小時	蒸發殘渣(油脂及脂肪性食品用容器、包裝):30ppm以下。	
		20%酒精	60℃,三十分鐘	蒸發殘渣(酒類用容器、包裝):30ppm以下。	

（續）表3-4　食品器具、容器、包裝試驗標準之塑膠類規定

原材料	材質試驗項目及合格標準	溶出試驗			備註
		溶媒	溶出條件	項目及合格標準	
以甲醛為合成原料之塑膠	鉛：100ppm以下。 鎘：100ppm以下。	水	60℃，三十分鐘（食品製造加工或調理等過程中之使用溫度達100℃以上者，其溶出條件為95℃，三十分鐘）	酚：陰性。 甲醛：陰性。	
		4%醋酸		蒸發殘渣：30 ppm以下。	
聚甲基丙烯酸甲酯 Poly(methylmethacrylate)（PMMA）	鉛：100ppm以下。 鎘：100ppm以下。	水	60℃，三十分鐘（食品製造加工或調理等過程中之使用溫度達100℃以上者，其溶出條件為95℃，三十分鐘）	高錳酸鉀消耗量：10ppm以下。 蒸發殘渣（pH5以上之食品用容器、包裝）：30ppm以下。	
		4%醋酸		重金屬：1ppm以下（以Pb計）。 蒸發殘渣〔一般器具，pH5以下（含pH5）之食品用容器、包裝〕：30ppm以下。	
		正庚烷	25℃，一小時	蒸發殘渣（油脂及脂肪性食品用容器、包裝）：30ppm 以下。	
		20%酒精	60℃，三十分鐘	蒸發殘渣（酒類用容器、包裝）：30 ppm 以下。 甲基丙烯酸甲酯單體：15ppm以下。	

（續）表3-4 食品器具、容器、包裝試驗標準之塑膠類規定

原材料	材質試驗項目及合格標準	溶出試驗			備註
		溶媒	溶出條件	項目及合格標準	
聚醯胺（尼龍）Polyamide（PA,Nylon）	鉛：100ppm以下。 鎘：100ppm以下。	水	0℃，三十分鐘（食品製造加工或調理等過程中之使用溫度達100℃以上者，其溶出條件為95℃，三十分鐘）	高錳酸鉀消耗量：10ppm以下。 蒸發殘渣（pH5以上之食品用容器、包裝）：30ppm以下。	
		4%醋酸		重金屬：1ppm以下（以Pb計）。 蒸發殘渣〔一般器具，pH5以下（含pH5）之食品用容器、包裝〕：30ppm以下。	
		正庚烷	25℃，一小時	蒸發殘渣（油脂及脂肪性食品用容器、包裝）：30ppm以下。	
		20%酒精	60℃，三十分鐘	蒸發殘渣（酒類用容器、包裝）：30ppm以下。 己內醯胺單體：15ppm以下。	
聚甲基戊烯 Polymethyl pentene（PMP）	鉛：100ppm以下。 鎘：100ppm以下。	水	60℃，三十分鐘（食品製造加工或調理等過程中之使用溫度達100℃以上者，其溶出條件為95℃，三十分鐘）	高錳酸鉀消耗量：10ppm以下。 蒸發殘渣（pH5以上之食品用容器、包裝）：30ppm以下。	
		4%醋酸		重金屬：1ppm以下（以Pb計）。 蒸發殘渣〔一般器具，pH5以下（含pH5）之食品用容器、包裝〕：30ppm以下。	
		正庚烷	25℃，一小時	蒸發殘渣（油脂及脂肪性食品用容器、包裝）：120ppm以下。	
		20%酒精	60℃，三十分鐘	蒸發殘渣（酒類用容器、包裝）：30ppm以下。	

（續）表3-4　食品器具、容器、包裝試驗標準之塑膠類規定

原材料	材質試驗項目及合格標準	溶出試驗			備註
		溶媒	溶出條件	項目及合格標準	
橡膠——哺乳器具除外	鉛：100ppm以下。 鎘：100ppm以下。 2-巰基咪唑(2-Mercapto imidazoline)：陰性。	水	60℃，三十分鐘（食品製造加工或調理等過程中之使用溫度達100℃以上者，其溶出條件為95℃，三十分鐘）	酚：5ppm以下。 甲醛：陰性。	
		4%醋酸		蒸發殘渣：60ppm以下。 鋅：15ppm以下。 重金屬：1ppm以下（以Pb計）。	
		20%酒精	60℃，三十分鐘	蒸發殘渣：60ppm以下（酒類用容器、包裝）。	
橡膠——哺乳器具	鉛：10ppm以下。 鎘：10ppm以下。	水	40℃，二十四小時	酚：5ppm以下。 甲醛：陰性。 蒸發殘渣：40ppm以下。 鋅：1ppm以下。	
		4%醋酸		重金屬：1ppm以下（以Pb計）。	

資料來源：行政院衛生署。

表3-5 食品器具、容器、包裝試驗標準之乳品用容器、包裝規定

品名及原材料	材質試驗項目及合格標準	溶出試驗			特殊項目合格標準	備註
		溶媒	溶出條件	項目及合格標準		
乳品用之聚乙烯製容器、包裝或聚乙烯加工紙製容器包裝(備註一)乳品包括鮮乳、部分脫脂乳、脫脂乳、調味乳、發酵乳、乳酸菌飲料或含乳飲料	正己烷抽出物：2.6%以下。二甲苯可溶物：11.3%以下。砷：2ppm以下（以As_2O_3計）。重金屬：20ppm以下（以Pb計）。	水	60℃，三十分鐘	高錳酸鉀消耗量：5ppm以下。	破裂強度試驗：內容量300ml以下者應為2.0kg f/cm^{2}以上（能於常溫保存之製品，其破裂強度試驗應為4.0kg f/cm^{2}以上）。內容量300ml（含300 ml）以上者應為5.0kgf/cm^{2}以上（能於常溫保存之製品，其破裂強度試驗應為8.0kgf/cm^{2}以上）。封緘強度試驗：應無破損或漏氣現象。針孔試驗：濾紙上應無甲基藍斑點產生。能於常溫保存之製品，其容器包裝之材質應具有遮光性及無氣體透過性。	1. 聚乙烯加工紙製容器包裝僅限指與內容物直接接觸的部分為聚乙烯者。 2. 販賣之加糖或未加糖全脂煉乳及加糖或未加糖脫脂煉乳應用可密閉之金屬罐盛裝；全乳粉、脫脂乳粉、加糖乳粉及調製乳粉應用不透光、不透氣並可防潮之包裝材料或可密閉之金屬罐盛裝。組合式容器包裝係指由合成樹脂、合成樹脂加工紙、合成樹脂加工鋁箔或金屬，
		4%醋酸	60℃，三十分鐘	蒸發殘渣：15ppm以下。重金屬：1ppm以下（以Pb計）。		

（續）表3-5　食品器具、容器、包裝試驗標準之乳品用容器、包裝規定

品名及原材料	材質試驗項目及合格標準	溶出試驗			特殊項目合格標準	備註
		溶媒	溶出條件	項目及合格標準		
						以二種或二種以上之材質組成之容器包裝。
乳油（cream）及乳酪（butter）用之聚乙烯製或聚乙烯加工紙製容器（備註一）	同右	水	60℃，三十分鐘	高錳酸鉀消耗量:5ppm以下。	破裂強度試驗：同乳品用。	
		4%醋酸		重金屬：1ppm以下（以Pb計）。		
		正庚烷	25℃，一小時	蒸發殘渣：15ppm以下。	封緘強度試驗：同乳品用。 針孔試驗：同乳品用。	
乳品用之玻璃瓶。乳品包括鮮乳、部分脫脂乳、脫脂乳、調味乳、發酵乳、乳酸菌飲料、含乳飲料、乳酪或乳油	應符合表3-3一般規定之玻璃瓶項目規定，並應為透明者。					

（續）表3-5 食品器具、容器、包裝試驗標準之乳品用容器、包裝規定

品名及原材料	材質試驗項目及合格標準	溶出試驗			特殊項目合格標準	備註
		溶媒	溶出條件	項目及合格標準		
乳品用之金屬罐。乳品包括鮮乳、部分脫脂乳、脫脂乳、調味乳、發酵乳、乳酸菌飲料、含乳飲料、乳酪或乳油	內面與內容物直接接觸之材質為塑膠類者：砷：2ppm以下（以As_2O_3計）。鎘：100ppm以下。鉛：100ppm以下。二丁錫化物（限存於聚氯乙烯）：50ppm以下（以二氯二丁錫計）。甲酚磷酸酯（限存於聚氯乙烯）：1000ppm以下。氯乙烯單體（限存於聚氯乙烯）：1ppm以下。	水	60℃，三十分鐘	內面與內容物直接接觸之材質為塑膠類者：高錳酸鉀消耗量:5ppm以下。酚：陰性。甲醛：陰性。		
		4%醋酸		砷：0.1ppm以下（以As_2O_3計）。重金屬：1ppm以下（以Pb計）。蒸發殘渣（內面使用塑膠者）：15ppm以下。		
發酵乳、乳酸菌飲料及含乳飲料用之聚乙烯加工紙製容器包裝（以塑膠加工鋁箔密栓者）	同乳品用聚乙烯製容器包裝之規定。				封緘強度試驗：同乳品用。針孔試驗：同乳品用。破裂強度試驗：$5.0kgf/cm^2$以上。	

（續）表3-5　食品器具、容器、包裝試驗標準之乳品用容器、包裝規定

品名及原材料	材質試驗項目及合格標準	溶出試驗			特殊項目合格標準	備註
		溶媒	溶出條件	項目及合格標準		
發酵乳、乳酸菌飲料及含乳飲料用之聚苯乙烯製容器包裝（以塑膠加工鋁箔密栓者）	揮發性物質（苯乙烯、甲苯、乙苯、異丙苯及正丙苯之合計）：1,500ppm以下。 砷：2ppm以下（以As_2O_3計）。 重金屬：20ppm以下（以Pb計）。	水	60℃，三十分鐘	高錳酸鉀消耗量:5ppm以下。	封緘強度試驗：同乳品用。 針孔試驗：同乳品用。 穿刺強度試驗：1.0kg f/cm^2以上。	
		4%醋酸		蒸發殘渣：15ppm以下。 重金屬：1ppm以下（以Pb計）。		
發酵乳、乳酸菌飲料及含乳飲料用之組合式容器包裝（備註二）	金屬部分應符合表3-3一般規定之金屬罐項目規定。合成樹脂、合成樹脂加工紙及合成樹脂加工鋁箔應符合前述個別材質之規定。					
容器包裝鋁蓋部分之塑膠加工鋁箔	內面與內容物直接接觸之材質為塑膠類者： 砷：2ppm以下（以As_2O_3計）。 鎘：100ppm以下。 鉛：100ppm以下。 二丁錫化物（限存於聚氯乙烯）：下。 氯乙烯單體（限存於聚氯乙烯）：1ppm以下。	水	60℃，三十分鐘	高錳酸鉀消耗量：5ppm以下。 酚：陰性。 甲醛：陰性。	破裂強度試驗：2.0kgf/cm^2以上。	

（續）表3-5 食品器具、容器、包裝試驗標準之乳品用容器、包裝規定

品名及原材料	材質試驗項目及合格標準	溶出試驗			特殊項目合格標準	備註
		溶媒	溶出條件	項目及合格標準		
	50ppm以下（以二氯二丁錫計）。 甲酚磷酸酯（限存於聚氯乙烯）：1000ppm以下。 氯乙烯單體（限存於聚氯乙烯）：1ppm以下。	4%醋酸		蒸發殘渣：15ppm以下。 重金屬：1ppm以下（以Pb計）。		
乳粉用之金屬罐。乳粉包括全脂乳粉、部分脫脂乳粉、脫脂乳粉、調製乳粉。	金屬罐之規定應符合乳品用金屬罐之規定。 封口部分僅限於使用聚乙烯（PE）或聚對苯二甲酸乙二酯（PET）製之合成樹脂。該二類合成樹脂應符合前述個別材質之規定。					
乳粉用之合成樹脂積層容器包裝——其內部材質與內容物直接接觸之部分為聚乙烯者。乳粉包括全脂乳粉、部分脫脂乳粉、脫脂乳粉、調製乳粉。	同乳品用聚乙烯製容器包裝之規定。	水	60℃，三十分鐘	高錳酸鉀消耗量：5ppm以下。	破裂強度試驗：內容量300ml以下者應為2.0kgf/cm²以上。內容量300ml（含300ml）以上者應為5.0kgf/cm²（於有外包裝且其內外包裝合併下之破裂強度最大值為10.0kgf/cm²以上時，該內包裝之破裂	
		4%醋酸		重金屬：1ppm以下（以Pb計）。		
		正庚烷	25℃，一小時	蒸發殘渣：15ppm以下。		

（續）表3-5　食品器具、容器、包裝試驗標準之乳品用容器、包裝規定

品名及原材料	材質試驗項目及合格標準	溶出試驗			特殊項目合格標準	備註
		溶媒	溶出條件	項目及合格標準		
					強度為2.0kgf/cm² 以上。 封緘強度試驗：應無破損或漏氣現象。	
乳粉用之合成樹脂積層容器包裝——其內部材質與內容物直接接觸之部分為聚對苯二甲酸乙二酯。乳粉包括全脂乳粉、部分脫脂乳粉、脫脂乳粉、調製乳粉。	鉛：100ppm以下。 鎘：100ppm以下。	水	60℃，三十分鐘	高錳酸鉀消耗量:5ppm以下。	破裂強度試驗：同右。 封緘強度試驗：同右。	

資料來源：行政院衛生署。

參考文獻

行政院衛生署（2005）。《食品衛生法規彙編》。台北：行政院衛生署。
王有忠（1991）。《食品安全》。台北：華香園出版社。
劉廷英（1986）。《食品衛生管理概要》。台北：行政院衛生署。

參考網站

行政院衛生署網站，取自http://www.doh.gov.tw。

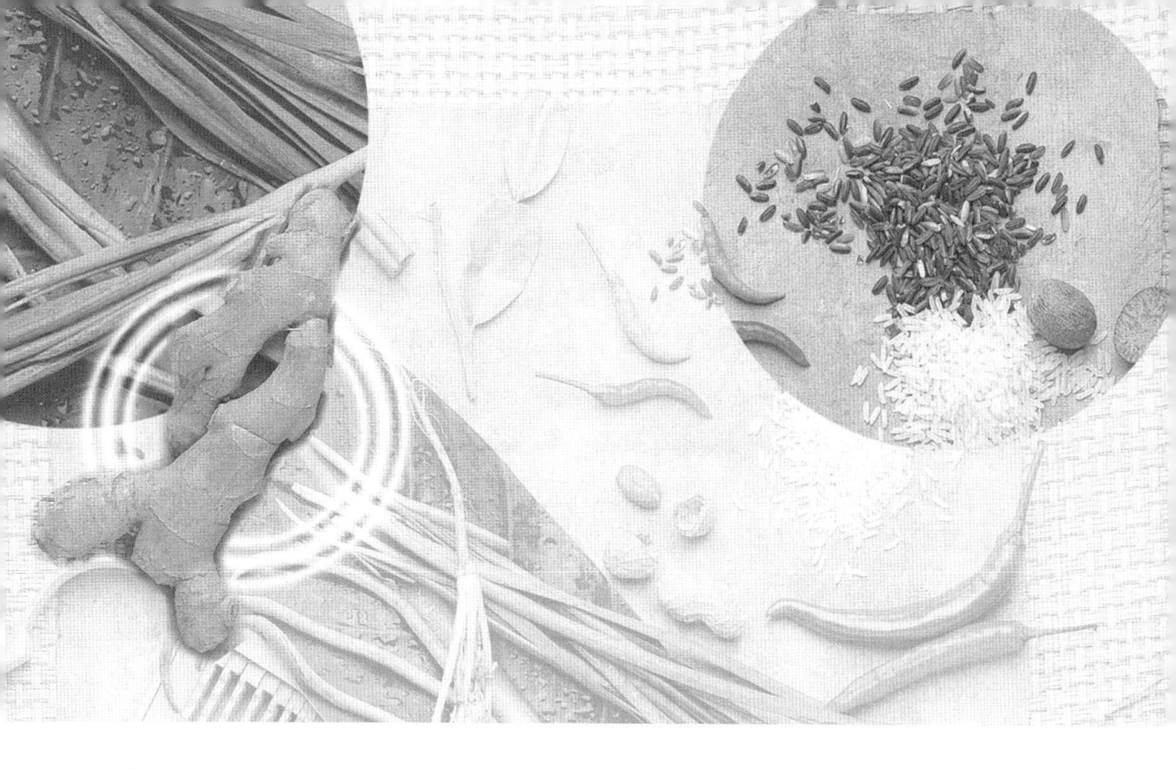

第四章

食品安全衛生管理

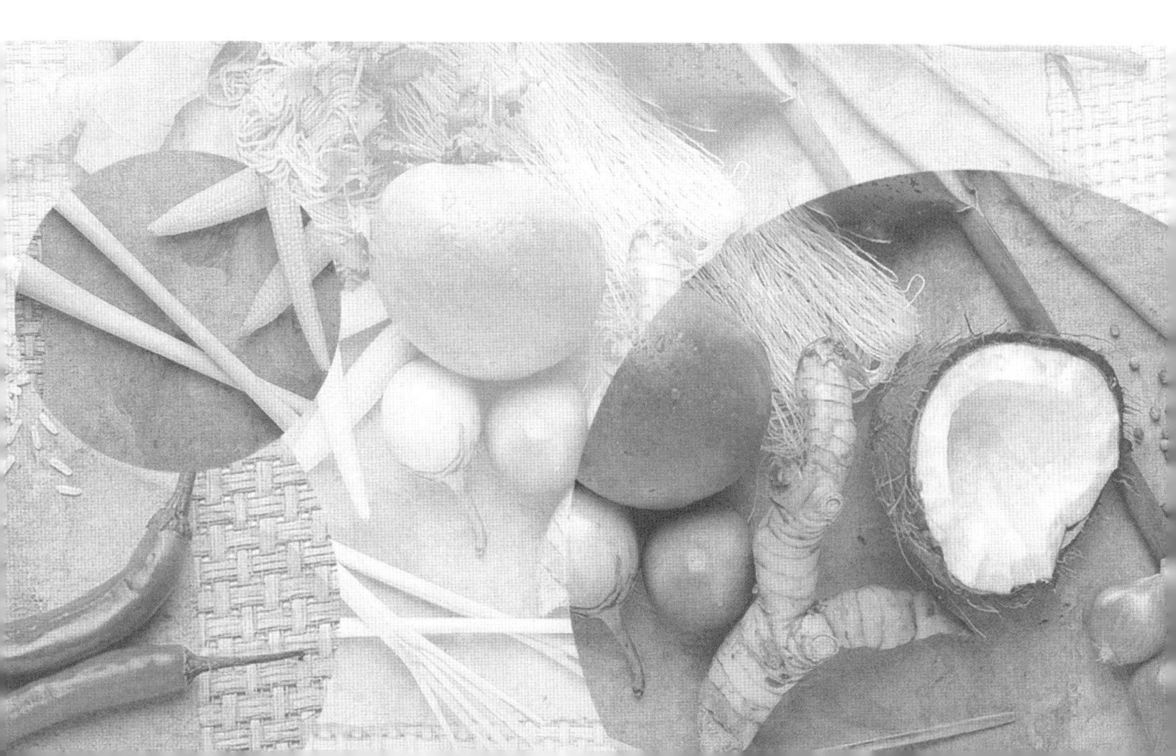

市面上黑心食品的傳聞不斷，看得讓人心驚膽跳，「黑心」二字似乎如影隨形的不時出現我們生活周遭，例如台中某商行將病死豬肉假冒CAS產品，提供給中部地區學童作爲營養午餐；麵條浸泡雙氧水，增加保存時間；養石斑魚池攙放孔雀石綠，以減少魚皮膚病產生；辣椒醬中添加工業用色素蘇丹紅染色，以增加豔色；麻糬攙加去水醋酸納防腐劑，以增加保存期限；明明標榜是素食，卻攙有動物性蛋白質等，這些層出不窮的飲食消費新聞，在在打擊著消費者對食品安全衛生管理的信心。

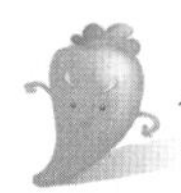

食品安全衛生管理現狀

事實上，以目前國內食品衛生管理架構大致可分爲三個區塊：食品本身、標示廣告、食品業者的規範等。在食品本身必須符合的安全衛生條件有：衛生標準、食品添加物使用範圍與限量標準，亦即衛生署所表列公告之食品添加物中會列出限定准許使用之食品及用量，如果業者想要添加表列以外之食品添加物，即使食品添加物本身是合法的，也必須先向衛生署申請管列產品，並應通過查驗登記才能添加，如此考量是一種風險分攤的概念，例如防腐劑，如果每一種食品都加相同的防腐劑，那消費者長時間攝食下來就容易過量，所以才要正面表列的方式來限定使用的食品。

另外對於食品除訂定出衛生標準外，對於工廠的生產過程也規定須符合良好衛生規範（GHP）與危害分析管制系統（HACCP）規定，因爲最終成品檢驗合格，無法代表該產品是個良好的產品。例如每年中秋月餅的抽驗不合格率案件大約只有1%，但檢查各家工作場所與製程的衛生狀況卻令人搖頭，有些廠商製程中所使用的器具、容器往往是在廁所內清洗的，如此檢驗的合格數據又能代表是衛生的產品嗎？因此，食品的管理應該是從「源頭管理」開始，因爲也只有從「源頭管理」才能了解工作人員的衛生狀況與使用的原料是否有問題；例如有人回收過期產品混入新產品中，或回收後重新包裝再售出，但這些產品如檢驗結果是符合衛生的標準，消費者恐怕也很難接受的。

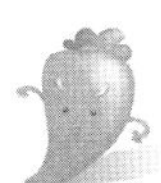

我國之食品安全衛生管理

食品安全衛生是一門較新的研究領域，它橫跨了化學、微生物學、營養學的範圍，依據美國食品藥物管理局（FDA）將食品安全問題區分爲六大類：

1. 產毒及病原性微生物（Foodborne toxgenic and pathogenic micro-oganisms）
2. 營養不良（Malunutrition）
3. 環境污染物（Environmental contaminants）
4. 天然毒性成分（Toxic natural constituents）
5. 農藥殘留（Pesticide residues）
6. 食品添加物（Food additives）

我國對於食品、食品添加物、食品用洗潔劑、食品器具、容器等食品衛生安全管理，在食品衛生管理法中列舉出有下列情形之一者，不得製造、加工、調配、包裝、運送、貯存、販賣、輸入、輸出、贈與或公開陳列：

1.變質或腐敗者。
2.未成熟而有害人體健康者。
3.有毒或含有害人體健康之物質或異物者。
4.染有病原菌者。
5.殘留農藥含量超過中央主管機關所定安全容許量者。
6.受原子塵或放射能污染，其含量超過中央主管機關所定安全容許量者。
7.攙僞或假冒者。

8.逾有效日期者。

9.從未供於飲食且未經證明爲無害人體健康者。

以下對於該九款之管理作一簡單概述。

變質或腐敗者

食品之腐敗，主要是經由一群變敗菌對於食品中的蛋白質，順次分解變成低分子化合物，或食品本身的酵素所引起「自體消化」的進行，使成爲種種具有毒性或發酸、發臭或長黴之物質，因而失去或降低食品之品質，該過程稱爲「腐敗現象」。食品腐敗過程中，微生物與酵素作用二者有相當密切的關係，一般食品的構成成分以蛋白質含量多的較易腐敗，其品質之敗壞先經由細菌的酵素分解逐漸成爲較低級的低分子游離氨基酸、核苷酸等物質，在分解過程中，腐敗菌因含有氨基酸酵素，可將氨基酸繼續以氧化或還原或脫胺作用方式，使其生成的氨基酸變化成胺類，以及有機酸等許多不同的有毒物質，而生成物因參與的細菌種類不同，也會在腐敗過程中產生不愉快的臭味，例如產生氨、二氧化碳、硫化氫、胺類、酚、吲哚（Indole）、硫醇（Mercartan）、糞臭素（Scatol）等。

一般微生物所需獲得而賴以生存、增殖的營養要素，很豐富的存在我們的食品，因此食品即成爲微生物侵襲的對象，當食品被人們所不期望的微生物侵襲並利用時，此食品即受到微生物的污染，污染的情況不一定會使食物腐敗，通常只是程度的差別而已，但當食品無論是外觀或內容漸漸產生變化而喪失可食性之現象，稱之爲「變質」。

近年來常發現有食品業者以屠宰前斃死之雞、鴨等家禽、病死豬肉、製造豬瘟疫苗兔隻作爲肉品加工供人食用，均認定爲食品變質，違反者應受新台幣四萬元至二十萬元罰鍰處罰。

未成熟而有害人體健康者

在平常之植物食材中，往往廣泛存在有微量的含氰配醣體（Cyanogenic Glycosides），例如：苦杏仁及其他水果如李子、桃子的核仁中，另大戟科（Euphorbiaceae）的樹薯（Cassava）、豆科（Leguminosae）的皇帝豆等均含杏仁苷（Amygdalin）、亞麻苦苷（Linamarin），經植物體中的酵素分解釋放出氰酸（Cyanide）而造成食用者的氰酸中毒，此氰配醣體在未成熟之植物中其含量往往達到攝食中毒量，例如：一百克的樹薯可釋出二百四十五公絲的HCN，未成熟的竹筍可釋出高達八百公絲。氰酸離子在人體中主要是與細胞色素氧化酶（Cytochrome Oxidase）結合而阻害細胞的正常氧化過程以致產生運動失調而致死。對人類而言，氰酸的致死量爲0.5-3.5mg/kg bw。中毒症狀爲呼吸短促、呼吸困難、興奮、氣喘、步態蹣跚、痙攣、麻痺、虛脫、昏迷致死，外觀特徵爲口腔及眼睛黏膜發紫。

有毒或含有害人體健康之物質或異物者

凡食品或食品添加含有天然毒素或化學物品，而其成分或含量對人體健康有害或有害之虞者，謂之有毒。在一般正常生產過程或成品中摻有不相關之物質，謂之異物。所稱有毒或有害人體健康之物質或異物，須經由中央主管機關認定之。依據目前衛生署所認定之有毒及有害人體健康之物質有：吊白塊（Rongalit）、甲醛（Formalin）、硼砂（Borax）、鹽基性介黃（Auramine）、鹽基性桃紅精（Rhodamine）、奶油黃（Butter yellow）、Metanil yellow、Malachite Green、Orange II、Orange R、螢光增白劑、對位乙氧苯（Dulcin）及其他如汞、鎘、砷重金屬等物質。

一般認定爲有害重金屬通常以「攝取微量時，便顯出有害症狀的金屬」

為定義。吊白塊（Rongalit）係以福馬林與亞硫酸氫鈉結合後再還原而得，從構造上可視為硫酸鹽類，也可視為甲醛的衍生物。本品原用於染色技術工業用化學品，因內含亞硫酸鹽具有漂白、抗氧化作用效果極佳。亞硫酸鹽一般在食品上之作用方式有：

1. 抑制非酵素型褐變。
2. 抑制酵素型反應。
3. 作為抗氧化劑與還原劑。
4. 抑制和控制微生物生長。

目前法令上亞硫酸鹽是允許使用，但有使用對象與用量限制，一般做為漂白劑，例如：使用於金針乾製品，用量以SO_2殘留量計為4.0g/kg以下；糖漬果實類、蝦類及貝類，用量以SO_2殘留量計為0.10g/kg以下，可知亞硫酸鹽均有其用量及使用範圍限制。

甲醛俗稱福馬林（Formalin），具有防腐性，對眼睛、咽喉有刺激性，如添加於食物中則不容易被氧化而殘留於食品中，經食用後會引起蛋白質變性而阻害消化酵素作用，影響蛋白及澱粉的消化，且甲醛會使人產生頭痛、眩暈、呼吸困難、嘔吐等症狀，因此吊白塊在食品工業上是禁止使用的。

近日大陸啤酒為減少酒體多酚產生，防止啤酒非生物性渾濁，普遍在糖化過濾時除去凝合物、降低啤酒色度及縮短出酒時間而添加甲醛作為輔助劑，雖然其殘留量都在0.31g/kg以下，尚不至於損害人體健康，但因甲醛屬公告之有毒物質，法令上絕不可以添加於食品，否則依法處行政罰鍰外，也將移送法辦。

大陸產製之「腐竹」食品係屬大豆製造之食材，業者為使顏色保持白色不至變黃，常於製造過程中添加「吊白塊」作為漂白及防腐功用，其他如豆皮、潤餅皮、桶筍、葫仔乾等多種傳統食品亦常添加此「吊白塊」，此皆已違反本款，依法處行政罰鍰外，並將移送法辦。

二〇〇三年十月台灣報紙等媒體，報載國產豬肉中留有注射針頭乙事，如經查獲屬實，則屬違反本條款所稱「異物」，應依規定可處以四萬元至二十萬元罰鍰。

豬肉中經檢測出「鹽酸克倫特羅」即俗稱「瘦肉精」，該藥品如經食用後會產生頭暈、乏力、心悸、四肢肌肉顫動，甚至不能站立等症狀，且該藥品亦非衛生署公告之「動物用藥殘留標準」規定准予殘留之藥品，故食品中經檢出此類藥品時，應以違反本條款處以四萬元至二十萬元罰鍰。

染有病原菌者

食品或食品添加物受病因性微生物或其產生之毒素污染，致對人體健康有害或有害之虞者，謂之染有病原菌者，但本款內之病因性微生物，則需由中央主管機關認定，目前依據行政院衛生署一九九一年九月十七日衛署食字第971990號公告，污染食品或食品添加物、食品中毒原因菌或食品中毒原因微生物名稱：

1. 腸炎弧菌（Vibrio Parahaemolyticus）。
2. 病原性葡萄球菌（Pathogenic Staphylococcus）。
3. A群鏈球菌（Streptococcus Group A）。
4. 布魯氏桿菌（Brucella）。
5. 產氣莢膜桿菌（Clostridium Perfringens）。
6. 肉毒桿菌（Clostridium Botulium）。
7. 病原性沙門氏菌（Pathogenic Salmonella）。
8. 志賀氏桿菌（Shigella）。
9. 病原性大腸桿菌（Pathogenic Escherichia Coli）。
10. 曲狀桿菌（Campylobacter Jejuni / Coli）。
11. 仙人掌桿菌（Bacillus Cereus）。
12. 耶辛尼氏腸炎菌（Yersinia Enterocolitica）。
13. 李斯特菌（Listeria Monocytogenes）。
14. 其他病原性微生物（Other Pathogenic Microorganisms）。

但產孢性細菌包括產氣莢膜桿菌及仙人掌桿菌之最大容許量，每公克應在一百個以下等規定。

目前地方衛生行政單位，如遇有發生「細菌性食物中毒」案件，大部分均以違反本款予以四萬元至二十萬元行政處罰，但如有「致危害人體健康」者，則依本法第三十四條移送地檢署偵辦。

殘留農藥含量超過中央主管機關所定安全容許量者

農作物耕作、禽畜養殖期間為免遭受病蟲的侵害，或是為提高產量、品質，到目前為止，農藥的使用是必須而且無可避免的。但農作物的農藥殘留量以及殘留期間的因素很多，例如農作物的特性、栽培方法、農藥的使用方法、氣象條件等，因此農政單位與衛生署經研商後共同擬定出蔬果農藥安全容許量與畜產品中殘留農藥限量標準，並由衛生署公告表列可使用的對象與用量限制，以為保障民眾的飲食安全依據。

農藥殘留問題關係民眾切身生活，然其管理涉及農政與衛生單位，衛生單位除在最後環節抽驗把關外，更需要農政單位落實執行上市前之「田間檢測」，以及蔬果運銷環節上緊密結合之「源頭管理」政策理念，才能消除民眾心中的恐懼，維護民眾飲食安全。

地方衛生機關基於維護民眾飲食安全，每月均會排定蔬果、肉品等農藥殘留抽驗，以監測市售產品的農藥殘留量，如經抽驗之蔬果經檢出殘留農藥超過安全容許量之規定時，則應查明來源，並通知行政院農業委員會，惟請農委會督促地方農業主管單位對該行為人違反農藥管理法部分依法取締，以落實地方衛生機關之抽驗工作。對於明知其含有超過農藥安全容許量規定之蔬菜，仍公開陳列並販賣者，則依食品衛生管理法之規定，處新台幣四萬元至二十萬元罰鍰。

受原子塵或放射能污染，其含量超過中央主管機關所定安全容許量者

近幾十年來因科技發展，偶有食品之原物料或生產過程中，因某些因素所造成的放射線污染，例如乳品、嬰兒食品因核彈試爆造成原子塵污染。衛生署訂定有食品中原子塵、放射性污染之安全容許量標準，如有違反則依該款處新台幣四萬元至二十萬元罰鍰。

攙僞或假冒者

將他人產品抽換或摻雜謂之攙僞；產品內容物與外觀標示不符或產品冒用他人產品品名包裝，或冒標衛生署申請查驗或備案字號等均謂之假冒。數年前的中秋節前，某不肖貿易進口商自國外進口過期之奶粉並重新包裝標示，準備販售給烘焙業製造中秋月餅，幸經民眾檢舉，使得該年之中秋月餅滯銷，而造成烘焙業者相當大的損失。目前仍有某些不肖廠商，將同種產品之錠狀、膠囊食品，分別包裝成多種不同品名包裝之產品，而卻標示同一備查字號，亦屬違反本款。

二〇〇四年六月關懷生命協會，採購自台北市虎林街和吳興街傳統市場的二十一件素料，經衛生署藥物食品檢驗局檢驗後，赫然發現竟有十五件的素食產品，摻雜有豬肉、雞肉、魚肉、牛肉等動物成分，使得吃素民眾很可能吃到「葷食」，此已符合該款所稱之摻僞或假冒者，依該法規定可處新台幣四萬元以上二十萬元以下罰鍰。

逾有效日期者

有效日期之訂定乃是廠商依據該產品之原料特性、本質、製造、加工過程之衛生條件、保存條件與方式，再經「保存試驗」後，而予以推定該產品之保存期限與有效日期。

在行政管理上，一般較常見到違反本條款業者依序爲：社區內小型雜貨店、非連鎖型超商、中小型生鮮超市，大型賣場及連鎖超商因有專人負責檢視，較少發生有販賣逾期食品情事。因此如在販賣場所發現食品有逾保存期限者，其處分對象應爲違反上述條款之行爲人爲販賣商而非製造商；反之如製造廠將逾保存期限之食品售與販賣商，因而造成販賣商販售逾保存期限食品，則處分該製造商；違反本款者可處新台幣三萬元以上至十五萬元以下罰鍰。

從未供於飲食且未經證明爲無害人體健康者

近年來由於國人注重健康飲食，因此保健養生與減肥食品應運而生，一九九五年坊間民眾由馬來西亞引進了當地的「樹仔葉」即「守宮木」，亦俗稱所謂的「減肥菜」，造成一些民眾食用後肺部發生不等程度的阻塞性現象，少數病例尚且合併心律不整或可能猝死的現象，該「減肥菜」即屬此款所述從未供於飲食且未經證明爲無害人體健康者，業者如有製造販賣此行爲者，將受到新台幣三萬元至十五萬元罰鍰。

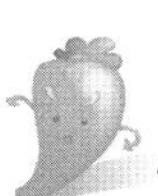

屠宰衛生安全檢查

依據食品衛生管理法第十三條，屠宰場內畜、禽屠宰及分切之衛生檢查，由農業主管機關依畜牧法之規定辦理。運出屠宰場之屠體、內臟或分切肉，其製造、加工、調配、包裝、運送、貯存、販賣、輸入或輸出之衛生管理，由主管機關依食品衛生管理法之規定辦理。又根據畜牧法第二十九條第二項規定訂定之屠宰衛生檢查規則第二條之內容，屠宰衛生檢查，包括家畜、家禽類在屠宰場內之屠前、屠後檢查及其他有關檢查工作，亦即家畜、家禽之屠宰前後，都必須在指定屠宰場，經「屠宰衛生檢查獸醫師」執行檢查合格後再行宰殺，其主要目的在保障消費者，對於食用肉品之衛生安全能有進一步的保護；目前因限於獸醫師人力及當今國人社會生活習慣階段，只對於豬、牛、羊、馬等偶蹄類動物為屠宰衛生檢查對象，其他如雞、鴨、鵝等家禽類，暫待日後再行執行。

屠宰及肉品衛生之行政管理，涉及農政與衛生兩個單位，農政單位之管轄係自屠體進屠宰場前之養殖、驅趕、移動、繫留、檢查、屠宰、分切等在屠宰場內所進行之行為；衛生單位之管轄係自屠宰場運出屠體後之分切、運送、製造、加工、貯存、販賣、輸出、輸入之衛生管理，因此有關私宰之取締工作，應由農政單位主政，衛生單位如查獲未經獸醫師屠宰檢查之肉品時，應移請農政單位處辦。

各縣市政府為維護市民對於肉品衛生之飲食安全，特地由建設局、家畜疾病防治所、衛生局、環保局、稅捐處、警察局等單位，共同組成「屠宰牲畜及肉品衛生督導小組」，其重點即為冀能有效執行屠宰牲畜管理辦法中，不在指定場所屠宰之行為查處，做好牲畜屠宰之「源頭管理」工作。

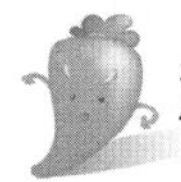

稽查人力與工作現況

食品安全衛生管理不僅僅是地方衛生單位稽查人員的責任，也是全民共同的事情，不法的黑心廠商利用各地衛生稽查人力的不足，抱著僥倖的心理與處罰不高的罰鍰，大賺其黑心錢；每天當我們打開電視、收音機或是翻開雜誌，到處充斥著違法宣稱減肥、豐胸、壯陽等療效的不法食品卻賣得嘎嘎叫，相對也造成許多的消費爭議，以目前各縣市衛生局編制計算，平均約六萬人才配置一名衛生稽查人員，而稽查人員既要應付例行的行政工作，又要稽查自己鄉鎮內的醫院、藥局、食品工廠、餐飲店、學校廚房、肉品衛生檢查與產品的抽驗，加上又要配合機關首長只重視「複合式健康篩檢」、「行動醫院健康篩檢」的作秀機會，實在是一種不可能的任務，也難怪稽查人員的流動性那麼高，連帶也使得對於食品業別的專業性不足，無法跟業者宣導法規，以至業者因對法規的一知半解，使得「黑心食品」新聞常被媒體批露。

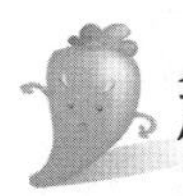

積極建立與國際接軌的食品衛生安全標準

衛生署長期以來只把食品安全衛生當成業務的一小部分，編制沒有隨著食品科技日新月異而擴充，其實食品科技可以說是台灣的強項，許多食品業走出台灣也能擁有廣大市場，尤其近年來在對岸更有許多成功例子，如擁有八十家製造米果工廠，最近在大陸購買私人飛機的旺旺食品、康師傅食品等，因此政府在食品安全衛生管理上，實在值得多輔導與投資。尤其在評估食品安全衛生的制度上，衛生署應把眼光放遠，建立一套與國際接軌的標準，例如進口美國牛肉、食品中含戴奧辛等環境荷爾蒙，以及新發展的基因改造食品等風險評估，以減少國人對食品安全衛生評估決策的疑慮。

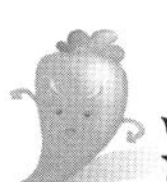

消費者對於食品的衛生安全購買認知

消費者購買食品可依下列幾項原則：

第一、「一分錢一分貨」是商場經營的不變原則，因此消費者避免貪便宜，買賣價格過低的食品。

第二、選購具有政府標章的食品如健康食品標章、餐盒食品HACCP標章、GMP、CAS標章。

第三、不要購買來路不明的食品如遇已拆封或破損產品不要購買食用。

完整包裝與標示應有：

1.品名。

2.內容物名稱及重量或數量。

3.食品添加物名稱及重量。

4.廠商名稱、電話及地址。

5.有效日期：購買時留意「有效日期」是否已過期，並視需要量適量購買以免過期浪費。

第四、食品開封時如發現有異味或腐敗的情形，應立即停止使用。

若與一般同類食品比較時：

1.產品顏色不應過於鮮豔（可能使用過量或非法色素）

2.產品顏色不應過白（可能非法使用漂白劑或螢光劑）。

3.產品彈性過佳（可能非法使用硼砂等添加物）。

4.產品保存期限過長（可能使用過量或非法防腐劑）。

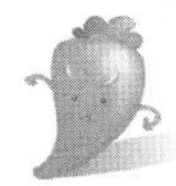

食品紅綠燈 安全停看聞

由於黑心食品太多引起民眾極大的恐慌，為了告知民眾怎樣的食品是真黑心或是遭誤傳，以避免民眾發生恐慌，衛生署將於二〇〇五年底推出「食品安全警報紅綠燈」，目的在於當有食品安全衛生事件發生時，消費者可依衛生署所公告的紅黃綠燈機制，判斷食品安全疑慮的危急程度，例如紅燈表示嚴重，黃燈表示有疑慮，綠燈表示安全沒問題。同時衛生署也鼓勵消費者主動檢舉，並希望民間團體組成食品志工，共同為維護安全飲食環境把關，參與打擊「黑心食品」行列。

表4-1 衛生署食品安全警示燈號意義及處置建議

燈號	意義	處置建議
紅燈	1.不論是否危害人體，都不應給人食用。 2.對人體有立即危害。 3.超過有效期限。 4.食品含抗生素、重金屬超過安全標準。	不要食用。
黃燈	1.對人體無立即危害但有疑慮深入調查或有改善空間。如二〇〇五年四月間造成家長恐慌之法國奶粉；又如含過量防腐劑之黑水滷蛋。 2.產品真偽，嚴重影響民眾。如摻葷素食。	依可能危害程度給予建議。
綠燈	1.產品安全無疑但遭誤傳。如進口奶粉在國內分裝後，以加工方式延長保存期限；又如以玉米澱粉製造之米粉。 2.有機食品檢出未超出標準的農藥。	可安心食用。

註：摻葷素食，對一般大眾是黃燈，但是對素食者而言，是紅燈不可食用。
資料來源：《衛生報導》，第123期，行政院衛生署。

參考文獻

行政院衛生署（2003）。〈食品衛生管理法部分條文修正〉。台北：行政院衛生署。
行政院衛生署（2000）。《食品良好衛生規範》。台北：行政院衛生署。
行政院衛生署（2005）。《食品衛生法規彙編》。台北：行政院衛生署。
陳樹功（2005）。〈黑心食品面面觀〉。《衛生報導》，第123期，頁17- 22。
王有忠（1991）。《食品安全》。台北：華香園出版社。

參考網站

行政院衛生署網站，取自http://www.doh.gov.tw 。

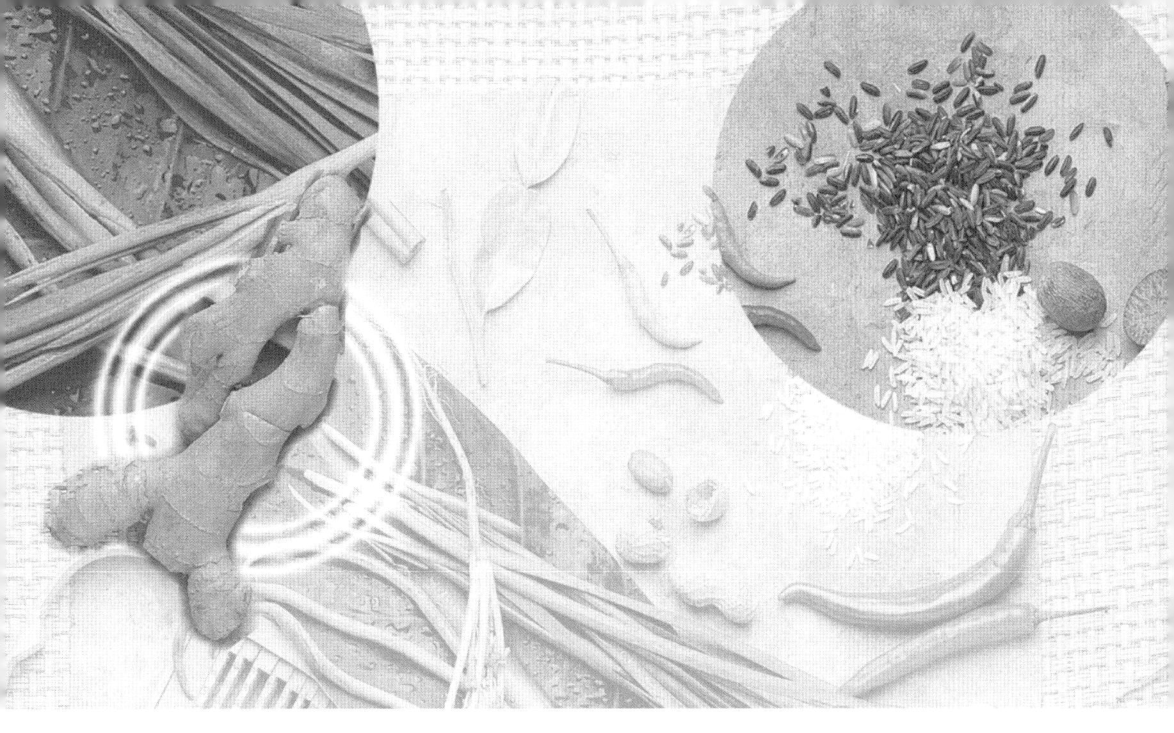

第五章

食品、食品添加物及食品器具、容器、食品用洗潔劑之衛生行政管理

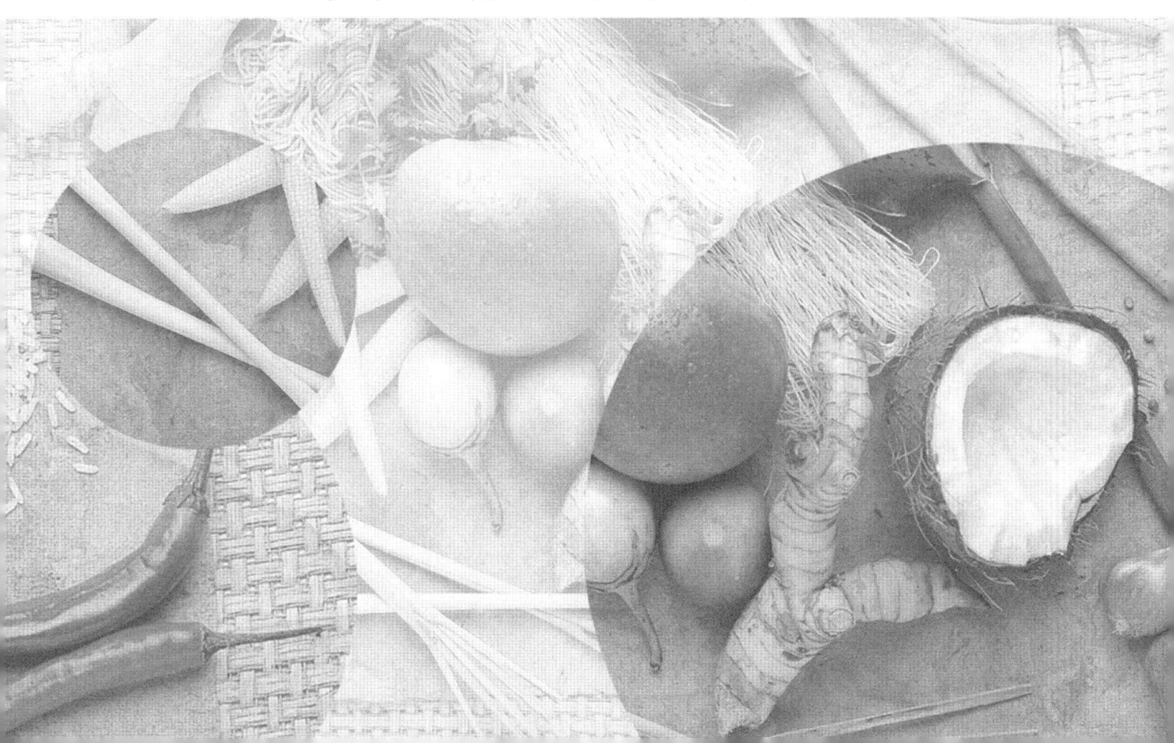

食品添加物之最早使用目的，在於延長食品之保存時間，因此幾乎所使用皆爲天然食品成分，而後由於食品加工技術突飛猛進，產量、外觀、保存期限、營養訴求亦隨社會的快速發展及需求而研發，起初以各種化學合成方式製造一些食品中之色、香、味、營養等成分相同的物質，這些物質在食品之製造加工以及貯存等技術上有很大的貢獻，但也相對引起人們對於其使用後之效果與安全性的討論，我國爲保障國人飲食安全，因此參考美、日、歐等先進國家食品添加物之管理，而訂定其使用對象與用量限制。依據食品衛生管理法第三條食品添加物的定義，係指「食品之製造、加工、調配、包裝、運送、貯存等過程中用以著色、調味、防腐、漂白、乳化、增加香味、安定品質、促進發酵、增加稠度、增加營養、防止氧化或其他用途而添加或接觸於食品之物質。」因此在國內被准許使用之食品添加物，包括有天然物質與化學合成物質等二大類。

食品添加物之使用原則與種類

食品衛生管理法中所稱食品添加物，乃指有意添加於食品的物質，包括天然物質與化學合成。由於化學合成品從未在食品上有使用經驗，另一方面藉由近代科技進步，某些原屬天然物質成分，現今已改用化學合成製造者，皆屬化學合成物質。衛生署爲顧慮是否對國人的健康造成危害，除非能證實爲無害，否則原則上均禁止使用。因此食品添加物在我國採用正面列舉方式，亦即非公告可以使用之食品添加物，食品業者不得擅自添加。

食品添加物大部分是外加的成分，並非傳統食品中原有之成分，因此對於人類健康之安全性當最受注意，目前世界上對於食品添加物之安全與毒性之評估，大都依據一九五八年世界衛生組織與糧農組織（WHO／FAO）所發表之「使用化學物質爲食品添加物時安全性確認法」所實施的毒性試驗（動物試驗）所得之毒性資料，作爲評估安全性的基本依據，其評估內容主要的項目有：

1. 食品添加物的毒性試驗。
2. 致癌性試驗。
3. 畸胎試驗。
4. 對次世代遺傳試驗。
5. 變異性試驗。
6. 代謝性試驗。
7. 食品添加物之基本試驗資料及其必用性之評估等。

以上縱觀其食品添加物之安全性評估主要目的為：

1. 添加物本身對於人們使用之急毒性及長期的毒性監測。
2. 添加物在食品中之用量及該食品之整體的攝取量。
3. 添加物與食品中之其他成分在食品加工或貯存時之作用或變化。

食品添加物之使用原則

食品添加物之使用之原則，應著重於：

第一、安全性：此安全性係指依據國際間通常採用之科學方法進行實驗，所得的結果確實證實該物質添加於食物中，每日攝取該食品不會引起安全上之顧慮者才能使用。

第二、對消費者之有益性：食品添加物之使用應考量使用之實質益處，例如：

1. 食品在製造或加工中是必須使用的，例如安定劑、酸化劑、緩衝劑等。
2. 為維持食品之營養價值者，如油脂中添加抗氧化劑或作為營養添加物之維生素、氨基酸等。
3. 為防止食品在製造貯存過程中所引起之腐敗、變質及其他化學變化而添加，如防腐劑、抗氧化劑或某些香辛料等。

4.對產品之品質有效果性，如著色劑、香料、漂白劑添加等，使食品美化增加誘人效果，但如無效果或違反自然原則是不准添加的，此也絕非用來隱蔽惡劣或不衛生食品品質之手段。

5. 添加之成分除了必須要有規格標準及分析法來確認其含量與純度外，仍需依據衛生署所公告准予使用的範圍與用量限制來添加，藉以保障食品添加物之有效性及安全性。

食品添加物的種類

依據我國行政院衛生署目前公布的食品添加物共有十七類，依其使用範圍與用量標準之功能性區分如下：

1.防腐劑（Preservatives）：用以延緩或抑制微生物的生長，如：己二烯酸、苯甲酸、丙酸鈣、去水醋酸等。

2.殺菌劑（Bactericides）：用以食品加工器具、飲用水、食品用水等之殺菌，如：過氧化氫、次氯酸鈉、氯化石灰等。

3.抗氧化劑（Antioxidants）：用以延緩食品油脂等之氧化，如：BHT、BHA、異抗壞血酸、維生素E等。

4.漂白劑（Bleaching Agents）：用以脫水水果、金針乾製品等之漂白或防止變色，如：亞硫酸鈉、亞硫酸氫鈉、亞硫酸鉀等。

5.保色劑（Color Fasting Agents）：用以肉、魚製品的呈色，如：亞硝酸鈉、亞硝酸鉀、硝酸鉀等。

6.膨脹劑（Leavening Agents）：用以糕餅類等的膨發，如：鉀明礬、燒鉀明礬、碳酸氫鈉等。

7.品質改良劑、釀造用及食品製造用劑（Quality Improvement、Distillery and food stuff processing agents）：用以食品加工中改良品質、釀造用之各種藥劑，如：氯化鈣、磷酸鈣、食用石膏等。

8.營養添加劑（Nutritional Enriching Agents）：用以補充食品中不足之

維生素、氨基酸、礦物質等，如：維生素B2、生育醇、葉酸、L-精胺酸、牛磺酸等。

9.著色劑（Color Agents）：用以增加食品之美觀，如：食用紅色六號、食用黃色四號、食用綠色三號、二氧化鈦等。

10.香料（Flavour）：用以賦予食品的香味，提高食慾，如：桂皮醛、乙基香莢蘭醛、丁香醇、香茅醛等。

11.調味劑（Seasonings）：用以食品的調味包括甜味劑、酸味劑、鮮味劑、鹹味劑，如：阿斯巴甜、D-山梨醇、D-木糖醇、胺基乙酸、L-麩酸鈉、DL-蘋果酸鈉、乳酸鈉等。

12.黏稠劑（Pasting Agents）：用以增加黏稠、增加安定。如：海藻酸鈉、甲基纖維素、酪蛋白等。

13.結著劑（Coagulating Agents）：使食品尤其是肉類、魚肉具有黏彈性、保水性、油脂混合性及變色防止等功效。如：焦磷酸鹽等

14.食品工業用化學藥品（Chemical for food industry）：爲使食品能大量製造、維持一定品質和組成所必須添加之化學藥品。如氫氧化鈉、鹽酸、碳酸鉀等。

15.溶劑（Dissolving Agents）：食品製造過程中作爲溶解或萃取之物質。如丙二醇、甘油、乙酸乙酯等。

16.乳化劑（Emulsifiers）：使二種互相不混合之液體，成爲均質混合狀態時所添加之物質。如：脂肪酸甘油酯、乳酸甘油酯等。

17.其他（Others）：非屬上十六類所列用途目的之食品添加物。如矽樹脂（消泡用）、石油蠟（保護被膜用）。

依用途分類

1.官能性質的調整：風味有甜味劑、酸味劑、鮮味劑、香料。色澤有著色劑、保色劑、漂白劑。

2.腐敗變質的防止：防腐劑、殺菌劑、抗氧化劑。

3.品質的改良：黏稠劑、乳化劑、安定劑、麵粉改良劑、品質改良劑。

4.營養的強化：營養強化劑

5.製造工程的使用：食品製造用劑

6.其他：膨脹劑、釀造用劑、其他。

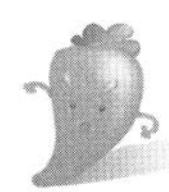

食品添加物之衛生行政管理

食品添加物在食品製造、加工之使用上的確是有其必要性，但卻不可只爲了顧及食品之經濟效益與商品價值，而忽略了食品添加物之安全性。目前我國行政院衛生署依據食品衛生管理法第十二條、第十四條，對於食品添加物之管理分爲兩種，一爲食品添加物之製造輸入的查驗登記管理，其主要目的在於食品添加物之成分、品質安全性應符合公告之「食品添加物規格標準」以確保安全性；另一爲食品添加物之使用對象與用量限制管理。換言之食品添加物之製造、輸入都必須先經行政院衛生署查驗登記取得「食品添加物許可證」之後才可販賣、使用，並且其有效期限爲一至五年，因此如未取得查驗登記證而販售、使用未經查驗登記許可之食品添加物或使用未獲許可展延的食品添加物都是違法的。

又食品添加物之使用範圍與用量，僅侷限於食品因製造、加工、貯存等爲改善品質或保持品質且在技術或經濟上的確無法取代的情況下使用，主要目的爲防止其濫用，而不至於影響消費者健康，因此食品業對於使用食品添加物必須配合衛生單位的管理，務必使用經領有「食品添加物許可證」之食品添加物外，同時也應以「專櫃儲存」、「專人管理」、「專冊登記」來管理使用。進貨時須注意該食品添加物是否爲有查驗登記字號外，並於每年年底時向上游廠商索取該食品添加物之「許可登記證」影本保存，以瞭解該添加物是否已遭註銷，並應隨時檢視現正使用之食品添加物是否已過期，以免觸法並能維護消費者健康。如有違反規定，衛生單位會依據食品衛生管理法第二十九條及第三十條規定，除處以新台幣三萬元以上至十五萬元以下罰鍰外，並予以沒入銷毀。

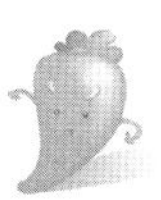

常被濫用之非法食品添加物

國內食品不當添加防腐劑日趨嚴重，二○○四年五月衛生單位抽驗市售麵食、年糕、布丁等日常食品，發現部分食品業者不當濫用違法添加「去水醋酸鈉」，同年六月抽驗雲林某家麵包製造工廠所製造之「蘋果麵包」，也發現違法摻加「去水醋酸鈉」做爲防腐劑，一時之間使得消費者大爲恐慌，也使麵包店生意大受影響。

二○○四年四月台中市衛生局抽驗金線連魚類，經檢出約有20%含有甲醛成分，二○○四年三月台中縣衛生局抽驗市售之芋圓、珍珠粉圓時，發現約有40%違法摻加「去水醋酸鈉」防腐劑；同年四月消基會發表國內蜜餞品質調查報告，有近70%蜜餞中二氧化硫及防腐劑之含量不符合規定；十月消基會再於市面上公布抽驗市售珍珠奶茶的粉圓防腐劑之含量檢測結果，在十九件樣品中仍有三件違法摻加「去水醋酸鈉」防腐劑，且消基會食品委員會委員葉安義教授指出，己二烯酸與亞硝酸鹽若相互作用，可能會讓消費者致癌或引起染色體突變，此在在不斷的暴露出市售食品之安全警訊。事實上每年因食品添加物含量與使用不合規定案件，並不只有防腐劑一項，還有紅龜粿、滿月紅蛋使用工業用色素，油粿、鹼粽摻加硼砂，潤餅皮摻有「吊白塊」作爲防腐、漂白等等，實是引起了消費大眾的不安。

目前食品添加物最不當使用應屬防腐劑，尤其不法之食品廠家在許多澱粉類之食品中摻有硼砂、吊白塊（甲醛結合亞硫酸氫鈉還原之甲醛衍生物）危害消費者等最爲嚴重，茲將目前市售食品中，違法摻加之食品添加物列舉如下：

1. 著色劑：紅色2號、Butter yellow、Auramine、Rhodamine B、Malachitegreen、Orange2、Metanil yellow、Azorubin、Quinoline yel-

low。

2.人工甘味劑：Dulcin（甘精）。

3.漂白劑：吊白塊（含甲醛成分）。

4.螢光增白劑。

5.氧化鉛。

6.硼砂。

7.銅鹽。

其他可合法使用，但應小心限量使用之食品添加物：

1.亞硝酸鹽：過量時會與二級胺作用產生致癌性之亞硝胺，毒性極強烈。

2.亞硫酸鹽：過量時會造成氣喘病人發生氣管痙攣等現象。

3.人工甘味劑：

(1)Aspartame：對於PKU（Phenylketonuria）苯酮尿症病患者，不宜使用。

(2)Cyclamate：曾有報導其代謝物 Cyclohexylamine 具致癌性（膀胱癌）。

(3)Saccharin：曾有報導可能會導致膀胱癌（大量攝取）。

4.溴酸鉀：曾有報導可能引起腎臟癌。

5.過氧化氫：曾有報導可能具有致癌性。

6.抗氧化劑：BHA及BHT皆曾有報導可能具不良生理作用。

7.防腐劑：「對羥苯甲酸之酯類」的酸性與腐蝕性較強，胃酸過多者和兒童不宜高量使用。「去水醋酸鈉」爲白色粉末、無味道，可使產品保存更久，口感更蓬鬆，也不影響食品本身風味，依規定只能用於乾酪、乳酪、奶油、人造奶油等食品，不得違法添加於麵包、粉圓、年糕、米苔目等麵粉及澱粉製品，在可使用之防腐劑種類中屬於毒性較強的一種，對於肝臟及細胞染色體具有毒性。聯苯可能具不良生理作用，僅可用於水果外皮。

8. 著色劑：煤焦色素曾因有多種致癌性而被禁。黃色四號可能引起過敏反應，美國政府要求業者標示之。
9. 其他：某些香料（天然者）具特殊成分，可能有不良生理作用，設有限量。

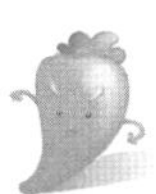

食品器具、容器之衛生行政管理

食品衛生管理法中對於食品器具、食品容器、食品包裝或食品用洗潔劑，如爲有毒者、易生不良化學作用者、其他足以危害健康者，均不得製造、販賣、輸入、輸出或使用，如有違法者將處新台幣四萬元以上二十萬元以下之行政罰鍰外，該違規產品應予沒入銷毀，中央主管機關得公告禁止其製造、販賣或輸入、輸出。

目前各國在食品器具、容器、包裝的衛生管理上，對有害性物質均訂定有限量標準等規定，我國塑膠製品對於材質試驗項目，以及溶出試驗項目並分別訂有限量標準。前者係限制其材質中有害性物質的含量，後者係防止其可能溶出過多的有害性物質轉移到食品中，此均爲衛生安全管理措施。但依據衛生署二〇〇四年二月至七月在國內十一個縣市之市售食品用紙製容器的衛生安全調查中發現，仍有4%不在衛生標準。

茲將試驗項目及其意義分述於下:

材質試驗

材質試驗在檢驗有害性元素、有害性添加物、單體及揮發性物質等：

1. 有害性元素（鉛、鎘及鋇等）：目的在檢驗從添加劑以及其他途徑混入的有害性元素化合物。一般均檢驗鉛、鎘二項重金屬，惟因PVDC

有可能使用脂肪酸鋇鹽爲安定劑，在PVDC材質試驗項目內增列鋇一項。

2.有害性添加劑（二丁錫化物、千酚磷酸酯等）：對人體的毒性較高者訂定有限量標準實施檢驗，以防範其危害。

3.單體：對人體可能產生毒害者如氯乙烯單體（VCM）等分別設定限量標準。

4.揮發性物質：苯乙烯材料中的苯乙烯、甲苯、乙苯、異丙苯及正丙苯等，限量標準係以合計量計算設定。

溶出試驗

浸出液分別依據使用對象採用水、4%醋酸、正庚烷以及20%酒精等，其主要試驗項目有：

1.蒸發殘渣：通常係以檢驗塑膠材料溶出的無機物爲目的。 雖然是無機物，但因可能轉移到食品中，仍然有必要規定其限量。

2.高錳酸鉀消耗量：係以檢驗有機溶出物中易氧化物質的含量爲目的，溶出的甲醛也包括在此項內。容易氧化的有機物溶出量太高時，使用爲食品容器包裝並不適宜，與飲用水標準規定有高錳酸鉀消耗量一項是同樣意義。

3.單體：包括有如甲醛、酚、甲基丙烯酸甲酯等單體的溶出量。

4.重金屬（有害性金屬）：重金屬溶出限量均以鉛（Pb）計算，並訂定其限量。

至於詳細規定請參閱行政院衛生署公布的「食品器具、容器、包裝衛生標準」。

近年來市售免洗餐具材質種類發展甚快，但其中每年農曆七月中元普渡時，常見外燴廚師提供含「工業用紅色染料」所製成之紅色塑膠免洗碗、紅色塑膠免洗大湯匙、紅色塑膠免洗杯等餐具供消費者使用，該餐具經盛放熱食或酸性飲料時會溶出「工業用紅色染料」，此將足以危害人體健康；其他例如壽司餐盒、蛋糕餐盒等，常見以「訂書針」封口，偶有消費者因拆開時造成手部受傷，此種產生之危害亦已違反本法第十五條第三款規定，依據該法第三十一條第一款可處新台幣四萬元以上，二十萬元以下之行政罰鍰，同時消費者應拒絕使用。

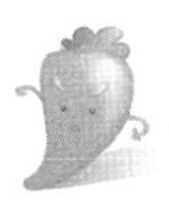

食品用洗潔劑衛生管理

依據食品衛生管理法所稱之「食品用洗潔劑」，係指使用於食品、食品器具、食品容器之食品包裝之洗潔劑，因此一般的固態肥皂、供餐具自動洗淨機使用之洗潔劑、酸液、鹼液及漂白水等，均不屬該法所稱之食品用洗潔劑範圍。

根據行政院衛生署一九九九年十一月五日衛署食字第88072129號公告：

1. 食品用洗潔劑內含有害物質之限量標準
   (1)砷：0.05ppm以下（AS_2O_3計）；以產品標示使用濃度稀釋之溶液爲基準。
   (2)重金屬：1ppm以下（以Pb計）；以產品標示使用濃度稀釋之溶液爲基準。
   (3)甲醇含量：1mg/ml以下。
   (4)螢光增白劑：不得檢出。
2. 使用之香料及著色劑應以准用之食品添加物爲限。
3. 食品用洗潔劑之標示除應符合食品衛生管理法第十七條規定外，並應標示主要成分之化學名稱、適用對象（用途）、標準使用方法、使用注意事項。

近幾年來國內地下工廠，常以企業社名義製售劣質洗潔劑，其洗淨力差又含甲醇、砷等超量之有毒物質及重金屬，其品質實在堪慮，但因每桶（四公升）以約三十元至五十元低價格販售至餐飲業甚受歡迎，因此通路甚廣，經檢視某部分洗潔劑之標示用途爲機車、地毯洗淨用，並非作爲碗盤洗淨用，因此如果餐飲業使用該洗潔劑作爲清洗餐具、碗盤之用，則顯已違反該條文，依規定可處新台幣三萬元以上，十五萬元以下之行政罰鍰。

參考文獻

行政院衛生署（2005）。《食品衛生法規彙編》。台北：行政院衛生署。
王有忠（1991）。《食品安全》。台北：華香園出版社。頁204-223。
王有忠（1990）。《食品添加物》。台北：華香園出版社。頁15-25。
吳淑靜、賴茲漢、柯文慶等著（1997）。《食品添加物》。台中：富林出版社。頁9-13。

參考網站

行政院衛生署網站，取自http://www.doh.gov.tw。

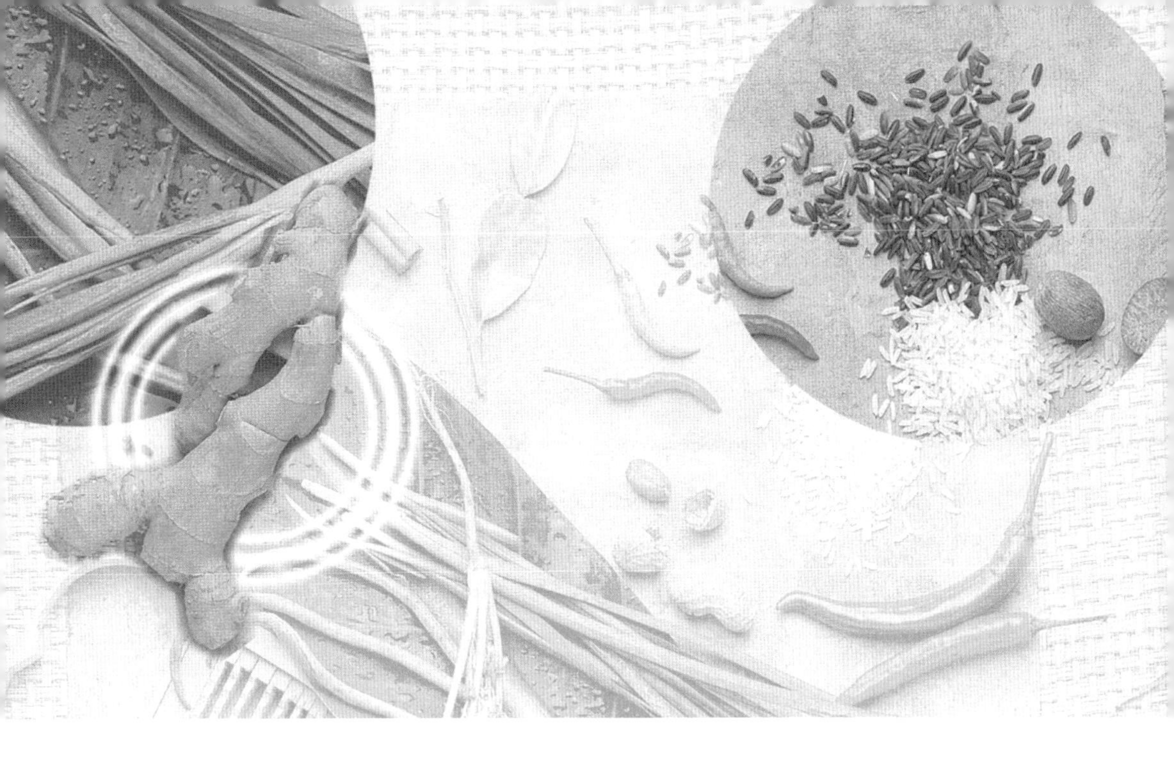

第六章

認識食品中毒

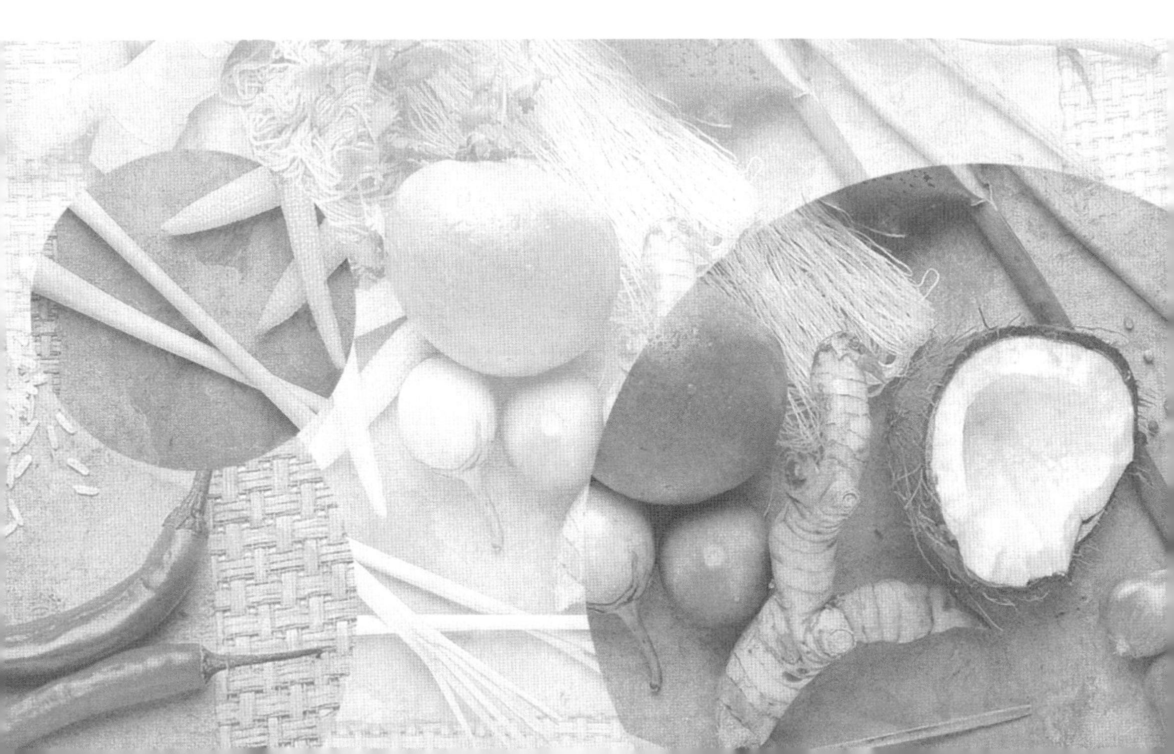

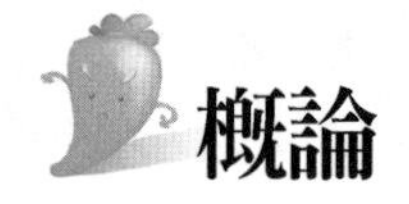

概論

中國人的吃無論是材料的使用或是調理的方式均是世界聞名，在昔日農業社會中由於食物之製備大多僅是自給，故鮮少引致集體式之食品中毒，但隨著工商社會之到來，外食人口逐年以大比例增加，使得餐飲店、飲食攤到處林立，國人之飲食習性也由單純之熱食，演變到多變化之生、冷、熱混合的飲食習性，餐飲從業人員如果稍不重視飲食衛生的話，則食品中毒案件之發生就時有所聞。

何謂食品中毒

「食品中毒」係指因攝食到污染病原性微生物、有毒化學物質或其他毒素之食品而引起之疾病，主要引起消化及神經系統之異常現象，最常見之症狀有嘔吐、腹瀉、腹痛等。

依據行政院衛生署所公告之二人或二人以上攝取相同的食物而發生相似的症狀，並且自可疑的食餘檢體及患者糞便、嘔吐物、血液等人體檢體，或者其它有關環境檢體（如空氣、水、土壤等）中分離出相同類型（如血清型、噬菌體型）的致病原因，則稱爲一件「食品中毒」(Food Poisoning)。但如因攝食肉毒桿菌或急性化學性中毒而引起死亡時，即使只有一人，也視爲一件「食品中毒」。

其他若是單純因暴食暴飲而引起的腸胃障礙；缺乏維生素引起的腸胃不適；攝食高溫之食物被燙傷；被故意摻入毒物、農藥或化學藥劑造成之腸胃損傷；食物混入玻璃屑、針等異物，導致物理性、機械性傷害等，則不屬於食品中毒範圍。

另美國將患者因攝食而感染病毒及寄生蟲之案件亦歸類爲食品中毒，但此類案件在我國則屬疾病管制業務中的防疫部分，兩者管理系統有所不同。

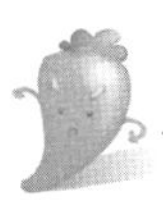

食品中毒的一般分類

第一種分類爲依據中毒之形成及可能感染原因分類，也就是依據食物所引發的疾病而分類，主要可區分爲中毒型及感染型二大類。

第二種分類爲依據病因或產生中毒之原因分類，可分爲細菌性食物中毒、天然毒素食品中毒、化學性食品中毒、類過敏性食品中毒四類，詳見**表6-1、6-2、6-3、6-4**。

表6-1　細菌性食物中毒

致病原因菌	潛伏期（食用後到引起症狀發生之期間）
沙門氏桿菌	五至七十二（多為十二至三十六）小時
腸炎弧菌	二至四十八（多為十二至十八）小時
金黃色葡萄球菌	一至八（多為二至四）小時
肉毒桿菌	十二至三十（多為十二至二十四）小時
仙人掌桿菌	一至十六（多為二至四或八至十六）小時
病原性大腸桿菌	五至四十八（多為十至十八）小時

資料來源：行政院衛生署食品資訊網。

表6-2　天然毒素食品中毒

致病食品種類	潛伏期
毒貝類	數分鐘至三十分鐘
毒河豚	十分鐘至數小時
毒　菇	數分鐘至數小時

資料來源：行政院衛生署食品資訊網。

表6-3　化學性食品中毒

致病原因物質	潛伏期
農藥、有毒非法食品添加物（如硼砂、非食用色素）	視攝入量多寡分—— 急性中毒：數分鐘至數小時。 慢性中毒：可潛伏數年或更久。
砷、鉛、銅、汞、鎘等重金屬類	

資料來源：行政院衛生署食品資訊網。

表6-4　類過敏性食品中毒

致病原因物質	潛伏期
不新鮮或腐敗的魚肉類	視攝入量多寡由數小時至數天不等。

資料來源：行政院衛生署食品資訊網。

第三種分類爲依據發病時間之快慢分類，可分爲急性中毒及慢性中毒。

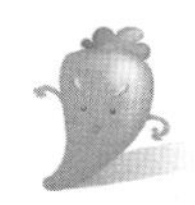

台灣地區引發食品中毒的主因

台灣地處亞熱帶，一年四季從早到晚的溫度均適合細菌繁殖，食物只要曾遭細菌污染，貯放在4至65℃之間，超過四小時以上，均可能發生食品中毒，台灣地區二〇〇四年所發生之食品中毒案件共兩百七十四件，中毒人數有三千九百九十二人（見表6-5）。在病因物質判明之案件九十六件之中，細菌性食品中毒案件即有八十一件，約占整個病因物質判明案件之84%，其中腸炎弧菌中毒件數六十四件，中毒件數比例與往年一樣最高，金黃色葡萄球菌有九件排名第二，沙門氏菌、仙人掌桿菌中毒件數，分別列爲三、四名，值得注意的是，二〇〇四年屬天然毒素中毒件數有十一件，死亡人數有二人，較往年增加許多，但總體分析結果，細菌性食品中毒仍爲引發食品中毒的主因（見表6-6），民眾需特別注意。

表6-5 台灣地區食品中毒案件月別統計表（二〇〇四年）

月　別	件　數	患者數	死亡數
一月	27	315	0
二月	20	272	0
三月	24	295	0
四月	15	134	2
五月	32	479	0
六月	18	242	0
七月	20	231	0
八月	34	330	0
九月	28	429	0
十月	19	429	0
十一月	22	616	0
十二月	15	220	0
合　計	274	3,992	2

資料來源：〈二〇〇四年台灣地區食品中毒發生狀況〉，行政院衛生署。

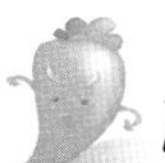

引起食品中毒的原因

依據二〇〇四年台灣地區食品中毒原因分類統計表分析，其所引起食品中毒之原因，仍以熱處理不足造成食物中毒之件數最多，計有七十三件，其次爲生熟食交叉污染六十三件，再其次爲感染的人污染食品有十件，食物調製後於室溫下放置過久八件（見表6-8）。此結果正反映二〇〇四年食物中毒之病因物質，仍以腸炎弧菌造成之食品中毒居首（見表6-6），而造成腸炎弧菌食品中毒主要原因是生、熟食交互污染，所謂生、熟食，除食物外還包括了料理食物時的用具，如砧板、刀具、碗盤等調理用具清洗不完全，也是造成腸炎弧菌食品中毒之一。

表6-6　台灣地區食品中毒發生狀況與病因物質分類統計表（二〇〇四年）

病因物質		件數	患者數	死者數
總計		274	3,992	2
病因物質判明合計		96	1,722	2
細菌	共計*	81	1,482	0
	腸炎弧菌	64	864	0
	沙門氏菌	8	206	0
	病原性大腸桿菌	0	0	0
	金黃色葡萄球菌	9	403	0
	仙人掌桿菌	7	166	0
	肉毒桿菌	0	0	0
	其他	0	0	0
化學物質	共計	4	19	0
	農藥	3	14	0
	重金屬	0	0	0
	其他	1	5	0
天然毒	共計	11	221	2
	植物性	4	25	0
	麻痺性貝毒	0	0	0
	河豚毒	1	6	2
	組織胺	5	186	0
	黴菌毒素	0	0	0
	其他	1	4	0
其他病因物質		0	0	0
病因物質不明合計		178	2,270	0
未檢出		148	2,032	0
無檢體		30	238	0
*細菌性中毒案件數及患者數總和減重複計數之值				

資料來源：〈二〇〇四年台灣地區食品中毒發生狀況〉，行政院衛生署。

表6-7 細菌性食品中毒一覽表

細菌名	原因食品	菌的特徵	症狀（潛伏時間）	預防方法
沙門氏桿菌	肉類及其加工品、蛋製品。	鼠類、蒼蠅、蚤、犬、貓等為其污染源。	下痢、腹痛、發燒、頭痛、噁心嘔吐。潛伏期：十二至二十四小時。	1. 避免肉類生食。 2. 冷藏處理，防止二次污染。 3. 食品充分加熱處理。
腸炎弧菌	生鮮海產品、貝類。	好鹽性（鹽分2-5％）。	下痢、腹痛、噁心、嘔吐、發燒。潛伏期：十五至二十小時。	1. 海鮮食品應低溫（5℃以下）貯藏。 2. 防止二次污染。 3. 加熱處理。 4. 砧板、刀、叉等應洗淨，勿生熟食交叉污染。
葡萄球菌	糕餅、麵包、便當食品污染。	傷口化膿、鼻、咽喉炎為其污染源→增殖→腸毒素產生。	噁心、嘔吐、下痢、腹痛。潛伏期：二．五至三小時。	1. 患有傳染性疾病或傷口化膿者不得工作。 2. 加強個人衛生習慣之教育。 3. 剩餘菜餚不得食用。
產氣莢膜桿菌	烹煮過的畜、禽肉、魚肉、調味果醬及湯類。	毒素可分為A、B、C、D、E型，A型為主要中毒原因屬嫌氣性菌。	腹痛、下痢。潛伏期：十至十二小時。	1. 低溫保存食品防止芽孢之發芽增殖。 2. 攝食前加熱。 3. 團體膳食應注意預防。
肉毒桿菌	低酸性食品罐頭、真空包裝之肉製品。	毒素可分為A、B、C、D、E、F型，A、B、E三種為人的主要中毒原因。	複視、嚥下困難發聲困難、呼吸困難。潛伏期：十二至二十四小時。	1. 攝食前加熱。 2. 選擇新鮮食品。 3. 原料應洗淨。
仙人掌桿菌	嘔吐型：米飯、炒飯。 下痢型：肉類製品、湯、蔬菜、布丁。	所產生的外腸毒素。	嘔吐型：噁心、嘔吐一至五小時。 下痢型：腹痛、下痢、噁心、嘔吐八至十六小時。	1. 防止食品污染。 2. 低溫保存。 3. 避免長期保存。

（續）表6-7　細菌性食品中毒一覽表

細菌名	原因食品	菌的特徵	症狀（潛伏時間）	預防方法腸炎弧菌
彎曲桿菌	生乳、水（鳥、犬、豬之糞便污染）雞肉。	可能係菌體本身侵入腸黏膜細胞而引發腸炎。	發燒、下痢、腹痛。潛伏期：二至七日，平均三十五小時。	1.生鮮肉及已調理之食品應分開保存。 2.防止二次污染。 3.要求操作人員應有洗手習慣。
病原性大腸桿菌	多種食品、水（常見）。	其傳染途徑與赤痢、腸炎經口的傳染疾病相同。	下痢、腹痛、發燒、噁心、嘔吐。 潛伏期：十至十二小時。	1.飲用水及食品應加熱處理。 2.定期實施水質檢查。
假性結核菌	牛乳、水、肉類。	發育最適溫度25-30℃在5℃左右低溫亦能發育。	腹痛、發燒、下痢、頭痛。 潛伏期：通常三至七日。	1.食品應加熱處理。 2.本菌在5℃亦能生存應注意食品保存。

資料來源：〈二○○四年台灣地區食品中毒發生狀況〉，行政院衛生署。

另金黃色葡萄球菌中毒件數有九件排名第二，此顯現餐飲從業人員之個人衛生觀念仍需加強；又隨著經濟的發展及旅遊的方便，台灣居民的生活步調與型態日漸西化，在歐美國家沙門氏桿菌引起的食品中毒事件有日益增多之趨勢，分析二○○四年細菌性食品中毒中，沙門氏桿菌食品中毒事件就有八件，列爲第三名。絕大多數沙門氏桿菌之食品中毒患者，都需留院觀察或住院治療多日，其身心所受之傷害，遠超過其他腸胃道致病菌。事實上，沙門氏桿菌並不耐熱，只需充分加熱即可避免中毒，但要求某些菜餚之青、脆而無充分加熱煮熟，以致於未能充分將沙門氏桿菌消滅，造成沙門氏桿菌食品中毒事件，此顯示調理人員之衛生常識仍然不足。另二○○四年因仙人掌桿菌食品中毒事件與沙門氏桿菌食品中毒有七件，列爲第四名，食物調製後於室溫放置過久而遭受污染爲主要發生之原因。依據這近五年來分析，沙門氏桿菌與仙人掌桿菌等二種病原性細菌污染所造成食品中毒案件數，均呈上升曲線成長之趨勢，值得衛生單位與業者多加重視。

常見導致食品中毒原因：

1.冷藏及加熱處理不足。

2. 食物調製後放置在室溫下過久。

3. 生、熟食交互污染。

4. 工作人員衛生習慣不良或本身已被感染而造成食物的污染。

5. 調理食物的器具或設備未清洗乾淨。

6. 水源被污染。

7. 誤食含有天然毒素的食物。

8. 使用食品添加物不當。

表6-8 台灣地區食品中毒原因分類統計表（二○○四年）

導致食品中毒原因	件數	件數%	人數	人數%
冷藏不足	1	0.36	7	0.18
熱處理不足	73	26.64	1,091	27.33
食物調置後於室溫下放置過久	8	2.92	187	4.68
嫌氣性包裝	0	0	0	0
生、熟食交互污染	63	22.99	817	20.47
被感染的人污染食品	10	3.65	435	11.35
設備清洗不完全	0	0	0	0
使用已被污染之水源	1	0.36	8	0.2
貯藏不良	6	2.19	188	4.71
使用有毒的容器	0	0	0	0
添加有毒化學物質	3	1.09	14	0.35
動植物食品中之天然毒素	11	4.01	221	5.54
其他*	171	62.41	2,172	54.41
總計**	274	100	3,992	100

* 其他包括廚房地面濕滑、積水、未設紗窗、清洗設備不全、有病媒出沒痕跡及原因不明等。

*食品中毒案件多由數個原因共同引起，因此本表之總計為二○○四年案件及患者數總和，並非以原因件數之總計。

資料來源：〈二○○四年台灣地區食品中毒發生狀況〉，行政院衛生署。

引發細菌性食品中毒常見的病原菌

常見引發細菌性食品中毒的病原菌，有肉毒桿菌、腸炎桿菌、病菌沙門氏菌、金黃葡萄球菌、仙人掌桿菌、病原性大腸桿菌。茲分述如下：

肉毒桿菌

肉毒桿菌（Clostridium Botulinum）屬革蘭氏陽性，嫌氣性桿菌，周邊有鞭毛，具運動性，多分布於土壤、海、湖川之沙泥中，在缺氧狀態下易培養且產生毒素。

一、各種毒素及中毒情形

此類中毒是因肉毒桿菌所產生的毒素而造成，其毒素可分爲七型（A-G），造成人類食品中毒最常見的是A、B、E等型，此類中毒致命率占所有細菌性食品中毒的第一位。見表6-9。

二、中毒症狀

潛伏期十二至三十小時，發病期三至七天，主要症狀爲神經麻痺，特異症狀有視力減退、複視、瞳孔散大、眼皮下垂等眼部症狀及言語障礙、吞嚥困難、唾液分泌障礙、口渴等。初期雖會出現嘔吐、噁心等胃腸炎症狀，但在數小時內會消失，繼而有腹部膨脹、便祕、四肢無力、虛弱等現象，但神志一直清醒，重症者會因呼吸障礙而死亡。A、B型多於四至八日內死亡，E型多於二日內死亡，但如能生存十日以上且未引發併發症者，應不會有生命危險。

三、中毒條件及原因食品

攝食污染該類毒素之食品而引起。如有下列情況時，均可能產生肉毒桿菌毒素：

1. 食品加工過程中，混入菌體或芽孢，且殺菌條件不足。
2. 在低酸嫌氣狀態有利該菌生長的條件下，放置了足夠的時間。通常以低酸性罐頭（含鐵罐、玻璃罐）食品、香腸等加工品爲主要原因食品。

表6-9　各型肉毒桿菌毒素中毒情形

型	罹患動物	中毒媒體	發生最多地帶	備註
A	人、雞	加工不良之罐頭魚類、肉類	北美西部、蘇俄	
B	牛、馬、人	肉類加工品（尤其是豬肉類）	法國、挪威、北美東部	
C（Cα、Cβ）	家禽、牛、馬、食肉類	蛆、腐肉、豬肝、鯨肉	北美西部、加拿大、南美洲、澳洲、南非、歐洲、北美、日本	
D	牛	腐肉	南非、澳洲	
E	人	魚類、燻製品、水產、哺乳類	日本、加拿大、北美、阿拉斯加、蘇俄、瑞典、丹麥	
F	人	自製肝醬及香腸	丹麥、北美西部	病例較少
G	人（?）	不明	阿根廷、瑞士	由人類屍體中分離出此菌

資料來源：〈二〇〇四年台灣地區食品中毒發生狀況〉，行政院衛生署。

四、預防方法

食品製造業者應注意避免肉毒桿菌毒素的產生，故食品加工過程中應注意：

1.所用的食品原料應充分洗淨，除菌。

2.香腸、火腿類應注意亞硝酸鹽的添加量是否均勻。

3.低酸性罐頭食品應充分殺菌。

消費者則應注意食品在食用前「應充分加熱」（至少應在100℃，加熱十分鐘）。

腸炎弧菌

腸炎弧菌（Vibrio Parahaemolyticus）爲革蘭氏陰性弧菌，通氣嫌氣性，不能生成孢子，具有單極鞭毛，活動性強，屬好鹽性。在環境適宜的食品中，每十至十二分鐘即可增殖一倍。

一、分布及污染途徑

主要分布於近海河口及海底泥沙中，因此生鮮魚貝類常帶有這種細菌。

食品若染有此菌，通常是因間接污染所引起，也就是受帶原的海鮮類或其他處理過海鮮類的器具容器所污染。

二、原因食品及症狀

主要引起中毒之原因食品爲海產類或受其污染的其他食品。因此菌而引起的食品中毒，潛伏期爲二至四十八小時，平均爲十至十八小時，發病時間愈短症狀愈嚴重。主要症狀是下痢、激烈腹痛、噁心、嘔吐、頭痛、發燒、寒顫。短期中激烈下痢易致脫水死亡，發燒以37℃-39℃較多。

三、預防方法

要預防腸炎弧菌感染，應注意下列事項：

1. 清洗：本菌爲好鹽性，在淡水中不易存活，故可利用自來水充分清洗以除去該菌。
2. 加熱：本菌不耐熱，在60℃經十五分鐘即易被殺滅，故在食用前充分加熱煮熟是最好的預防方法。
3. 冷藏：本菌對低溫極敏感，在10℃以下不但不生長且易致死，故可用冷藏方法來防止。
4. 海鮮類須煮熟後再吃，絕對避免生食。
5. 避免二次污染，已處理過海鮮類的器具應充分清洗乾淨。
6. 砧板、刀具及容器應標識區別生食或熟食用。

腸炎弧菌食品中毒只要遵守清潔、加熱、冷藏三個大原則，幾乎可完全防止。海鮮食品鮮美、營養，人人嗜食，但應注意其處理方法。

病菌沙門氏菌

病菌沙門氏菌（Salmonella）爲革蘭氏陰性桿菌，無芽孢，具有鞭毛善於運動，好氣性或兼性嫌氣性，抗熱力弱，酸性環境下（PH＜4.5）其發育會被抑制。

一、分布及污染途徑

本菌廣存於動物界，可經由人、貓、狗、蟑螂、老鼠等途徑而污染食品。

二、原因食品及症狀

主要中毒原因食品爲受污染的畜肉、禽肉、鮮蛋、乳品、魚肉煉製品等動物性食品，或豆餡、豆製品等蛋白質含量較高的植物性食品。本菌引起食品中毒的潛伏期爲六至七十二小時，平均爲十八至三十六小時，主要症狀爲下痢、腹痛、寒顫、發燒（38℃-48℃）、噁心、嘔吐，死亡率爲1%以下。

三、預防方法

要預防病菌沙門氏菌感染，應注意下列事項：

1.加熱：本菌於60℃加熱二十分鐘即被殺滅，故食品應加熱後供食。

2.清洗手部：烹調食品前，應先以清潔劑或肥皂充分洗滌手指及手掌，再以自來水沖淨後，以烘手器或擦手紙巾擦乾（不可用毛巾或手帕擦乾），才可調理食品。

3.妨止病媒侵入：應撲滅或防止鼠、蠅、蟑螂等病媒侵入調理場所，也不得將狗、貓、鳥等動物帶進調理場所。

金黃色葡萄球菌

金黃色葡萄球菌（Staphylococcus Aureus）爲革蘭氏陽性，兼性嫌氣菌，最適生長溫度爲37℃，但於15℃-40℃亦能繁殖，其產生的外腸毒素耐熱，在免疫學上區分爲A、B、C1、C2、D及E六型。

一、分布及污染途徑

本菌常存於人體皮膚、毛髮及鼻腔、咽喉等黏膜，尤其是化膿的傷口，因此極易經由人體而污染食品。

二、原因食品及症狀

主要中毒原因食品爲受污染的火腿等肉製品、乳製品、魚貝類便當、生菜沙拉等。本菌引起食品中毒的潛伏期爲一至八小時，平均爲二至四小時，主要症狀爲嘔吐、腹瀉、下痢、虛脫，死亡率幾乎爲零。

三、預防方法

要預防金黃色葡萄球菌感染，應注意下列事項：

1.身體有化膿、傷口、咽喉炎、濕疹者，不得從事食品製造調理工作。

2.調理食品時應戴帽子及口罩，並注意手部的清潔及消毒。

3.食品如不立即供食時，應保存於5℃以下。

仙人掌桿菌

仙人掌桿菌（Bacillus Cereus）爲好氣性的產孢子桿菌，主要存在於土壤中，由於其孢子耐高溫，可在煮沸的食物中數分鐘至數小時，因此煮沸過的食物中仍存有仙人掌桿菌。

一、分布及污染途徑

此菌廣泛分布於自然界，大量煮熟米飯置室溫貯放爲最常見之傳染途徑，可由細菌本身或其產生之毒素致病。

二、原因食品及症狀

主要中毒原因食品爲受污染之米飯等穀類食品；香腸、肉汁等肉類製品；蔬菜及布丁。

本菌引起食品中毒之潛伏期及症狀爲 ：

1.嘔吐型 ： 一至五小時，噁心及嘔吐。

2.下痢型 ： 八至十六小時，腹痛及腹瀉。

三、預防方法

要預防仙人掌桿菌感染，應注意下列事項：

1.避免食物受到污染。

2.食物烹調後儘速食用，避免長期保存，尤其不可於室溫下貯存，食品如不立即供食，應冷藏保存。

病原性大腸桿菌

病原性大腸桿菌（Enteropathogenic E. Coli）爲革蘭氏陰性菌，於有氧或無氧狀態下皆可生長，其最適生長的pH值爲六至七。本菌引發之食品中毒主要症狀爲下痢，最常見的有下列兩種型態：

1.侵襲性大腸桿菌：侵入人體之腸管而引起類似志賀氏桿菌中毒症狀

（如：急性大腸炎、大便含血或黏液）。

2.產毒性大腸桿菌：類似霍亂症狀（如水樣下痢、脫水），產生之毒素有些可耐熱，有些易受熱破壞。

一、分布及污染途徑

本菌分布於人體或動物體腸管內，藉由已受感染人員或動物糞便而污染食品或水源。

二、原因食品及症狀

引起本菌中毒之食品種類很多（如漢堡等），一般常見者爲水質不清潔而引發疾病。

本菌引起食品中毒之潛伏期平均爲五至四十八小時，症狀爲下痢、腹痛、噁心、嘔吐及發燒。

三、預防方法

要預防病原性大腸桿菌感染，應注意下列事項：

1.飲用水及食品應經適當加熱處理。
2.定期實施水質檢查。
3.被感染人員勿接觸食品之調理工作。
4.食品器具及容器應徹底消毒及清洗。

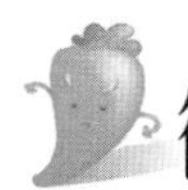

黴菌毒素食品中毒

黴菌由於其生長時之營養與環境條件需求較低，故在自然界中分布極為廣泛，人類或家畜所食用之食品或飼料，常因暴露在高溫、高濕度下更易使黴菌生長，黴菌在生長時會產生毒素，此毒素為黴菌之二次代謝產物，通常稱之為黴菌毒素（Mycotoxins），人類或家畜如食用這些發黴之食物而引起之食品中毒，即稱之為「黴菌毒素食品中毒」。至目前為止，已知有三十多種黴菌所產生之毒素會使人或動物產生疾病，但這些疾病往往並不易被診斷出來，因為許多黴菌毒素中毒大多是長期攝食而累積到某些程度的量才發生中毒現象。

西元1960年英國各地農場所飼養之十多萬隻小火雞罹患了一種不知病因的疾病，在短時間內突然集體死亡，當時稱之為Turkey-x-disease，經後來研究結果，發現係由於從巴西進口之飼料花生感染黃麴菌（Aspergillus flavus），故將該毒素命名為黃麴毒素（Aflatoxin），此毒素為所有黴菌毒素中被研究最徹底的一種，由研究結果顯示，此毒素是現今所知能導致肝癌中毒素最強的物質。尤其在熱帶及亞熱帶地區黃麴毒素之污染非常嚴重，目前已知能產生黃麴毒素之黴菌有二十多種，其中以黃麴菌及Aspergillus parasticus 產生的毒素最強。

黴菌毒素與毒素型細菌性食品中毒皆同樣由毒素引起，但細菌性食品中毒之主要症狀為急性腸胃炎，而黴菌毒素食品中毒一般依據其發生之症狀可分成四大類：

1.肝毒素（Hepatotoxins）：會引起肝硬化、肝炎、肝細胞壞死及肝癌。

2.腎毒素（Nephrotoxins）：導致腎功能喪失。

3.神經毒素（Neurotoxins）：導致腦及中樞神經之出血及退化，嚴重者失去功能。

4.光感皮膚毒素（Photodynamic Dermatotoxic Metabolites）：引起皮膚炎。

大部分黴菌毒素對熱均為安定，且幾乎都是低分子化合物，沒有抗原性，因此不會對動物引發免疫性。黴菌毒素一般以黃麴菌、青黴菌（Penicillium）、鐮刀菌（Fusarium）等較易產生毒素，且較為人知。

黴菌毒素之預防

黴菌毒素之預防已是當前的一個迫切問題，因一般環境空氣中，相對濕度在80%以上，溫度在25℃至28℃間是黴菌最好的生長條件，而黴菌之營養主體為碳水化合物，台灣正處於亞熱帶地區的高溫、高濕環境下，因此如花生、大豆、米、玉米等食物均含有碳水化合物，正適合黴菌生長，其潛在之危險性最大。

預防方法為：

1.長黴的原料及食物不要購買。

2.長黴的食物不可食用。

3.農業技術上的改良。

4.改善飲食習慣，慎選發酵食品，如臭豆腐儘量少食用等。

5.穀類食物應貯存在低溫乾燥場所，並應注意通風。

常見之黴菌毒素：黃麴毒素

黃麴毒素並不是單一的一種化合物，乃是一群構造相近的物質，最初分離出者為Aflatoxin B1、B2、G1、G2（B意指毒素在紫外線照射下可產生藍色螢光，G意指可產生綠色螢光）等四種，而後又發現M1、M2、Ba、Ga、

P1、Q1以及其他結構相近之物質，其中毒性為B1 ＞ G1 ＞B2＞ G2 ，以B1毒性最強，致癌力最大。

黃麴毒素可聚集在乳汁及組織中，因此對於嬰兒是非常危險的，其他由黃麴毒素引起動物之急性中毒症狀，包括組織出血、蛋的產量減少、生長遲緩、使動物產生肝炎、肝細胞壞死、延長凝血時間、導致出血過多而死亡。若長期以含低濃度黃麴毒素飼料餵食動物，則可能形成慢性中毒、體重增加緩慢、對疾病之抵抗力減低、疫苗接種反應受損，甚而導致腫瘤與癌症的發生，如常見為肝癌及膽管細胞癌，以致死亡。黃麴毒素在體內之乳汁、尿液、糞便、血液及各種組織中均可發現其代謝物，攝食二十四小時後，約70%之毒素可由尿、糞便中排泄，其餘則仍停留在肝臟、胃腸及腎臟中，長久下來便易造成中毒。

穀類、豆類、肉類、魚類、乳製品、植物油、米製品、麵製品皆可能受到黴菌感染而染上黃麴毒素，其中以穀類、豆類最易受到污染，尤以剛收成之花生果實因係在進入土壤後結成，有可能早已經土壤中黴菌的污染，故成熟後應儘速挖出曬乾。

天然毒素、化學毒素等其他食品中毒及預防

在自然界的各種動植物體內有許多天然毒素存在，這些物質一旦經人攝食後會使人不舒服甚或死亡，天然毒素一般可區分為動物性及植物性兩種，雖然在每年發生的食物中毒件數上所占比例不多，但一旦發生死亡率卻很高。

動物性毒素

動物性毒素大多來自海產類，如魚類、貝類，而這些毒素有些是其體內與生俱來或是本身能產生者，有些則是攝食含有毒素的海藻類而使毒素殘存在其體中，經人攝食後造成食物中毒，常見有河豚毒素（Tetrodotoxin）、麻痺性貝毒（Paralystic Shellfish Poison；PSP）、海洋熱帶魚毒素（Ciguatoxin）等。

一、河豚毒素

河豚分布在日本、中國、東印度及非洲海岸，在台灣近海有三十多種，體型有長、有短、有圓、有方，但有一共同特點即遇到危險時會將肚子漲大以嚇走敵人，其毒素爲河豚毒素。河豚因種類、地域及季節不同而有毒性強弱之分，其中卵巢、肝臟含有劇毒，腸、皮膚爲強毒，也有肉中含毒者，因此若魚種誤判或調理不當則易引起中毒。

河豚毒素其分子式爲$C_{11}H_{17}N_3O_8$，屬於猛烈毒性，其強度與麻痺性貝毒相當，約爲氰化鈉之一千倍以上。河豚毒素具耐熱性，在100℃下加熱三十分鐘，只能破壞2%左右，但在強酸或鹼下則較易破壞，一般攝食十至四十五分鐘後發病，中毒症狀爲唇舌發麻、刺痛、神經麻痺、嘔吐、頭痛，嚴重時會感到麻痺、運動失調、血壓下降，繼而肌肉鬆弛、橫隔膜運動停止造成呼吸麻痺而死亡，通常中毒患者在一．五至八小時內會死亡，若能拖過八至九小時以上的話則可免於死亡，死亡率約爲61%，目前醫學上尚無醫治河豚毒中毒患者的特效藥。預防方法爲：

1. 避免攝食河豚，如欲攝食河豚，應先確定魚種，並經「有效地去除其內臟及皮膚」等，以及適當的調理，否則應避免食用河豚。
2. 不幸中毒時應緊急送醫院急救。

3.不食用來源不明或非平常食用之不明水產物，以避免誤食有毒之魚貝類。

二、麻痺性貝毒

麻痺性貝毒是一群構造相似的混合物質，其中最主要的毒素爲麻痺性貝毒素（Saxitoxin），麻痺性貝毒是由窩邊毛藻 Protogonyaulax 和Pyrodinnium屬的有毒浮游生物產生的，當海扇貝、眞牡蠣、紫貽貝等雙殼貝類攝食有毒之窩邊毛藻浮游生物後而毒化，當人們攝食到這些已毒化雙殼貝類時便會中毒。

麻痺性貝毒素的中毒症狀包括在食後三十分鐘，唇、舌有麻木及灼熱感，而後蔓延至頸部、四肢，使全身肌肉有力不從心的感覺，並有虛弱、頭昏、關節痛、口渴、不能吞嚥東西，最後因呼吸麻痺死亡，死亡通常會在十二小時內發生，如能超過十二小時則無生命危險。麻痺性貝毒素的中毒症狀及機構與河豚毒相似，目前仍無任何解藥，只能以支持療法急救。預防方法爲：

1.麻痺性貝毒引起的貝類毒化，隨地域不同而異，每年都會在相同季節出現，在毒化期間定期對主要產地之雙殼貝類的毒力進行監測，如毒力超過界線值時，應採取控制措施，禁止在市場上出售。
2.對已毒化之貝殼類，應棄其中腸線，以防止中毒。

三、海洋熱帶魚毒素

海洋熱帶魚毒（Ciguatera）爲熱帶及亞熱帶地區之珊瑚礁周圍棲息的有毒魚類引起之致死率低的毒總稱，引起此類中毒之主要毒素爲海洋熱帶魚毒素，其與河豚毒不同，爲脂溶性，但尚有水溶性的Ciguaterin等，一般中毒症狀約在攝食三十分鐘內發作，開始爲唇、舌發麻，嘔吐、反胃、腹痛、腹瀉等症狀，整個臉部突然變的鬆垮，頭痛、失眠、虛弱、頭昏、記憶錯亂，有時虛弱到患者躺下不能動彈，亦可能短暫失明、齒齦酸痛、怕光、亂視、手腳脫皮甚至潰爛，重症者神經症狀顯著，有冷、熱感相反的特異現象，全身肌肉運動調節異常，麻痺、痙攣，嚴重時會昏迷而致死亡，但一般死亡率低，恢復期很慢，往往要數月才能痊癒。預防方法爲避免吃熱帶魚類的肝、腸、卵等內臟，以預防中毒。

植物性毒素食物中毒

植物性毒素食物中毒的主因爲誤食或攝食未成熟的植物體而引發的急性食物中毒，潛伏期甚短，造成死亡機會大，常見有如下毒素：

一、含氰配醣體

氰酸是一種大家所熟知的強烈毒物，在植物體中廣泛存在，通常植物體內的氰酸與醣類結合在一起，故謂之含氰配醣體（Cyanogenic Glycosides）。目前發現有皇帝豆、樹薯皮中的亞麻苦苷（Linamarin）、梅、李、杏仁的果仁、利馬豆（Lima bean）均有含氰配醣體，這些物質經植物體內酵素分解或加工時的影響，釋放出氰酸造成食用者中毒，其症狀爲對呼吸系統造成障礙，而引起呼吸困難、口腔及眼睛黏膜發紫，甚而導致死亡。

二、醣生物鹼

生物鹼（Alkaloids）爲存在植物中的一群鹽機性含氮有機化合物的總稱，許多醫藥及毒物都屬於生物鹼，醣生物鹼爲生物鹼的一種，在植物中常見有茄鹼（Solanine），此物質存在於馬鈴薯因長期貯存而發芽的部分，以及變綠色的部分，若誤食便會引起昏昏欲睡、呼吸困難、腹瀉、嘔吐，甚至虛脫等中毒現象。若能在調理前將發芽部位挖除，則不虞發生中毒，在其他植物中亦會產生類似毒素，如茄子、蕃茄等。

三、菇類毒素

菇類被用來食用已有很長歷史，其種類很多，目前已知至少有一百多種菇類含有毒素，其中約有十二種更含有使人致命的毒素，人類如誤食這種毒素，會有嘔吐、下痢等症狀，毒素會破壞肝細胞，死亡率高。

其他如毒麥、蓖麻子、蘇鐵莖中之澱粉等均含有輕微的毒素。

化學毒素食品中毒

隨著工業化的到來，各種化學物質進入我們的生活環境中，而一般較易引起食品安全衛生之問題，包括有農藥、食品添加物、食品容器及加工時的污染、誤用、亂用等。

一般化學性食品中毒的發生主要原因有：

1.使用未經許可的有害添加物，如：硼砂、吊白塊等。

2.加工、製造過程中，有害物質混入，如：多氯聯苯。

3.器具、容器或包裝材料中，有毒物質溶出，如甲醛、甲醇。

4.非有意的誤加有毒物品，如：殺蟲劑、殺鼠劑、清潔劑。

5.農藥及其他有毒物質之殘留及蓄積在動植物體中。

產生中毒的原因物質可分爲四大類：

第一類爲重金屬毒，乃一般金屬污染所造成之特性，不像化學物質一樣可以在環境中被分解，因此存在環境中的金屬可經由水、土壤、空氣進到人體，或間接污染水、食品，或在加工過程中受到污染而進到人體，通常這些金屬含量均極微量，但如長期攝入，人體排泄不及，便會蓄積體內，一旦超過限量，則會發生中毒現象，如烏腳病是飲水中含砷引起的，日本的水俣病是汞引起的，日本的痛痛病是鎘引起的。

第二類爲酸根毒，有亞硝酸根、氟化物、硼酸、氰酸根、亞硫酸根等，其症狀與金屬毒類似，有些會導致癌症病變。

第三類爲有機化合物毒素，如甲醛、甲醇、人工甘味劑、殺蟲劑、殺鼠劑、農藥、多氯聯苯等，其症狀依種類不同而有所差異。

第四類爲食品添加物引起之中毒，如色素、殺菌劑、防腐劑等，引起之原因可分爲下列四項：

1. 使用不良的添加物而引起急性或慢性中毒。
2. 因添加物使用不當或因疏忽或用量過多而引起中毒。
3. 添加物本身的慢性中毒問題。
4. 添加物中的污染或不純物而引起的慢性中毒。

有害化學物質污染之主要途徑有：環境污染、製造加工時的污染、誤用、亂用等，其中環境污染而來的不易預防，只有賴政府對環境衛生保護和對製造廠商的嚴格檢查，但其他的化學性物質污染只要稍微注意也可以預防，例如：可以用蔬果餐具專用的洗潔劑與大量清水，洗掉90%以上的農藥殘留；使用食品添加物時應選用政府許可登記有案的合法添加物，同時應遵守其使用範圍與限量規定，避免人爲的疏忽，選購經政府認證之優良產品、廠商等，都是預防中毒的方法。

一般常見化學性中毒物質症狀及預防：

一、多氯聯苯

由於製造米糠油之加熱管產生裂縫，使得置於加熱管中作爲熱媒的多氯聯苯滲入油中，導致食用此米糠油的人發生中毒，人類攝食後通常會有疲倦、食慾不振、噁心、嘔吐、手腳腫脹等慢性中毒症狀情形，跟著而來比較特殊症狀常見有分泌乳酪狀眼屎、皮膚有似青春痘斑疹、痤瘡樣丘疹、指甲、皮膚、齒齦和嘴唇發黑、眼皮板腺腫脹、破壞女性荷爾蒙調節、肝臟腫大、內分泌失調等。

多氯聯苯存在於食品之包裝材料中，如以再製紙包裝食物是造成污染之主因，尤其以含油墨汁的包裝紙、報紙包裝高油脂之油炸物、肉品，更是污染之來源，業者與消費者不應用來包裝食品。食品業者應隨時嚴加控制加工流程中多氯聯苯之污染物質流入食品中，以防中毒。

二、農藥殘留

農藥種類甚多，且多用於殺蟲，因此蔬果如有殘留對人類多少會有毒性，行政院衛生署依據WHO／FAO及蒐集國內、外相關資料研究後，以國人每日可接受之攝取量值（Acceptable Daily Intake , ADI），訂定了蔬果殘留農藥安全容許量之衛生標準，供食品業者及大眾遵循，以維護國人健康。可能殘留的農藥種類有：

1. 有機氯殺蟲劑：有機氯殺蟲之急性毒性較弱，但會殘留蓄積於生物體內造成慢性中毒，其中毒症狀為頭痛、疲倦、噁心、嘔吐、腹瀉等，當攝取量較多時，則會發生全身痙攣、意識不明、呼吸困難，甚至死亡。代表物如 BHC 、DDT等。
2. 有機磷殺蟲劑：有機磷殺蟲劑中以巴拉松毒性最強，一般此類殺蟲劑在生物體內會快速分解，因此較不會有蓄積產生毒性情形，因此大都為急性症狀，有中樞神經及交感神經症狀，嚴重時全身痙攣、呼吸肌麻痺而致死亡。

要去除蔬果上之農藥殘留去除，可採性質溫和之食品用洗潔劑去除其大部分表面的農藥殘留。以適當削皮方式，也可將殘留在蔬果表皮之農藥完全去除，但對於已滲透入內部之農藥則無效。

其他食品中毒及預防

類過敏性食品中毒，因食物貯存不當或其他因素，致使其成分產生變化，如：油脂的氧化產生醛類，蛋白質之分解產生亞硝胺、組織胺等。

預防方法為：

1.食物應冷藏，防止微生物繁殖及減緩化學反應速率，食品如有油臭味絕不可食用。

2.使用過量味精作為調味劑，也會引起俗稱「中國餐館症候群」之類過敏性食物中毒，其症狀為頸、背、前額與胸部有灼熱刺痛感，面呈朝紅、頭昏、噁心，此因空腹時一下攝食太多麩胺酸被吸收後，造成血液中氨基酸不均衡的現象。

食物中之寄生蟲

寄生蟲大多寄生於生的食物中，如魚有中華肝吸蟲、牛肉有無鉤條蟲、豬肉有有鉤條蟲、蟹類有肺吸蟲，菱角、荸薺有薑片蟲等寄生蟲。

預防方法：

1.除水果外，其他食物儘量不要生食，尤其肉類不可怕老硬而煮至半熟。

2.廚房應保持乾淨，不讓傳染疾病之昆蟲及動物進入。

3.工作人員應養成良好衛生習慣。

食品中毒的預防

遵守食品處理之三大原則：清潔、新鮮、迅速、加熱與冷藏。茲分述如下：

第一為新鮮：所有農、畜、水產品等食品原料及調味料添加物，儘量保持其鮮度。

第二為清潔：食物應徹底清洗，調理及貯存場所、器具、容器均應保持清潔，工作人員保持良好的衛生習慣。

第三爲避免交互污染：生、熟食要分開處理，廚房應備兩套刀具和砧板，分開處理生、熟食，同時亦應避免處理生、熟食工作人員之交叉污染。

第四爲加熱和冷藏：保持熱食恆熱、冷食恆冷原則，超過70℃以上細菌易被殺滅，7℃以下可抑制細菌生長，-18℃以下不能繁殖，所以食物調理及保存應特別注意溫度的控制，切勿將食物放置室溫過久。

第五爲養成個人衛生習慣，包括：

1.養成良好個人衛生習慣，調理食物前徹底洗淨雙手。

2.手部有化膿傷口，應完全包紮好才可調理食物（傷口勿直接接觸食品）。

第六爲避免疏忽：餐飲調理，應確實遵守衛生安全原則，按部就班謹慎工作，切忌因忙亂造成遺憾。

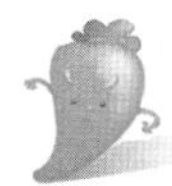

食品中毒之行政處理

依據食品衛生管理法第十六條規定，醫療機構診治病人時發現有疑似食品中毒之情形，應於二十四小時內向當地主管機關報告；又依據醫療法第二十二條規定，醫療機構接獲有疑似食物中毒案件時應依法令規定或依衛生主管機關之通知提出報告，並接受衛生主管機關對其人員配置、構造、設備、醫療作業、衛生安全、診療紀錄等之檢查及資料蒐集，違者依同法第七十六條規定論處。

當接獲發生疑似食物中毒案件中，如有患者因案死亡，則應移請警政單位主政，查察是否涉及刑案，衛生單位則配合警政單位提供有關之衛生專業知識供其調查。食物中毒事件如同任何一種意外事件，其發生之前人們無法預知，以致於常常令人感到措手不及，因此如何在最短時間內，以最精簡人力迅速掌握最完整的資訊，並精確的研判採樣，提供檢驗單位做參考是非常重要的。而防止食物中毒事件之發生，爲食品衛生管理終極目標之一，因此成功的調查與檢驗是防治工作的基石，採樣爲食品中毒調查工作之重要環節，爲圓滿達成任務工作前的準備，工作愈周密愈有力於事後之檢驗。

食品中毒又稱爲「食因性中毒」，各縣市衛生局發生食物中毒案件之處理原則：各縣市衛生局均編設有「食因性中毒處理小組」組織，其成員包含疾病管制課與食品衛生課承辦人員，當接獲有食物中毒案件，則需立即派員前往發生地點展開流病調查，疾病管制課人員採人體檢體，如病患之肛門拭紙、收集嘔吐物、糞便、尿液、血液等（必要時包括廚房工作人員個人手部、肛門拭紙檢體），送疾病管制局化驗，以確認是否爲傳染性疾病。食品衛生課人員除需作問卷調查工作尋找出共同攝食地點外，亦需前往攝食地點進行衛生稽查及採集食品檢體，包括嫌疑食品或剩餘食品，若無法採集到嫌疑食品或剩餘食品時，如有以容器包裝者，則採取同一批（或同一製造日期）產品，另對於調理場所進行器皿檢體（刀具、砧板、鍋子、包裝材料等塗抹物檢體）及環境檢體（飲用水、養殖池水、地下水、洗滌水）採樣，如患者家有食餘檢體，則一併送請藥物食品檢驗局（院轄市則送市衛生局檢驗科）化驗，以瞭解食物中毒原因，作爲行政處理依據（見**圖6-1**）。其採樣數量如下：

1. 固體食物檢體：200-450克。
2. 液體食物檢體：200-450毫升。
3. 水檢體：500-1000毫升 。
4. 便糞檢體：2克（固體）或2毫升（水狀）。
5. 嘔吐物檢體：10-100毫升或嘔吐物抹片。
6. 尿液檢體：一次排尿量。
7. 血液檢體：10-15毫升。
8. 環境檢體：200-400毫升或塗抹面積50平方公分。
9. 器皿檢體：塗抹面積50平方公分。

倘若檢體數量不足，應取全量；對有完整包裝者，以最小包裝爲一單位。同一批號或同一製造日期，視爲同一檢體；對無標示者，以同一生產地表同一檢體，採樣者應於採樣表下方空白表格處簽名。

採樣前須注意事項：

1. 檢體如係供化學分析者，抽樣器具應清潔乾燥，並不得使檢體沾染異物，若係供生物檢驗（如微生物或寄生蟲檢驗）者，抽樣器具應清潔及滅菌。
2. 食品中毒爲不可預期之突發事件，故採集器具宜事先備妥於備用狀態，以供緊急使用。

採樣時則需注意：

1. 當場塡妥檢體採樣紀錄表（請參考食品中毒調查表或食品中毒事件調查簡速報告單）。
2. 應考慮抽樣現場、食品檢體種類、中毒症狀等情況，以及抽樣目的，研判可能發生之食物中毒原因，以供檢驗單位參考。
3. 以無菌方式操作採樣，避免二次污染，採取後迅速冷藏（冷凍檢體則維持冷凍狀態）。
4. 採樣時，應取不同位置之檢體，因微生物分布不一定均匀，檢體若數量不足，應全部攜回，如有外包裝則一併送驗。
5. 欲分析殺菌劑或重金屬時，不要裝入塑膠容器，避免塑膠容器的物質溶出而影響檢驗結果。
6. 檢體加以密封且標示要正確、清楚，勿因潮濕或摩擦等原因而脫落。
7. 人體檢體應採取尚未服用抗生素治療之患者，如採檢時患者已有治療措施，應將治療情形告知實驗室，以供參考。
8. 若無剩餘檢體時，可採集相關之可疑食品、原料或相同來源之食品。
9. 肉毒桿菌毒素劇烈，致死率高，採檢時應謹慎操作。

採樣後需注意事項則有：

1. 送驗途中，一般檢體保持在5℃以下冷藏，若爲冷凍檢體，則要保持冷凍狀態。
2. 採樣完成後，檢體要分開包裝，標示清楚避免混淆，並應當場編號、密封後再加外包裝。

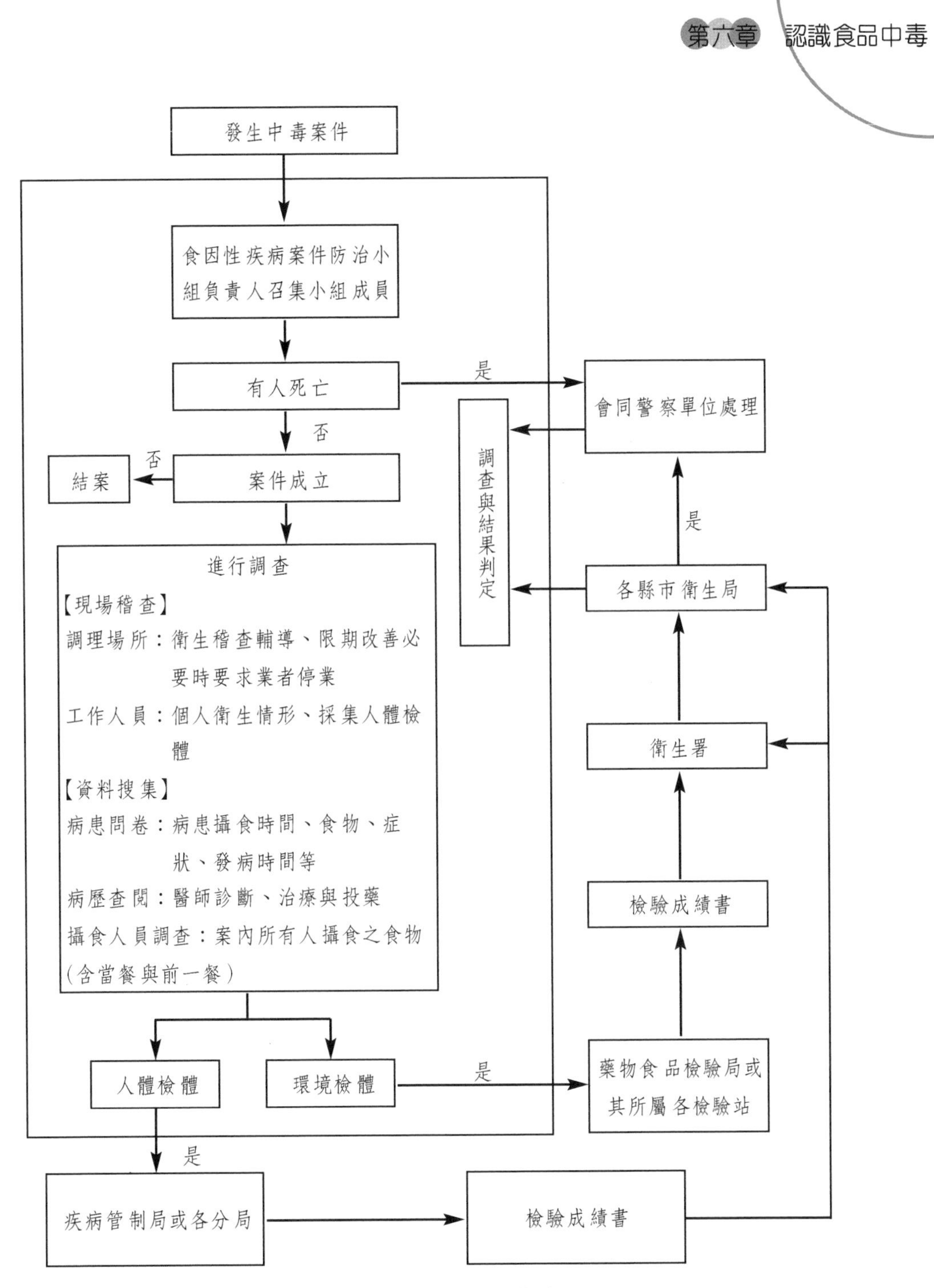

圖6-1 食品中毒處理作業流程圖

資料來源：行政院衛生署。

3. 爲嚴防容器破損、封緘破損，凡易碎檢體，四周應再填塞緩衝材料後運送。

4. 採樣完成後，應立即以電話和傳眞食品中毒事件調查簡速報告單與檢驗單位聯繫，告知檢體數量、檢體種類、中毒症狀、潛伏期中毒人數等相關資料，以利檢驗工作之進行。

5. 抽樣者最好親自將檢體送達檢驗單位，如必須採用郵寄者，應在寄後，立即以電話或傳眞與收受單位有關人員連繫。

6. 食品中毒檢體應連同食品中毒事件調查簡速報告單同時送至檢驗單位。

7. 食品及環境檢體送行政院衛生署藥物食品檢驗局或其所屬分站。

8. 人體檢體送行政院衛生署疾病管制局或其所屬分局。

檢體經送有關檢驗單位後，其檢驗結果會函覆地方衛生機關，而由地方衛生機關依據檢驗報告，判定該食品中毒案件之責任歸屬，如爲食品業者之過錯，則以違反食品衛生管理法第十一條之內容，處以新台幣四萬元至二十萬元之行政罰鍰，但若有「至危害人體健康」之情形者，則會移送法辦。

發生食品中毒之處理

若不幸發生食品中毒，可以下列步驟處理：

1. 迅速送醫急救。

2. 保留剩餘食品及患者之嘔吐或排泄物，並儘速通知衛生單位。

3. 醫療院（所）發現食品中毒病患，應在二十四小時內通知衛生單位。

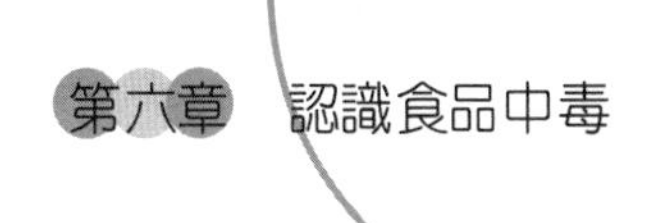

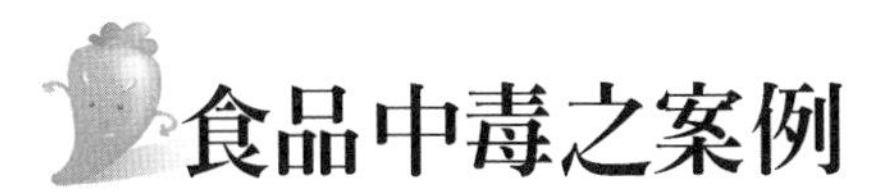

食品中毒之案例

以下舉四例說明食物中毒的發生狀況及處理方式。

案例一：腸炎弧菌食品中毒

二〇〇三年七月二十一日上午八時十五分，台中市衛生局接獲台中榮民總醫院通報，台中市某公會於七月二十日中午餐敘，該會會員於當晚午夜起即陸續發生身體不適情形。台中市衛生局獲報後立即進行調查，由於初期患者多數未就醫，故請該公會協助調查中毒人數，並至各醫院採集患者人體檢體，同時亦前往該飯店稽查並採集食物及環境檢體送驗。

此案例之潛伏期爲十一小時至二十小時（中位數十五小時），患者症狀爲嘔吐、水樣腹瀉、腹痛、發燒、寒顫、發冷汗、頭昏等，茲就病因物質、原因食品及污染來源、行政處理措施、預防方法作一介紹：

一、病因物質

食品檢體四件及環境檢體二十九件，均未檢出病原性細菌，患者肛門拭紙檢體六件，其中三十件檢出腸炎弧菌陽性，三十一件未檢出病原性細菌。患者糞便檢體五件，其中四件檢出腸炎弧菌陽性，一件未檢出病原性細菌。飯店廚師肛門檢體六件及手臂傷口拭紙一件均未檢出病原性細菌。

二、原因食品及污染來源

腸炎弧菌存在於各地沿海海水中，在適宜的生長環境下（30℃-37℃）繁殖速度快，其可在十二至十八分鐘內繁殖一倍，所以食物只要經少量的腸炎弧菌污染，在適當條件下短時間內即可達到致病菌量。發病潛伏期爲二至四十八小時（平均十二至十八小時），主要症狀爲噁心、腹痛、水樣瀉、輕微發燒。發生腸炎弧菌中毒主要原因是食品受污染的水產品，然而腸炎弧菌亦可透過菜刀、砧板、抹布、器具、容器及手指等媒介物間接污染食物而引起中毒；本案食品檢體雖未檢出病原性細菌，然患者人體檢體半數檢出腸炎弧菌，佐以患者之潛伏期症狀等綜合判斷，本案爲腸炎弧菌引起之食品中毒案件。

三、案件行政處理措施

事發後台中市衛生局即至該飯店進行稽查，並依涉嫌違反食品衛生管理法第十一條規定，爰引同法第二十四條規定暫停營業，請該飯店全面整頓清理消毒，經檢查合格後方准繼續營業。並就本次食品中毒案件主動發布二次新聞稿，並透過全國廣播網（FM106）「晚安一六八」節目專訪宣導「炎熱夏季期間如何注意食品衛生安全」。

另外，依患者人體檢體檢出腸炎弧菌患者之症狀、潛伏期等與腸炎弧菌食品中毒之症狀吻合，綜合研判此次食品中毒案件與七月二十日之午餐有相當程度之因果關係，乃依據食品衛生管理法第三十四條移送法辦。

四、預防方法

1. 生鮮魚貝類購入後，應以自來水清洗後冷藏，以抑制腸炎弧菌繁殖生長。

2.熟食及生食所使用之容器、刀具、砧板應分開，勿混合使用，手、抹布、砧板和廚房器具於接觸生鮮海產後應用清水徹底洗淨。

3.廚師料理生鮮海產食物應小心處理，以免污染其他熟食。

4.確定烹調的海產食物需經過100℃煮沸且充分受熱，避免生食。

5.煮熟的食物必須保存於夠高的溫度（至少需>60℃），否則即需迅速冷藏至5℃以下，以抑制微生物的生長，生食與熟食不宜存放在同一冰箱或儲藏櫃，若不得已須存於同一地點，熟食也應放在上層以免遭受生食食品的污染。

案例二：仙人掌桿菌食品中毒

台南縣衛生局於二○○三年七月十一日下午一時五十分接獲消防局一一九通報，台南縣某鎮公所附設八家托兒所師生於七月十一日進食午餐後，於十二時三十分起陸續發生噁心、嘔吐及腹瀉等症狀，經所方聯繫一一九緊急送往佳里綜合醫院及新樓醫院麻豆分院急診室治療。

台南縣衛生局獲報後立即展開調查，該八家托兒所當日食用之點心及午餐係由鎮公所統一採購後，再由廠商分送各托兒所。台南縣衛生局分別至鎮公所各托兒所供應商及醫院等處採集食品、環境及人體等相關檢體，並於當日下午即送藥物食品檢驗局南部檢驗站及疾病管制局第四分局檢驗。

此案例之潛伏期爲三十分鐘至十一小時（中位數二小時），患者症狀爲噁心、嘔吐、腹瀉、腹痛等，茲就病因物質、原因食品及污染來源、行政處理措施、預防方法作一介紹：

一、病因物質

食品檢體八件，其中一件（筍絲蛋花湯）檢出仙人掌桿菌陽性，七件未檢出病原性細菌。環境檢體一件未檢出病原性細菌。患者肛門檢體一百零九件及廚師肛門檢體一件，均未檢出病原性細菌。

二、原因食品及污染來源

仙人掌桿菌存在於環境中能產生耐熱孢子，故在很多場所都可能檢測到，如果衛生環境不好就容易繁殖，因此行政院衛生署特將仙人掌桿菌之容許量訂在每公克一百個以下，與其他病原性細菌不得檢出有所不同。仙人掌桿菌係好氣性的產孢菌，存在於土壤中，由於其孢子非常耐熱，在煮沸的食物中可以維持數分鐘至數小時，因此在煮過的食物中仍能存活。已加熱過且多水分的食品中，如果放在65℃以下室溫或室溫以上保溫時，這些耐熱孢子發芽增殖，在數小時後可以繁殖到每公克數百萬個，使得這些食物變成有毒。仙人掌桿菌在多數煮過的食物中皆生長良好，例如肉類、醬汁、布丁、湯、飯、馬鈴薯和蔬菜等。仙人掌桿菌食品中毒可分爲嘔吐型與下痢型二種。嘔吐型仙人掌桿菌所產生的腸毒素，潛伏期爲一至五小時，會造成噁心、嘔吐之現象；下痢型仙人掌桿菌食品中毒，潛伏期八至十六小時，會造成腹痛、水樣下痢等症狀。本案食品檢體檢出仙人掌桿菌陽性（菌數大於105CFU/g），佐以患者之潛伏期症狀等綜合研判，應爲仙人掌桿菌引起之食品中毒案件。

三、案件行政處理措施

因食品檢體檢出仙人掌桿菌且每公克大於一百個，故以違反食品衛生管理法第十一條第四款之規定，爰依同法第三十一條規定，處食品供應商新台幣四萬元罰鍰，另依同法第三十四條移送台灣台南地方法院檢察署偵辦。

台南縣衛生局並就此次食品中毒案件發布新聞稿，並提供清潔、迅速、加熱與冷藏等各項預防食品中毒之方法，呼籲民眾及食品業者注意食品衛生。

四、預防方法

1.外購成品的衛生品質較難控制，餐盒業者應儘量避免將外購成品直接作爲餐盒菜餚。
2.調理食品所用之器具、夾子等應確實保持清潔。
3.注重食品衛生，避免食品受到再污染
4.食品應儘速在短時間內食畢，如未能馬上食用，則儲存短期間（二天內）者，可於5℃以下冷藏庫保存，或保溫在65℃以上；若超過二天以上者務必冷凍保存。
5.保持冷藏庫、冷凍庫之清潔，避免食品貯存冰箱中受到污染。

案例三：金黃色葡萄球菌食品中毒

南投縣衛生局於二〇〇三年七月十八日下午五時十分，接獲埔里基督教醫院電話通報，仁愛鄉法治村青少年活動發生疑似食品中毒案件，有二十三人出現嘔吐、上腹痛、腹瀉及冒冷汗等疑似食品中毒症狀至醫院急診室就診，南投縣衛生局即迅速聯絡該轄區稽查員及防疫人員前往活動現場及醫院調查，並採集食餘及患者人體檢體送驗，衛生局人員亦派員至供餐場所稽查，並採集環境檢體送驗。

本案例之潛伏期爲二十分鐘至三・五小時（中位數一・五小時），患者症狀爲嘔吐、上腹痛、腹瀉等，茲以病因物質、原因食品及污染來源、行政處理措施、預防方法作一介紹：

一、病因物質

食品檢體十八件中，有九件（午餐餐盒）檢出產A型腸毒素之金黃色葡萄球菌陽性，其中二件同時檢出仙人掌桿菌陽性，一件飲用水檢出仙人掌桿菌，八件未檢出病原性細菌；環境檢體兩件均未檢出病原性細菌；患者肛門檢體二十七件，有三件檢出產A型腸毒素之金黃色葡萄球菌陽性，一件同時檢出產A型腸毒素之金黃色葡萄球菌陽性、仙人掌桿菌陽性，其餘二十三件未檢出病原性細菌；患者嘔吐物件檢體中，有一件同時檢出金黃色葡萄球菌陽性（不產腸毒素）及仙人掌桿菌陽性；廚師肛門檢體三件中，有二件檢出金黃色葡萄球菌陽性（不產腸毒素），一件未檢出病原性細菌；另廚師手部檢體三件，均未檢出病原性細菌。

二、原因食品及污染來源

金黃色葡萄球菌常存在於人體的皮膚、毛髮、鼻腔及咽喉等黏膜，尤其是化膿性的傷口，因此極易經由人體而污染食品，其產生之腸毒素耐熱，主要中毒原因食品爲受污染之肉製品、乳製品、魚貝類、盒餐、生菜沙拉等，該菌引起食品中毒的潛伏期爲一至八小時（平均二至四小時），主要症狀爲嘔吐、腹痛、下痢、虛脫，死亡率幾乎爲零。

本案食品檢體、患者肛門檢體、嘔吐物檢體及廚師肛門檢體等相關檢體均檢出金黃色葡萄球菌陽性，且食品檢體及患者肛門檢體均檢出相同腸毒素型別之金黃色葡萄球菌，故本案應係調理人員個人衛生不良，以致將病原菌污染食品，食品製作完成後未妥善儲存，或復熱未完全即供食，以致金黃色葡萄球菌大量繁殖，而造成此次中毒事件。

三、案件行政處理措施

南投縣衛生局於案發後立即進行調查，本全案因違反食品衛生管理法第十一條第四款之規定，爰依同法第三十一條規定開立行政處分書，處罰業者新台幣四萬元之罰鍰。

四、預防方法

1.食品從業人員身體如有傷口、膿瘡、咽喉炎者，不得從事食品之製造調理工作。
2.調理食品時應戴衛生之手套、帽子及口罩，並注重手部之清潔及消毒以免污染食品。
3.調理食品時，所用之器具、夾子等應確實保持清潔。
4.注重食品衛生，避免食品受到再污染。
5.食品應儘速在短時間內食畢，如未能馬上食用，則儲存短期間（二天內）者，可於5℃以下冷藏庫保存，或保溫在65℃以上；若超過二天以上者務必冷凍保存。

案例四：化學性食品中毒

新竹縣衛生局於二○○三年九月二十四日下午一時四十分接獲學校通報，有學生於學校食用外購午餐餐盒後，於十二時三十分起陸續有八十名學生出現噁心、嘔吐及腹瀉等疑似食品中毒症狀。新竹縣衛生局接獲通報後，立即派員前往學校及餐盒供應商製作場所等處調查以瞭解案情，並採集食品環境及患者人體檢體送驗。經查驗，當天學校之午餐計有五家自助餐供應，其中只有食用某自助餐供應之鐵板麵盒餐之學生於三十分鐘後出現疑似食品中毒症狀，因盒餐之菜色中有油麵製品，且攝食之學生發病潛伏期短，故判斷為化學性食品中毒。

此案例之潛伏期：三十分鐘至一小時，患者症狀為噁心、嘔吐、腹瀉等，茲以病因物質、原因食品及污染來源、行政處理措施、預防方法作一介紹：

一、病因物質

食品檢體十件，其中二件（麵）檢出過氧化氫（H_2O_2），含量分別為939ppm及880ppm，一件（青菜）檢出仙人掌桿菌陽性（1.0×102 CFU/g，檢出腹瀉型腸毒素），七件未檢出病原性細菌；環境檢體十二件均未檢出病原性細菌；廚師手部檢體一件檢出仙人掌桿菌陽性（檢出腹瀉型腸毒素）；患者肛門檢體三十四件，其中兩件檢出金黃色葡萄球菌陽性（產B型腸病毒一件、產C型腸病毒一件），其餘三十二件未檢出病原性細菌。

二、原因食品及污染來源

過氧化氫（H_2O_2）為一種為無色無味的液體，於食品製作過程中可作為殺菌劑，一般多用於魚肉煉製品，具有漂白、殺菌的效果，分解後成水及氧氣消失。過氧化氫不得於食品中殘留，低濃度之過氧化氫僅具輕微度刺激性質，甚少產生明顯的食物中毒症狀，常見如嘔吐、腹瀉及腹脹等腸胃刺激狀況。

本案食品檢體檢出過氧化氫，且含量高達939ppm及880ppm，佐以患者症狀及潛伏期參考，判斷過氧化氫為引起此事件之原因。

三、案件行政處理措施

油麵供應商依違反食品衛生管理法第十一條第三款，爰依同法第三十一條規定開立行政處分書，處業者新台幣四萬元之罰鍰。

四、預防方法

過氧化氫因具漂白及殺菌之功能，且無色、無味、價格便宜，因此被不肖業廣泛的使用於食品加工中，尤其是夏天，因濕麵製品不可添加防腐劑，於室溫放置四小時以上，極可能產生變質的現象，因此對於保存不良且色澤白晰之麵食品，消費者要多有所警覺。

參考文獻

王有忠（1991）。《食品安全》。台北：華香園出版社。
顏國欽（1989）。《食品安全學》。台北：藝軒圖書出版社。
郭鴻鈞（1985）。《餐飲衛生手冊》。台北：行政院衛生署。
行政院衛生署（2000）。《食品良好衛生規範》。台北：行政院衛生署。
行政院衛生署（1987）。《食品安全研討會論文彙編》。台北：食品工業發展研究所。

參考網站

行政院衛生署（2005）。〈食品中毒〉。取自http://www.doh.gov.tw。

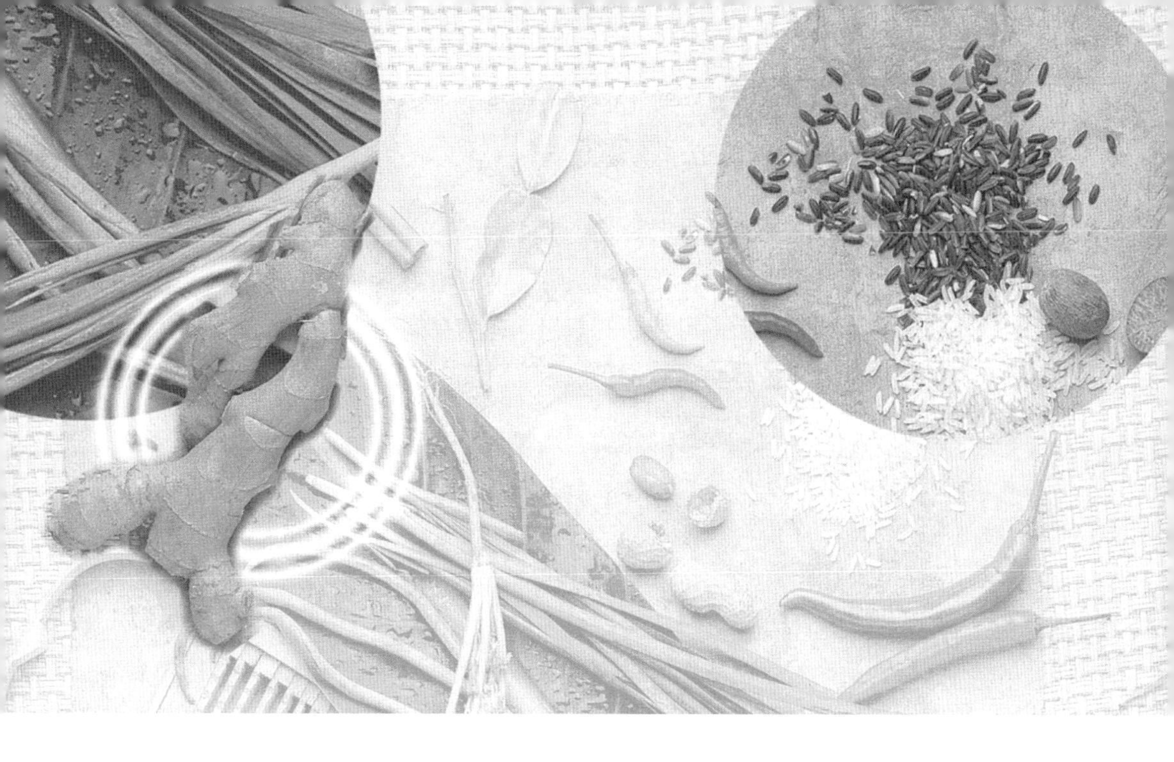

第七章

食品標示之管理

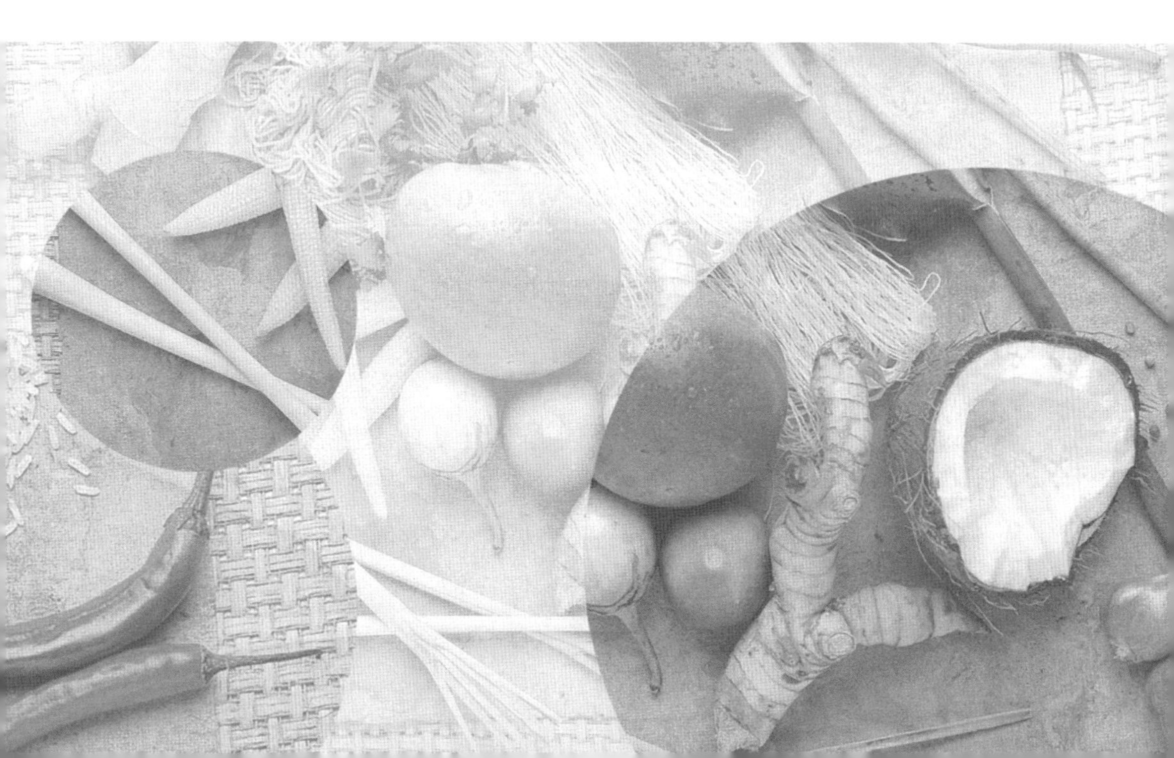

食品的標示能讓該產品之製造、加工者或輸入廠商擔負起責任，同時食品之正確標示可提供食品經銷販賣業者、消費者該食品之正確資訊，給予他們合理的認識和選擇上不可或缺的訊息。在食品衛生之行政管理上，食品標示之正確性具有很重要的意義。

食品標示之目的，主要下列四項：

1.維護生產者信譽。

2.保障消費者權益。

3.建立良好商業規範。

4.利於衛生管理。

依據食品衛生管理法所稱之標示，係指標示於食品、食品添加物、食品用洗潔劑之容器、包裝或說明書上，用以記載品名或說明之文字、圖畫或記號。因此即使是在食品外包裝盒捲附上該食品相關詞句之說明書，亦屬本法所稱之標示範圍。

食品衛生管理法第十七條規定，有容器或包裝之食品、食品添加物，應以中文及通用符號顯著標示下列事項於容器或包裝之上：

1.品名。

2.內容物名稱及重量、容量或數量；其爲二種以上混合物時，應分別標明。

3.食品添加物名稱。

4.廠商名稱、電話號碼及地址。輸入者，應註明國內負責廠商名稱、電話號碼及地址。

5.有效日期。經中央主管機關公告指定須標示製造日期、保存期限或保存條件者，應一併標示之。

6.其他經中央主管機關公告指定之標示事項。

經中央主管機關公告指定之食品，應以中文及通用符號顯著標示營養成分及含量；其標示方式及內容，並應符合中央主管機關之規定。

食品衛生管理法施行細則第十三條規定，有容器或包裝之食品及食品添加物之標示，應依下列規定辦理：

1. 標示字體之長度及寬度不得小於二公厘。但最大表面積不足十平方公分之小包裝，除品名、廠商名稱及有效日期外，其他項目標示字體之長度及寬度得小於二公厘。
2. 在國內製造者，其標示如兼用外文時，應以中文爲主，外文爲輔。但專供外銷者，不在此限。
3. 由國外輸入者，應依本法第十七條之規定加中文標示，始得輸入。但需再經改裝、分裝或其他加工程序者，得於銷售前完成中文標示。

由以上得知，凡有完整之容器包裝，無論國內製造或進口之食品均應依照規定標示，並且一些如大包裝內之小包裝食品，假如屬可供個別零售者，也應於小包裝上分別依規定標示清楚。

食品衛生管理法有關標示管理事項除上述規定外，尚有下列事項之規定：

1. 對於食品、食品添加物或食品洗潔劑之標示，不得有虛僞，誇張或易使人誤認有醫藥之效能。
2. 食品、食品添加物或食品用洗潔劑經各級主管機關抽樣檢驗者，不得以其檢驗之結果作爲標示、宣傳或廣告。
3. 對於食品、食品添加物或食品用洗潔劑，不得藉大眾傳播工具或他人名義，播載虛僞、誇張、捏造事實或易生誤解之宣傳廣告。

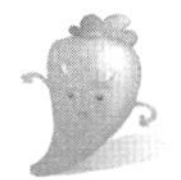

品名之標示

食品之品名乃依據食品衛生管理法第十七條第一項第一款之規定，概述如下：

品名命名原則

食品之品名依據食品衛生管理法第十七條第一項第一款規定，所稱之品名，其為食品者，應使用國家標準所定之名稱；無國家標準名稱者，得自定其名稱。其為食品添加物者，應依中央主管機關規定之名稱。

依前項規定自訂食品品名者，其名稱應與食品本質相符，避免混淆。

品名不得涉及效能或人體器官

「食品」係只供人飲食或咀嚼之物品，當然無法治療人體疾病，因此品名之命名應不得使用類似藥品之名稱，如：減肥錠、減肥膠囊、減肥茶，以及使用「肝得健脾」、「干得健」等類似藥品與人體器官名稱等涉及醫藥效能之詞彙。

品名應與原料本質相同

食品品名之命名仍應與原料本質相同，例如以自來水為原料產製之包裝飲用瓶裝水，不宜標示「天然礦泉水」，以免引起消費爭議；又如「鮮乳（奶）」屬專有名詞，係指生乳經加溫殺菌包裝後冷藏供飲用之乳汁，故產品之製程符合此定義者，始得以「鮮乳（奶）」命名。「保久乳（奶）」屬專有名詞，係指生乳經高壓滅菌或高溫滅菌，以瓶（罐）裝或無菌包裝後供飲用之乳汁，故產品之製程符合此定義者，品名應顯著標示「保久乳（奶）」字樣，不得標示「保久乳鮮乳（奶）」，因為「新鮮的牛乳（奶）」、英文 “fresh milk” 均為一般名詞，意義不等同於「鮮乳（奶），」故產品本身或組成成分之一，如係使用乳汁爲原料，非爲還原乳且未腐敗變質，因係描述產品或原料狀態，故得標示「新鮮」、「新鮮的」或“fresh”等字樣。

常見違規之品名標示

市售食品中，品名標示違規以錠狀、膠囊居多，尤其是進口產品之品名常與原申請不符，常見的有品名涉及人體器官、瘦身、減肥、去油脂等，例如含小麥胚芽油成分品名爲「心血通通健」膠囊食品，含纖維素品名爲「清腸錠」等，讓消費者誤以爲產品具有療效或有某些特殊功能，這些都是違反規定。

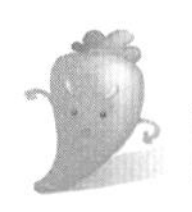

內容物名稱及重量、容量或數量

依據食品衛生管理法細則第十條內容物之標示，除專供外銷者外，應依下列規定辦理：

1. 重量、容量以公制標示之。
2. 液汁與固形物混合者，分別標明內容量及固形量。
3. 內容物含量得視食品性質註明爲最低、最高或最低與最高含量。
4. 內容物爲二種或二種以上時，應依其含量多寡由高至低標示之。
5. 食品原料（成分）如有主、副原料區分者，得以主原料及副原料分別標示之，惟各部分原料爲二種或二種以上者，仍應以其含量多寡由高至低標示之。

食品內容物名稱之重量或容量之標示，常依據產品性質而定，通常固體產品係以重量標示，液體產品則以容量標示，而水果等生鮮農產品，如以數量標示能清楚示明而不致引起消費爭議時，始得以數量標示；罐頭食品罐外標示內容量及固形量之合理誤差範圍判定，應依中國國家標準CNS974食品罐頭檢驗法（裝量測定）之規定。茲以麵筋罐頭食品之標示爲例：

正確標示	錯誤標示
成分： 麵筋 砂糖 大豆油 內容物：200公克 固形量：120公克	成分： 大豆油 砂糖 麵筋 內容量：60 oz

* 錯誤者成分未依含量之多寡由高至低標明，且未以公制單位及未標示固形量。

食品添加物名稱

食品添加物與一般化學物質同樣多少具有一些毒性，因此每一種食品添加物均依其作用與安全性，分別訂有使用範圍與使用限量，並非跟隨時尚流行而任意添加，而且添加之食品添加物應依中央主管機關規定之名稱標示，亦即應參照行政院衛生署公告「食品添加物使用範圍及用量標準」中收載之品名標明，例如某些產品強調 DHA在小孩發育中的重要性而添加，但DHA並非屬食品原料或衛生署公告收載之食品添加物品名，而係原料中魚油之一種成分，因此不得直接標示添加有DHA。含阿拉伯樹膠之食品得標示含有「天然纖維」字樣。

依據食品衛生管理法細則第十一條所定食品添加物之標示，應依下列規定辦理：

1. 食品添加物名稱應使用經依本法第十二條公告之食品添加物品名或通用名稱。
2. 屬調味劑（不含人工甘味劑、糖醇、咖啡因）、乳化劑、膨脹劑、酵素、豆腐用凝固劑、光澤劑者，得以用途名稱標示之；屬香料者，得以香料標示之；屬天然香料者，得以天然香料標示之。
3. 屬防腐劑、抗氧化劑、人工甘味料者，應同時標示其用途名稱及品名或通用名稱。例如：己二烯酸（防腐劑）、維生素E（抗氧化劑）、亞硫酸鈉（漂白劑）、糖精（人工甘味劑）等。

例一

品名：檸檬汁

主原料：檸檬汁

天然檸檬油或調味劑

維生素C

副原料：水

蔗糖

天然香料

苯甲酸（防腐劑）

己二烯酸

例二

品名：火腿

主原料：豬肉

精製黃豆粉

澱粉

副原料：鹽

糖

胡椒

亞硝酸鈉

維生素C

磷酸鈉

食用紅色素

* 例一添加天然檸檬油為香料故可標明天然香料字樣。
* 例一己二烯酸未標明用途名（防腐劑）。
* 例二維生素C未標明用途名
* 例二色素未標出明確名稱

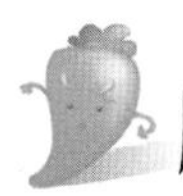

廠商名稱、電話號碼及地址

食品之製造廠商可區分爲國內或國外製造，依據食品衛生管理法第十七條第一項第四款規定，有容器或包裝之食品應以中文及通用符號顯著標示「廠商名稱、電話號碼及地址」。

國外製造輸入之食品，在國內應有代理商負責輸入、販售。故進口之食品包裝上則應標有國內負責廠商名稱、電話號碼及地址以符合規定，否則即是違規產品。惟另依食品衛生管理法第十九條規定，對於食品標示不得有易生誤解之情形，故進口食品仍應標有國外廠商或原輸出國或足以說明該產品爲國外製造等同義之相關訊息。另食品衛生管理法第十七條所稱「地址」，不得以郵政信箱、電話號碼或其他方式代替，其主要目的在於保障消費者權益。茲舉二例如下：

正確標示	錯誤標示
品名：檸檬汁 主原料：檸檬汁 檸檬酸（調味劑）或 維生素C 副原料：水 蔗糖 天然香料 苯甲酸（防腐劑） 製造商：○○實業股份有限公司（永康廠） 地　址：台南縣永康市鹽行XX號 電　話：(06) 276-6354	品名：檸檬汁 主原料：檸檬汁 檸檬酸（調味劑） 維生素C 副原料：水 蔗糖 天然香料 苯甲酸（防腐劑） 製造商：NATURALLY VITAMIN CO., LTD 地　址：LOS ALAMITOS CA 90720 USA 輸入商：○○有限公司 P.O.BOX 36-22

* 錯誤標示中輸入商地址以郵政信箱代替地址及未標示電話號碼，應改正。

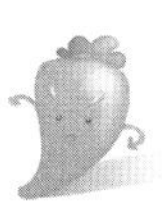

有效日期之標示

經中央主管機關公告指定須標示製造日期、保存期限或保存條件者，應一併標示之。分述如下：

食品之有效日期標示

食品之保存期限受其原料、加工過程、殺（滅）菌方法、包裝材質及保存條件等因素之影響，製造廠商得依前述加工之個別情況設計保存試驗，據以自行研訂保存期限而自行決定有效日期之標示，因此製造廠商在此期限內，其產品無變質、腐敗及其他食品衛生管理法規定之情事發生，並在此期限內負全責，保障消費者權益即可，假如廠商考慮產品出廠後其產品品質之穩定性而自願縮短保存期限，自不與食品衛生管理法相悖。

另依據食品衛生管理法細則第十二條規定，所定日期之標示，應印刷於容器或包裝之上，並習慣能辨明之方式標明年月日。但保存期限在三個月以上者，其有效日期得僅標明年月，並推定爲當月之月底，同時食品（食品添加物）之中文標示（食品衛生管理法第十七條所明定之項目），如係直接印刷於原始包裝上者，其「有效日期」應採打印方式以不褪色油墨標明，不得單獨另外以黏貼方式加附日期；如整體中文標示係以黏貼方式標明者，其所有標示項目應印刷於同一標籤上，「有效日期」亦同樣應採打印方式以不褪色油墨標明，不得單獨另外以黏貼方式附加日期。凡整體中文標示以標貼方式處理者，其貼紙應具備不脫落或不易換貼之特性。

常見違規之標示

食品之製造日期或有效日期爲便於消費者瞭解，應顯著加註「年、月、日」、「日、月、年」或「月、日、年」字樣；另食品不能同時標示不同「保存條件」及「保存期限」，例如同時標示：「常溫三十天、冷藏一百八十天、零下18℃以下三百六十五天」，此即爲「多重標示」，因「多重標示」未能明確告知消費者有效日期爲何，且產品會有交叉貯存，而有逾期販售之可能。另產製時間某些業者玩花樣，故意將製造日期延後標示，2004年六月二十一日上午台北縣消保官在某食品公司，查獲該公司生產之台南乾意麵、嘉義雞肉飯、招牌麻醬涼麵等產品標示之製造時間爲二十一日下午八時，台北市某油飯公司出廠之油飯，也有同樣的產品製造日期時間不實情形，明顯的有欺騙消費者之嫌，其他某些鮮乳亦有此類似情形，也不符食品衛生管理法規定。

市售液態乳製品之標示

牛乳爲一營養性很高之食品，行政院衛生署爲愼防其安全性，特公告指定市售之鮮乳（含羊乳）等液態乳製品，例如鮮乳、脫脂乳、淡煉乳、加糖全脂煉乳、乳油、調味乳、發酵乳、合成乳及其他液態乳製品，除標示「製造日期」與「有效日期」外，應另加標示「保存期限」及「保存條件」始符合規定。

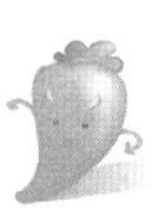

其他經中央主管機關公告指定之標示事項

食物爲人類尋求生命延續之物質，但人類生長過程有各階段之需求，而各人種亦有因體質不同，對於某些食品可能造成身體或生理上的影響，爲免使食用者發生意外，或是提供有特別需求之民衆應有之訊息，在食品標示上有必要做標示管理。

安全性標示

某些食品中因含有特別或特殊的成分，或因考量某些類別食物之調理、保存條件之衛生安全需要，應於外包裝上標示某些警語，以提醒消費者食用時應注意事項，以免某些消費者可能產生不良的影響。例如：

1. 含聚糊精食品，其一次用量中超過十五公克之食品，應加標警語：「過量食用對敏感者易引起腹瀉」。
2. 以七葉膽（絞股藍）製成之飲品，應明顯加標「本品勿長期或大量飲用」字樣。
3. 添加阿斯巴甜之食品（包括代糖錠劑及粉末）應以中文顯著標示「苯酮尿症患者（Phenylketonurics）不宜使用」或同等義意之字樣。
4. 以番瀉葉（Cassia angustifolia）、莢製成之茶包產品，其所含番瀉（Sennoside）應明顯標示其番瀉含量及產品之每日用量，且應顯著標示可能造成腹痛、下瀉，孕婦請勿食用等危害之警語。
5. 含咖啡因飲料茶、咖啡及可可飲料，其咖啡因含量規定：

(1)咖啡因含量不得超過500ppm。

(2)咖啡因含量未超過 200ppm者，得免標示含咖啡因；咖啡因含量超過200ppm者，應標示咖啡因含量或「含咖啡因超過200ppm」字樣。

(3)標示「低咖啡因」者，其咖啡因含量不得超過200ppm。

(4)茶、咖啡及可可以外之飲料，若含咔啡因，其咖啡因含量不得超過200ppm且應標示「含有咖啡因」。

6.市售包裝鹼粽尤應顯著標示危險警告標誌與警語；鹼粉則應顯著標示警語：

(1)勿存放於冰箱及小孩易取處。

(2)萬一誤食，請勿催吐，儘速就醫等字樣。

7.冷凍食品類除應標示食品衛生管理法所規定之事項外，另應標示下列事項：

(1)類別：

・冷凍鮮魚介類。

・冷凍生食用牡蠣。

・冷凍生食用魚介類。

・冷凍食用鮮肉類。

・冷凍蔬果類：直接供食者及需加熱調理後始得供食者。

(2)保存方法及條件。

(3)需調理後供食者，其調理方法。

嬰兒食品之標示

嬰兒因成長階段之營養需求不同，因此其餵食奶粉成分組成也不同，在標示管理上一般可分為四個月內之「嬰兒配方食品」，與供四個月以上嬰兒食用之「完整配方食品」二種，其應加標示事項請見附錄五，第345頁。

另經行政院衛生署查驗登記許可之嬰兒配方食品及較大嬰兒配方輔助食品，應以直接印製方式顯著標示辨識標記於容器上，以利消費者辨識。

包裝食品營養宣稱之標示

近年來，人們對於營養之攝取要求日漸提高，食品營養宣稱成爲製造廠商銷售之手段之一，因而訂定市售包裝食品「營養宣稱」中，對營養素含量之高低使用形容詞句加以描述時，其表達方式應視各營養素攝取對國民健康之影響情況，分爲「需適量攝取」營養宣稱及「可補充攝取」營養宣稱二種類別加以規範，詳見附錄五，第352頁。

市售包裝食品營養標示規範

近年來國民營養知識提升，健康意識抬頭，且許多先進國家業已實施包裝食品營養標示制度，爲因應國內消費大眾之需求，並建立消費者對營養標示之正確認識及提供其選購包裝食品之參考資訊，爰公告我國營養標示規範。

基於業者主動標示及漸進推展營養標示制度之原則，凡標有營養宣稱之市售包裝食品，即需提供其營養標示。所謂營養宣稱係指任何以說明、隱喻或暗示之方式，表達該食品具有特定的營養性質（例如：富含維生素A、高鈣、低鈉、無膽固醇、高膳食纖維等），惟對食品原料成分所爲之敘述（例如：該食品成分爲麥芽糊精、玉米油、卵磷脂、碳酸鈣、維生素A、棕櫚酸、維生素B2、維生素D3等），則並不屬營養宣稱。另外即使未標有營養宣稱之市售包裝食品，如擬提供營養標示，則亦應遵循衛生署公告營養標示規範。

目前行政院衛生署已陸續公告應標示營養成分及含量，例如市售乳品及飲料兩類加工食品自二〇〇三年一月一日起（以完成製造之日期爲準）應標示營養成分及含量，市售食用油脂及冰品兩類加工食品自二〇〇四年一月一日起（以完成製造之日期爲準）應標示營養成分及含量，市售包裝烘焙及穀類兩類加工食品自二〇〇五年一月一日起（以完成製造之日期爲準）應標示營養成分及含量、市售包裝食用罐頭及糖果兩類加工食品自二〇〇六年一月一日起（已完成製造之日期爲準）應標示營養成分及含量。其食品營養標示之內容及標示項目請見附錄五，第340頁。

基因改造食品與非基因改造食品標示管理

一、何謂基因食品

從人類種植作物，豢養動物開始，就一直用各種方式，試圖改造這些生物。而過去傳統的育種方法是運用選種及交配，以獲取想要的生物體特質（如口感好及較甜的玉米），並且從中減少或去除不想要的特質（如自然產生的毒性）。但是，傳統育種最大的限制在於交配的品種必須是相同的或相近的。爲了要突破這種限制，生物科技的發展，使得現代科技可以利用基因工程技術，精確的挑選生物體內某些特殊的基因，來轉殖到另外一個物種，使新的基因改造生物具有預期特定的特性。兩者間最大的差別在於傳統育種只可將基因轉移於「同一」生物品種，但基因改造則可將某基因轉移至「另一」生物品種，例如將動物的基因轉移至植物。

「基因轉殖」與「傳統雜交」兩種技術的不同，如**表**7-1所示：

表7-1　**基因轉殖與傳統雜交之分別**

基因轉殖	傳統雜交
1.可選擇、分辨並轉移個別基因。	1.數以萬計的基因同時混合。
2.可把特定的基因引進另一生物品種之中。	2.基因移轉，只限於同一生物品種之間。

資料來源：行政院衛生署食品資訊網。

根據行政院衛生署研擬「基因改造食品之安全性評估方法」中所定義，「基因改造」又稱爲基因重組技術，係指使用基因工程或分子生物技術，將遺傳物質植入活細胞或生物體，產生基因重組現象，並使之增殖的相關技術。聯合國糧食組織及世界衛生組織（FAO／WHO）所組成之食品標準委員會（Codex）及歐盟法規對「基因改造產品」（Genetically Modified Organisms，簡稱GMOs）之定義，係指基因遺傳物質被改變的生物，其基因改變的方式係透過基因技術，而不是自然增殖或自然重組的方式產生。換言之基因食品是指透過一些基因改良的技術，比如說基因工程的方法或分子生物的技術，把一段遺傳物質轉移到另一個生物體中，產生的這個新的東西，叫做基因食品（Genetically Modified Foods，簡稱GMFs）。

目前在台灣市面上最常見的基因改造食品，幾乎均爲進口，有大豆、玉米和它們的加工製品，但經基因改造的大豆可加工製成醬油、大豆粉，或用來製造餡餅、食用油及其他豆類食品；玉米則可加工製成玉米油、玉米粉或糖漿，再用來製造零食、糕餅和汽水，因此未來影響人類飲食生活很大。

二、世界各國針對基因改造食品標示有什麼政策

世界各國正致力訂定一套基因改造食品標示制度。聯合國食品標準委員會也在研議中，但在二〇〇三年之前，不大可能訂出國際認可標準。以下介紹各國針對基因改造食品訂定標示制度的情形：

1. 美國：認爲如果基因改造的食品在組成成分與營養等與原來的食品實質上不等同，就必須標示，若實質等同可以自願標示，惟須遵守二〇〇一年一月十七日公告之規範。
2. 歐洲：歐盟自一九九八年起即規定所有基因改造食品均須加以標示。其後，歐盟又補充規定自二〇〇〇年四月起，食品內含超過1%基因改造成分的加工食品需加以標示。
3. 澳洲及紐西蘭：二〇〇〇年十二月七日公告強制標示規範，一年後實

施，採取1%的容許量。

4. 日本：規定自二〇〇一年四月一日起，採取5%的容許量，三十類指定的食品中若含有基因改造成分，就須標示。不過，對於檢驗科技無法檢測出新基因或蛋白質成分的精製加工食品（油及醬油），則不在管制之列。

5. 南韓：農林部也宣布自二〇〇一年三月起，基因改造的玉米、大豆及豆芽均須加以標示。

三、行政院衛生署如何執行安全評估

依食品衛生管理法第十四條，經中央主管機關公告指定之食品（譬如基因改造食品）應經中央主管機關查驗登記並發給許可證始得製造或輸入。衛生署將邀請學者專家組成委員會，依據公告之「基因改造食品之安全評估方法」對基因改造食品的製程及產品本身均分別進行安全性評估，其評估之重點包括產品的毒性、過敏誘發性、營養成分及抗生素標識基因等相關資料。

四、我國基因改造產品之管理

我國基因改造產品之管理，基本上可分為上、中、下游的管理架構，在上游部分由國科會訂定基因重組實驗守則，以作為管理依據；中游部分由行政院農委會依據植物種苗法、畜牧法、漁業法、基因轉移植物田間試驗管理規範、基因轉移動物田間試驗管理規範等法規作為執行依據；下游部分由行政院衛生署依據食品衛生管理法、基因改造食品查驗登記辦法、基因改造食品標示辦法、基因改造食品安全評估方法等法令，做為基因改造產品之管理。換言之，我國將此上、中、下游分別賦予國科會負責實驗室檢測守則，農委會負責農作物之生產管理，衛生署則負責食物生產部分之管理。

五、行政院衛生署對於基因改造食品標示管理

在法令依據上，行政院衛生署目前以食品衛生管理法第十四條第一項公告基因改造之黃豆及玉米應向衛生署辦理查驗登記、第十七條第一項第六款公告「以基因改造黃豆及基因改造玉米爲原料」之食品標示規定、第十九條對於食品添加物……所爲之標示、宣傳或廣告，不得有不實、誇張或易生誤解情形等法規，作爲基因改造食品之管理依據，因此如有違反規定，將視違反情節，分別依據食品衛生管理法第二十九條、三十二條、三十三條規定處罰。

截至目前爲止，衛生署依據法規已分別公告自二○○五年一月一日起，所有含基因改造之食品，如黃豆、玉米之農產品型態、初級加工，及其他較高層次之加工食品等均需強制標示。

而在基因改造食品之標示上，行政院衛生署目前依據國內民生大宗食品及國際間流通之品項，選定以大豆及玉米爲優先管理項目。因此基因改造食品之原料須於上市前通過審核，其產品必須依照「基因改造食品標示辦法」予以明顯標示，其標示管理原則如下：

1.以基因改造黃豆或玉米爲原料，且該等原料占最終產品總重量5%以上之食品，應標示「基因改造」或「含基因改造」等字樣。

2.以非基因改造之黃豆或玉米爲原料之食品，得標示「非基因改造」或「不是基因改造」等字樣。

3.非基因改造之黃豆或玉米，若因採收、貯存或其他因素，摻雜有基因改造之黃豆或玉米未超過5%，且此等摻雜非屬有意摻入者，得視爲非基因改造黃豆或玉米。

參考文獻

行政院衛生署（2003）。〈食品衛生管理法部分條文修正〉。台北：行政院衛生署。

行政院衛生署（2005）。《食品衛生法規彙編》。台北：行政院衛生署。

劉廷英（1986）。《食品衛生管理概要》。台北：行政院衛生署。

參考網站

行政院衛生署網站，取自http://www.doh.gov.tw。

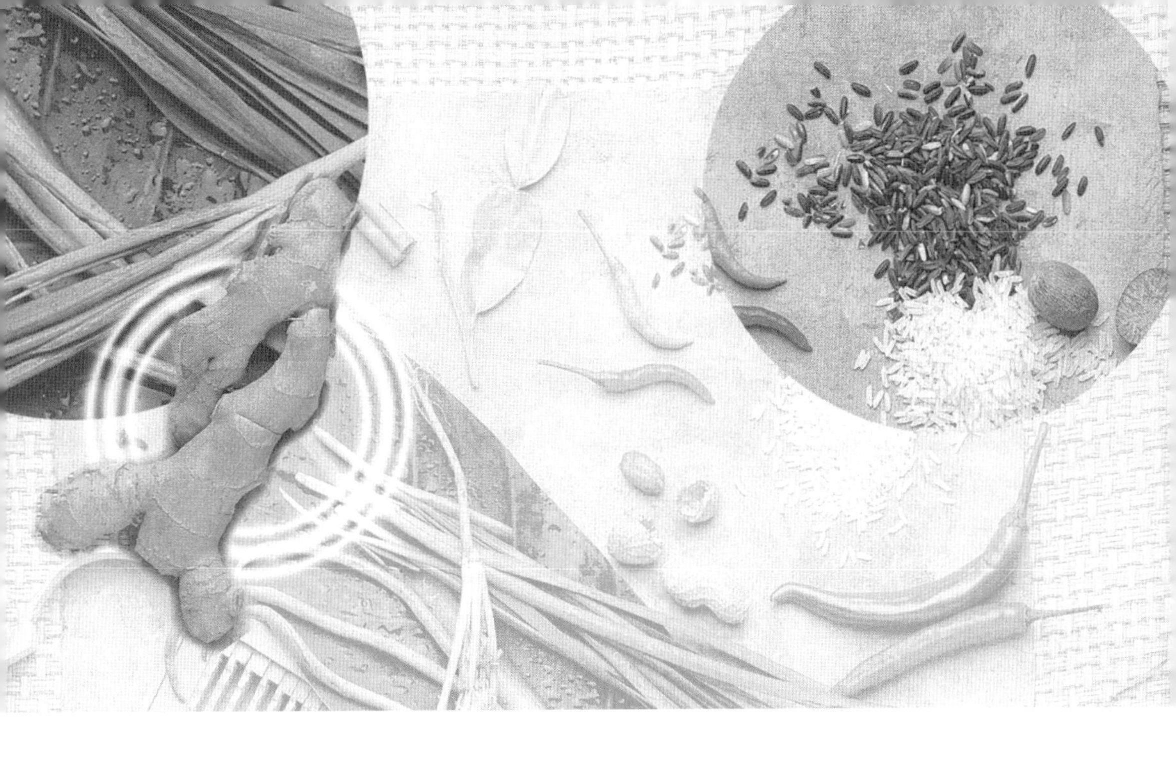

第八章

食品、食品添加物之宣傳廣告管理

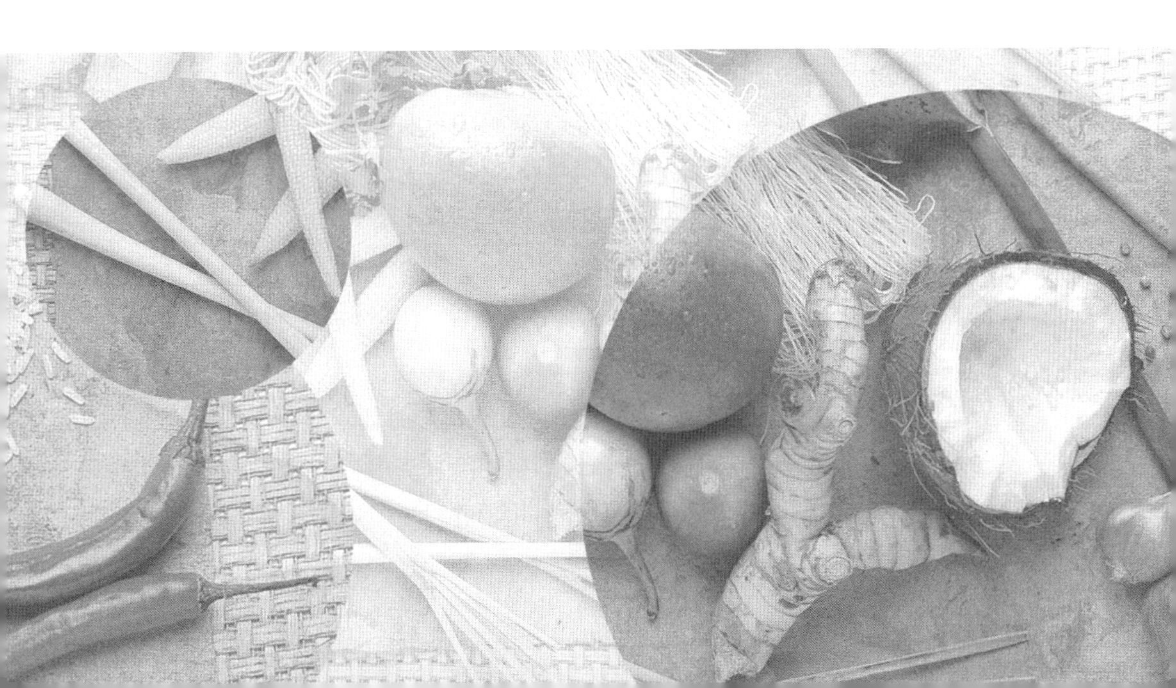

廣告在數位化時代涵蓋了我們的食、衣、住、行、育、樂，幾乎已是生活的一部分，但是誇大不實的廣告卻充斥著我們的生活。天天都要吃的食品，當然不能輕信不實廣告所塑造的假象，面對「違規食品廣告」的充斥，除了衛生單位的取締外，消費者才是決定性的關鍵，因此凡是廣告內容太神奇、太吸引人的，例如：超級、無敵、減肥、瘦身、壯陽等誇大、具療效描述詞句的產品都需要提高警覺，「不信、不聽、不買」誇大不實宣稱療效的食品，才不會瘦了荷包，壞了健康。

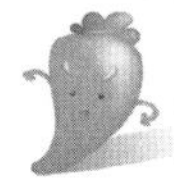

第一節　食品與藥品之區別

「食品」是指供人飲食或咀嚼的物品或原料，可提供人體日常所需的熱量及營養素，以維持生理正常機能；「藥品」則是使用診斷、治療、減輕或預防人類疾病。藥事法規定，非藥物不得宣稱療效，因此市售產品如確實具有醫藥效能並加以宣稱者，上市前都必須合法取得衛生署發給的藥物許可證，才可以稱爲藥品。藥品依使用規定可分爲下列幾類：

1. 成藥：所含成分藥理作用緩和，不須醫師指示，即可購買並依其說明使用，如綠油精、萬金油等。
2. 醫師、藥師、藥劑生指示藥品：適應症與部分成分或含量與成藥基準稍異的製劑，爲期能適當使用，須經專業人員推薦使用並指示用法，才可以購用，如大部分之胃腸藥、綜合感冒藥。
3. 醫師處方藥品：使用過程須由醫師加強觀察，有必要由醫師診察後對症開立處方，並經藥事人員調劑後，才可交付給病患服用的藥品，如：安眠鎮靜劑、抗生素等。

依據藥事法規定，藥品包裝上都必須依其類別載明「成藥」、「醫師、藥師、藥劑生指示藥品」或「本藥須經醫師處方使用」等字樣，爲保障用藥安全，使用藥品前一定要先認清其類別，並依說明使用。凡是經核准製造、輸入的藥物，依規定於其標籤說明書或包裝上都必須分別刊載廠商名稱、地址、品名及許可證字號、藥品分級類別、製造日期或批號、主要成分含量、用量、用法、主治效能、性能或適應症、副作用、禁忌及其他注意事項、有效期間或保存期限。民眾除檢視所用的藥品是否有完整標示外，更可藉由藥品許可證字號辨認藥品種類：

1.「衛署成製字第○○○○○○號」，表示衛生署核准製造的成藥許可證字號。
2.「衛署藥製字第○○○○○○號」，表示衛生署核准於國內製造的藥品許可字證號。
3.「衛署藥輸字第○○○○○○號」，表示衛生署核准由國外輸入的藥品許可字證號。

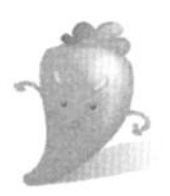

常見食品違規廣告案例

依據消費者保護法施行細則第二十三條規定，「本法第二十二條及第二十三條所稱廣告，指利用電視、廣播、影片、幻燈片、報紙、雜誌、傳播、海報、招牌、牌坊、電話、傳真、電子視訊、電子語音、電腦或其他方法，可使不特定多數人知悉其宣傳內容之傳播」，所以只要是可以讓不特定多數人知悉其宣傳內容的傳播方式，都是廣告的媒介範圍。

依據食品衛生管理法第十九條規定對於食品、食品添加物或食品用洗潔劑所爲之標示、宣傳或廣告，不得有不實、誇張或易生誤解之情形，而且規定食品不得爲醫療效能之標示、宣傳或廣告；另健康食品管理法中亦規定，食品未取得「健康食品」之認證，不得標示、宣傳具有提供特殊營養素或具有公告之特定保健功效項目情事。

因此，食品廣告或標示如果是爲了推銷某種特定食品，同時宣稱這種食品可以達到特定的生理功能或效果，例如：宣稱具有治療或改善疾病、預防身體器官症狀等醫療效能、改變身體外觀等，都容易讓民眾誤認爲僅食用這些食品就可以達到改善生理機能效果，這已明顯意圖誤導消費者，同時也違反食品衛生管理法的規定。

目前於報章、電視、電台、雜誌、網路等媒體刊載的違規食品廣告類型，常見有「瘦身」、「減肥」、「豐胸」、「壯陽」、「美白」、「增高」、「預防近視」、「增強記憶力」、「補腦」、「增智」等。如某食品包裝內容標示「……銀杏萃取物有助於記憶功能、刺激思考反應力……尤其配合人蔘使用，可讓IQ大增，反應力、記憶力嚇嚇叫……」，整體表現涉及誇大易生誤解；另如某食品於產品包裝上宣稱該產品之特色爲「強化氣管、強身補腦、預防近視……」，涉及誇大及醫藥效能，又如某食品於報紙媒體刊登廣告，其詞句述及：「……關於美麗的秘密妳不能不知道！……不想再對著鏡子唉聲嘆氣嗎？……體驗……產品的魔力，妳就輕易擁有和歲月巨輪抗衡的能力…爲唯一通過衛生署核准的……相關產品……」、「……新穎的抗衰老產品……」，這則食品廣告的整體媒體表現，明顯意圖誤導消費者，讓消費者以爲該產品通過衛生署的認證及產品具有防止老化的功效，上述兩案例皆已違反食品衛生管理法規定。

二〇〇三年五月中華民國消費者文教基金會在大台北地區的便利商店抽驗涼麵，並於二〇〇三年八月公布檢驗結果，發現有近三成涼麵之「營養標示」不實，其中有一家便利商店販售，某公司製造供應之涼麵延後「製造時間」等行爲，係違反本法第十九條第一項規定。

經調查供應超商販售之製造廠商，常將鮮乳、涼麵、18℃便當、飯團、三明治、漢堡、麵包等產品之「製造日期」或「製造時間」延後標示，以延長食品販售時間，因此消費者購買上述產品時，應儘量選擇接近製造日期、時間之產品，以減少對健康之傷害。

二〇〇三年八月，中華民國消費者文教基金會隨機採樣自大台北、台中、台南、高雄及花東地區各地加油站所贈送之包裝飲用水或礦泉水，發現「〇〇純水」與「〇〇好水」所製造的產品假冒獲有食品GMP認證，此造假行爲已違反本法條，依法可處新台幣三萬元以上十五萬元以下罰鍰，而且製造廠商應立即回收改正標示。

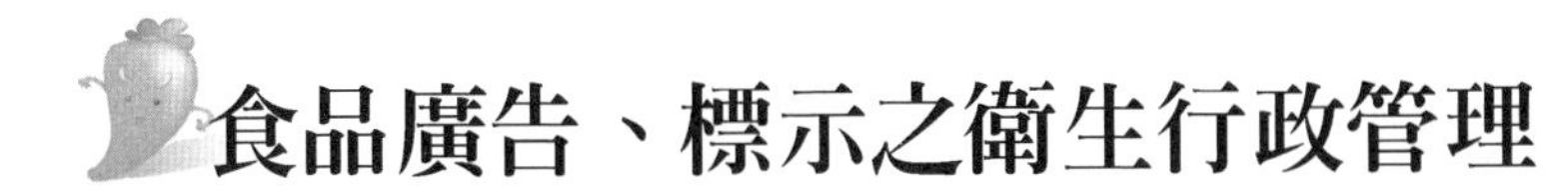

食品廣告、標示之衛生行政管理

二〇〇五年四月間桃園市某創意行銷公司所販售之「超宇宙能量」的「奈米數字黃金水」，瓶中充斥黑灰色懸浮物，該產品經檢驗後證實爲黴菌污染，由於該公司聲稱採用含有鍺之礦泉水，並摻加黃金等微量元素及氨基酸等成分所製成的，並稱該懸浮物是「黃金與氨基酸團聚現象」是健康物質，且其產品說明書內容涉及醫療效能及誇大不實，此已違反食品衛生管理法規定將受到嚴厲處罰。

食品之廣告，食品衛生管理法並無規定，需先經核准，惟爲配合廣播電視法第三十四條「廣告內容涉及……食品……，應先送經衛生主管機關核准，取得證明文件」之規定，衛生機關基於前述原因，受理食品之廣播、電視廣告申請核備案件時，將就該廣告品是否確爲合法廠商出產之食品出具證明文件，俾應行政院新聞局執行廣播電視法三十三條審查作業之需要，並同時通知廠商切實遵守食品衛生管理法規定。如有違反者，一經發現當即依法處理；換言之，食品之廣告管理與藥品、化粧品不同，藥品、化粧品廣告內容，係採事前審核通過播放內容後始准播放，而食品廣告內容則不需事前提出審核而採事後監測管理。

食品廣告、標示詞句判定原則

行政院衛生署曾於一九九三年四月二十九日訂定公布食品廣告標示詞句認定表，並於一九九九年七月三十一日修正，但由於客觀環境的變遷，已不敷使用，故參考美、日等國外管理情形，整理衛生單位近年來查處違規廣告標示之案例、彙集各方意見，針對食品廣告標示詞句是否涉及醫藥效能、虛僞、誇張之原則，並於一九九九年七月三十一日以衛署食字第88037735號予以修訂公布。

食品衛生管理法第十九條第一項規定：對於食品或食品添加物之標示、宣傳或廣告，不得有不實、誇張或易生誤解之情形。同法第十九條第二項規定：食品不得爲醫療效能之標示、宣傳或廣告。因此我國在食品廣告及標示管理上主要分爲三種層次：

1.涉及醫療效能的詞句。

2.涉及誇張或易生誤解的詞句。

3.未使人誤認有醫療之效能且未涉及誇張或易生誤解的詞句。

至於健康食品之標示及廣告，另依健康食品管理法相關規定處理，不在此認定表內規範。各級衛生機關對於可能涉嫌違規之產品，應視個案所傳達消費者訊息之整體表現，包括文字敘述、產品品名、圖案、符號等，綜合研判，切勿咬文嚼字，以達毋枉毋縱之管理目標。其詳細內容如下：

詞句涉及醫藥效能

一、宣稱預防、改善、減輕、診斷或治療疾病或特定生理情形

宣稱預防、改善、減輕、診斷或治療疾病或特定生理情形，例如：治療近視；恢復視力；骨鈣流失及骨關節退化之治療及修補；健胃整腸；防止便秘；舒解便秘；消除便秘；利尿；改善過敏體質；改善過敏症；壯陽；強精；減輕過敏性皮膚病；治失眠；防止貧血；降血壓；改善血濁；清血；調整內分泌；防止提早更年期。

二、宣稱減輕或降低導致疾病有關之體內成分

宣稱減輕或降低導致疾病有關之體內成分，例如：解肝毒；降肝脂；抑制血糖濃度上升。

三、宣稱產品對疾病及疾病症候群或症狀有效

宣稱產品對疾病及疾病症候群或症狀有效，例如：改善更年期障礙；消渴；消滯；平爲胃氣；降肝火；防止口臭；改善喉嚨發炎；祛痰止喘；消腫止痛；消除心律不整；解毒；聲音沙啞；口乾。

四、涉及中藥材之效能者

涉及中藥材之效能者，例如：補腎；溫腎（化氣）；滋腎；固腎；健脾；補脾；益脾；和胃；養胃；補胃；益胃；溫胃（健中）；翻胃；養心；清心（火）；補心；寧心；瀉心；鎭心；強心；清肺；宣肺；潤肺；傷肺；溫肺（化痰）；補肺；瀉肺；疏肝；養肝；瀉肝；鎭肝（熄風）；澀腸；潤腸；活血。

五、引用或摘錄出版品、典籍或以他人名義並述及醫藥效能

引用或摘錄出版品、典籍或以他人名義並述及醫藥效能，例如：「本草備要」記載：冬蟲夏草可止血化痰；「本草綱目」記載：黑豆可止痛、散五臟結積內寒。

六、其他涉及醫藥效能字句

其他涉及醫藥效能字句，例如：療糖茶；血寶魚油膠囊；主治；消化不良；排除致病毒物、防癌。

詞句未涉及醫療效能，但涉及虛僞誇張或易生誤解

一、涉及生理功能者

涉及生理功能者，例如：增強抵抗力；強化細胞功能；增智；補腦；增強記憶力；改善體質；解酒；清除自由基；排毒素；分解有害物質；排泄有害物質；免醉。

二、未涉及中藥材效能而涉及五官臟器者

未涉及中藥材效能而涉及五官臟器者，例如：保護眼睛；保肝；固肝。增加血管彈性。

三、涉及改變身體外觀者

涉及改變身體外觀者，例如：豐胸；美胸；預防改善乳房下垂；刺激乳腺；減肥；塑身；瘦身；增高；使頭髮烏黑；延緩衰老；防止老化；改善皺紋；美白。

四、引用行政院衛生署衛署食字號或相當意義詞句者

引用行政院衛生署衛署食字號或相當意義詞句者，例如：
衛署食字第○○○○○○○○○○號。
衛署食字第○○○○○○○○○○號許可。
衛署食字第○○○○○○○○○○號審查合格。
領有衛生署食字號。
獲得衛生署食字號許可。
通過衛生署配方審查。
本產品經衛署食字第○○○○○○○○○○號配方審查認定爲食品。
本產品經衛署食字第○○○○○○○○○○號查驗登記認定爲食品。

五、其他涉及虛偽誇張或易生誤解字句

其他涉及虛僞誇張或易生誤解字句，例如：全天候刷牙口香糖；經安全性實驗，燃燒脂肪，擁有窈窕身材；活性化奶粉；抗氧化健康奶粉；清腸；眼睛乾澀，戴隱形眼鏡的朋友適合食用；預防傷風感冒的聖品；不餓茶；活絡胃腸功能；增強脂肪代謝能力；消除體內宿便；強力淨化健康；強化骨骼保健牙齒及眼睛；雕塑體型；活化攝護腺、膀胱；消除脂肪；清脂（旨）；可解尼古丁及酒醉；抵抗病菌侵襲；抑制腸病毒；改善過量油脂分泌，增加肌膚抵抗力之效果；增加腦部活力；眼明心清。

詞句未涉療效及誇大

一、通常可使用之詞句

通常可使用之詞句有：幫助牙齒骨骼正常發育；幫助消化；幫助維持消化道機能；改變細菌生態；使排便順暢；使小便順暢；調整體質；調整生理機能；滋補強身；增強體力；精神旺盛；養顏美容；幫助入睡；營養補給；健康維持；青春永駐；青春泉源；延年益壽；產前產後或病後之補養；促進新陳代謝；減少疲勞感；清涼解渴；生津止渴；促進食慾；開胃；暖胃；退火；降火氣；使口氣芬芳；促進唾液分泌；潤喉；「本草綱目」記載梅子氣味甘酸，可生津解渴（未述及醫療效能）。

二、一般營養素可敘述之生理功能

一般營養素可敘述之生理功能例句有：

1.膳食纖維：可促進腸道蠕動；增加飽足感；使糞便比較柔軟而易於排出；膳食中有適量的膳食纖維時，可增加糞便量。

2.維生素A：幫助視紫質的形成，使眼睛適應光線的變化；維持在黑暗光線下的視覺；保持上皮組織正常狀態的功能，維持皮膚及黏膜的健康；幫助牙齒和骨骼的生長及發育。

3. β-胡蘿蔔素：維生素A的前驅物，可轉變爲維生素A。

4.維生素D：幫助或促進鈣、磷的吸收及利用；幫助骨骼及牙齒的生長發育；幫助維持血鈣的正常濃度；維持神經、肌肉生理的正常；幫助骨骼鈣化（Calcification）。

5.維生素E：減少細胞膜上多元不飽和脂肪酸的氧化；維持細胞膜的完

整性；具有抗氧化作用；維持皮膚及血球細胞的健康。

6.維生素K：構成凝血酶成分；維持血液正常凝固的功能；活化肝臟及血液中的凝血蛋白質。

7.維生素C：促進膠原的形成，構成細胞間質的成分；維持細胞排列的緊密性；參與體內氧化還原反應；維持體內結締組織、骨骼及牙齒的生長；促進鐵的吸收。

8.維生素B1：構成輔酶一種成分，參與能量代謝；爲輔酶成分之一，參與能量代謝；維持心臟、神經系統的功能；維持正常的食慾。

9.維生素B2：構成輔酶的一種成分，參與能量代謝；爲輔酶組成成分之一，參與能量代謝；維持皮膚的健康。

10.菸鹼酸：構成輔酶的一種成分，參與能量代謝；爲輔酶組成成分之一，參與能量代謝；維持皮膚、神經系統及消化系統的健康。

11.維生素B6：構成輔酶的一種成分，參與酶基酸的代謝；爲輔酶組成成分之一，參與氨基酸的代謝；紅血球中紫質的形成；幫助色酶酸轉變成菸鹼素；維持紅血球的正常大小；維持神經系統的健康。

12.葉酸：參與紅血球的形成；構成輔酶的一種成分，參與核酸及核蛋白的形成；爲輔酶組成成分之一，參與核酸及核蛋白的形成；維持胎兒的正常生長與發育。

13.維生素B12：參與紅血球的形成；維持紅血球及神經系統的健康；

14.生物素：構成輔酶的一種成分，參與能量及氨基酸的代謝；爲輔酶組成成分之一，參與能量及氨基酸的代謝；參與脂肪及肝醣的合成；參與嘌呤的合成。

15.泛酸：構成輔酶的一種成分，參與能量代謝；爲輔酶組成成分之一，參與能量代謝；參與體內脂肪、膽固醇的合成及氨基酸的代謝。

16.鈣：構成牙齒與骨骼的主要成分；維持心臟、肌肉正常收縮及神經的感應性；活化凝血酶，幫助血液凝固；控制細胞的通透性；維持骨骼及牙齒的健康。

17.鐵：組成血紅素及肌紅素的成分；參與紅血球的形成；構成血紅素的重要成分。

18.碘：合成甲狀腺激素的主要成分；維持正常生長、發育、神經肌肉的功能及代謝率；調節細胞的氧化作用。

19.鎂：構成牙齒與骨骼的成分；參與醣類的代謝，爲能量代謝因子；與鈉、鉀、鈣共同維持心臟、肌肉及神經等正常功能。

20.鋅：爲胰島素及多種酵素的成分；參與核酸及蛋白質合成；參與能量代謝。

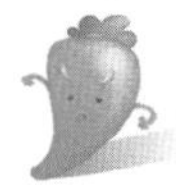

食品廣告、標示解釋案例

衛生機關對於可能涉嫌違規之食品廣告、標示案件，均視個案所傳達消費者訊息之整體表現，包括文字敘述、產品品名、圖案、符號等，綜合研判是否違反衛生相關法規，例如是否違反食品衛生管理法或是健康食品管理法。依據健康食品管理法中所定健康食品，係指提供特殊營養素或具有特定之保健功效，特別加以標示或廣告，而非以治療、矯正人類疾病爲目的之食品，因此如涉及目前行政院衛生署所公告之「調節血脂功能」、「調整腸胃功能」、「調整免疫機能功能」、「改善骨質疏鬆功能」、「牙齒保健功能」、「調節血糖功能」、「護肝功能」（針對化學性肝損傷）等七項保健功效時，則屬違反健康食品管理法，將受到三年以下有期徒刑得併科新台幣一百萬元以下罰金處罰。

有關判例，摘錄其片段內容供參考。

表8-1 食品廣告違反情節之判例

編號	食品廣告標示內容	違反情節	違反法規規定
1	有清血防栓成分	調節血脂之保健功效	健康食品管理法
2	預防及減輕高血脂症	調節血脂之保健功效	健康食品管理法
3	能乳化及清理體內膽固醇和三酸甘油脂。長期服用，可降低體內膽固醇及脂肪，防止血管硬化	調節血脂之保健功效	健康食品管理法
4	紅酒單寧酸物質存在於葡萄中之天然抗氧化物質，可防止血液中壞的膽固醇氧化	調節血脂之保健功效	健康食品管理法
5	含OMEGA 3，有助於降低膽固醇之作用，可預防心臟、血管疾病	調節血脂之保健功效	健康食品管理法
6	可降低膽固醇、促進心臟及循環系統順暢	調節血脂之保健功效	健康食品管理法
7	能有效降低膽固醇，和預防冠狀動脈心臟病、減少動脈硬化的機率	調節血脂之保健功效	健康食品管理法
8	降膽固醇、淨血、促血液循環、清血	調節血脂之保健功效	健康食品管理法
9	可幫助維持血液循環……降低動脈硬化指數	調節血脂之保健功效	健康食品管理法
10	抑制膽固醇形成的因子	調節血脂之保健功效	健康食品管理法
11	治療高血脂症，可使總膽固醇、甘油三脂下降，高密度脂蛋白上升	調節血脂之保健功效	健康食品管理法
12	改善血濁、清血	調節血脂之保健功效	健康食品管理法
13	品名諧音清脂及標示上有人體上半身布滿血管及心臟等器官之圖案	調節血脂之保健功效	健康食品管理法

(續)表8-1 食品廣告違反情節之判例

14	具淨血作用……促進血液循環	調節血脂之保健功效	健康食品管理法
15	蒟蒻可平衡體內的膽固醇含量	調節血脂之保健功效	健康食品管理法
16	使用後讓您血液循環通暢	調節血脂之保健功效,請業者改正	此為業者函詢案件
17	促進乳酸菌復活、活化腸道細菌	腸胃道功能改善之保健功效	健康食品管理法
18	可增加腸內有益菌叢的數量……促進腸內有益菌的繁殖	腸胃道功能改善之保健功效	健康食品管理法
19	讓寶寶體內的比菲德氏菌大幅增加,使腸道中益菌增殖,害菌減少	腸胃道功能改善之保健功效	健康食品管理法
20	可有效活化比菲德氏菌,攝取幾天後腸內菌增加10-100倍	腸胃道功能改善之保健功效	健康食品管理法
21	○○○ OLIGO產品宣稱為健康食品及「BIFIDUS是最佳有益菌,OLIGO促進BIFIDUS繁殖」	健康食品 調整腸胃功能之保健功效	健康食品管理法
22	由於飲食、壓力及與周遭不清潔環境接觸等各項因素,而造成人體腸內有益細菌與害菌的存活比例不平衡。當腸內有益菌叢減少時會造成體內抵抗力降低,於是如便秘、消化不良及腸道所衍生出的問題就會逐漸產生。因此,增加有益菌在腸胃內的存活率是每日最佳的健康維持之道。○○○乳酸菌含綜合性腸內有益乳酸菌及最新科技凝膠球比菲德氏菌,可增加腸內有益菌叢的數量,並含有維生素C,乳清蛋白及oligo寡糖,提供體內的維生素需益及促進腸內有益菌的繁殖	腸胃道功能改善之保健功效	健康食品管理法

（續）表8-1 食品廣告違反情節之判例

23	有效抑制腸道有害菌繁殖	腸胃道功能改善之保健功效	健康食品管理法
24	將腸內有害細菌一起排除	腸胃道功能改善之保健功效	健康食品管理法
25	抑制腐敗菌繁殖	腸胃道功能改善之保健功效	健康食品管理法
26	阻斷病原菌的繁殖	腸胃道功能改善之保健功效	健康食品管理法
27	分泌的瑞特素能幫助益菌繁殖，抑制害菌生長	腸胃道功能改善之保健功效	健康食品管理法
28	乳酸菌……其產生的乳酸、醋酸、過氧化氫等抗菌物質，可有效抑制腸內腐敗菌的生長	腸胃道功能改善之保健功效	健康食品管理法
29	特別添加維持幼兒腸道健康的人體免疫腸道菌……對幼兒能有提升消化及吸收功能，並可維持幼兒體內有益菌多於有害菌數，因而能夠使幼兒體內的好菌更活潑的繁殖且在體內充分發揮作用	腸胃道功能改善之保健功效	健康食品管理法
30	健胃整腸	腸胃道功能改善之保健功效	健康食品管理法
31	標示應用範圍腸內異常醱酵、便秘、消化不良、整腸	腸胃道功能改善之保健功效 前三項為醫藥效能，「整腸」為調整腸胃功能之保健功效，整體意涵則違反健康食品管理法	健康食品管理法

（續）表8-1　食品廣告違反情節之判例

32	宣稱為健康食品並具有調整胃、小腸、大腸三合一效果	腸胃道功能改善之保健功效	健康食品管理法
33	整腸、防腸胃問題	腸胃道功能改善之保健功效	健康食品管理法
34	幫助腸內有益菌的增生	腸胃道功能改善之保健功效	健康食品管理法
35	增加體內的好菌數量，幫助孩子增加抵抗力	腸胃道功能改善之保健功效	健康食品管理法
36	預存骨本	改善骨質疏鬆之保健功效	健康食品管理法
37	增加骨密	改善骨質疏鬆之保健功效	健康食品管理法
38	保骨本……中老年後骨質密度才結實，優酪奶粉更使鈣的吸收性更佳	改善骨質疏鬆之保健功效	健康食品管理法
39	抑制骨質中鈣質之流失，預防骨質疏鬆症	改善骨質疏鬆之保健功效	健康食品管理法
40	具有幫助減緩骨質流失、增加骨骼中鈣的含量與密度	改善骨質疏鬆之保健功效	健康食品管理法
41	增加自己的骨本	改善骨質疏鬆之保健功效	健康食品管理法
42	預防骨質疏鬆症及骨折	改善骨質疏鬆之保健功效	健康食品管理法
43	骨鈣流失之治療及修補	改善骨質疏鬆之保健功效	健康食品管理法

（續）表8-1 食品廣告違反情節之判例

44	○○○含維他命C可以提高免疫力。	免疫調節功能之保健功效	健康食品管理法
45	○○○在增強身體免疫能力及調養體內功能正常的功效早已認識	免疫調節功能之保健功效	健康食品管理法
46	加強免疫氣血循環、提升免疫、增強免疫	免疫調節功能之保健功效	健康食品管理法
47	添加……β-胡蘿蔔素——可以提高寶寶的免疫力	免疫調節功能之保健功效	健康食品管理法
48	增強抵抗力	免疫調節功能之保健功效	健康食品管理法
49	免疫增強作用	免疫調節功能之保健功效	健康食品管理法
50	可維持細胞內的GSH含量，支持人體的免疫反應，同時並述及GSH能提高免疫力、維持體內免疫系統的正常活化	免疫調節功能之保健功效	健康食品管理法
51	促進免疫系統的發展	免疫調節功能之保健功效	健康食品管理法
52	為最佳強化免疫力之強力天然免疫物質……活化免疫細胞……凡因免疫功能衰退所引起的各種病症……皆有出奇的效果	免疫調節功能之保健功效	健康食品管理法
53	○○○為唯一通過美國FDA，檢定為每天可服用的安全健康食品，並稱高境界免疫乳漿蛋白，具有增進體液免疫反應，增強人體免疫機能之功效。	免疫調節功能之保健功效	健康食品管理法

（續）表8-1 食品廣告違反情節之判例

54	含有三種能提高人體免疫力的醣蛋白、天然抗生素及抗癌成分、干擾素等物質	免疫調節功能之保健功效	健康食品管理法
55	本產品經中國大陸保健食品批准第食健字（1997）第569號，保健功效：免疫調節，調節血脂	免疫調節功能、調節血脂之保健功效	健康食品管理法
56	保護肝臟	護肝功能之保健功效	健康食品管理法
57	糖尿病完全根治	調節血糖之保健功效	健康食品管理法
58	品名諧音「保血清」	調節血脂之保健功效，請業者改正	此為業者函詢案件
59	本產品為天然健康食品，含豐富蛋白質等	標示「健康食品」字樣	健康食品管理法
60	○○○是最近被發現具有非常滋補成果的健康食品等	標示「健康食品」字樣	健康食品管理法
61	許可之健康食品宣稱完全無任何肝、腎副作用	涉及誇張易生誤解	健康食品管理法
62	潤心肺	涉及中藥材之醫療效能	食品衛生管理法
63	○○○乳粉述及「營養為男性性功能的根基」、「男性過了三十五歲漸漸有皺紋、黑斑、白髮、掉髮和性慾與體力衰退的老化現象…，現在有了○○○，賢慧的太太們可以放心」、「增進家庭性福美滿」	涉及療效，影射壯陽	食品衛生管理法
64	預防及減輕「神經衰弱、失眠、高血壓、低血壓、冠心病、心律失常、中風、內分泌失調、排尿困難」	涉及療效	食品衛生管理法
65	將什錦果麥取代肉鬆三明治後，減少一半脂肪，少了80%膽固醇……什錦果麥有豐富之膳食纖維、維他命A及C，有助於防癌。而較高之	涉及療效	食品衛生管理法

（續）表8-1　食品廣告違反情節之判例

	維他命B群會促進身體的新陳代謝……		
66	舒解便秘	涉及療效	食品衛生管理法
67	預防尿酸、高血壓	涉及療效	食品衛生管理法
68	預防高血壓、舒筋活血，更能降肝火，減輕筋骨痠麻疼痛	涉及療效	食品衛生管理法
69	腸健康劑 便通異常、便秘、軟便、腹部膨滿感	涉及療效	食品衛生管理法
70	對長期便秘、下痢等慢性病有不錯的效果	涉及療效	食品衛生管理法
71	改善排便異常	涉及療效	食品衛生管理法
72	一年四季預防傷風感冒的聖品	涉及療效	食品衛生管理法
73	對於容易感冒……有很好的效果	涉及療效	食品衛生管理法
74	消化不良	涉及療效	食品衛生管理法
75	可防癌、抵抗病菌侵襲	涉及療效	食品衛生管理法
76	改善過敏症	涉及療效	食品衛生管理法
77	德國黑森林活細胞療法……取代過去注射療程的方法	涉及療效	食品衛生管理法
78	食用○○○的反應？ 食用○○○到一定程度，人體內自然的自淨能力也開始發揮，身體會發生健康重整的四個過程，這現象稱「好轉反應」 一、新陳代謝活化期：食用○○○初期體內開始抗拒污染，身體的機能發揮調整，新陳代謝活化，但有以下反應： 1.精神好轉、無倦怠感 2.體力轉強、氣色好轉 3.膚色恢復光澤 4.呈現興奮或出現短暫暈眩	涉及療效 語意不清	食品衛生管理法

（續）表8-1　食品廣告違反情節之判例

	5.精神充沛、有失眠現象，但睡眠不足也不會無精打采 二、食用○○○體內環保作用發揮期：使人體趨向鹼性，大便次數增多且顏色深。有的人會出現皮膚癢、痰多、咳嗽、火氣大的現象。少部分人會出現喉嚨痛、聲音沙啞、流鼻涕的情形。有些婦女會有經血變多、有血塊、短暫經期變長現象 三、酸痛出現現象期：食用○○○後人體自淨功能逐漸提升，患部會出現酸痛現象。有時酸痛部位會出現更酸痛的好轉反應，持續幾天會自然消失 四、淨化後再生的精神倦感期：○○○自淨環保效應及營養素會使人體迅速重建健康本質，這過程中會發生短暫精神倦感現象，會愛睡，但會很快消失		
79	洗腎病患、白血球過少症	涉及療效	食品衛生管理法
80	排除致病毒物	涉及療效	食品衛生管理法
81	廣告拍攝「產品進入血管內流暢情形」及「報紙報導壯陽、偽藥之畫面」	涉及療效	食品衛生管理法
82	改善性功能	涉及療效	食品衛生管理法
83	有強肝解毒成份、清除致病毒素	涉及療效	食品衛生管理法
84	改善腹瀉、抑制腸病毒、預防大腸癌	涉及療效	食品衛生管理法
85	具有調理女性生理期、改善貧血及身體血路之效果	涉及療效	食品衛生管理法
86	媽媽調血氣、更年期障礙的媽媽、老媽病痛何其多……擺脫各種慢性疾病威脅	涉及療效	食品衛生管理法

（續）表8-1　食品廣告違反情節之判例

87	預防老人痴呆	涉及療效	食品衛生管理法
88	預防及改善心血管疾病	涉及療效	食品衛生管理法
89	防止糖尿病	涉及療效	食品衛生管理法
90	男人頻尿、尿不出來、每次要站很久才尿得出來，攝護腺肥大、腫大，○○○有很滿意的效果	涉及療效	食品衛生管理法
91	抗不孕	涉及療效	食品衛生管理法
92	溶解慢性病……鬆鬆你的痛	涉及療效	食品衛生管理法
93	最適合下述人士飲用 1.擔心血壓過高、膽固醇過高。 2.糖尿病患者。 3.腸胃消化機能不佳或經常便秘或腹瀉 4.擔心身材發福或膽固醇過高 5.大魚大肉後膽固醇過高 6.尿酸過高、痛風患者 7.經常抽煙、喝酒過量	涉及誇大療效	食品衛生管理法
94	品名「減體茶」	涉及易使消費者誤認該品具有減肥效能	食品衛生管理法
95	眼睛乾澀、戴隱形眼鏡的朋友適合食用	涉及誇大療效 影射能保養及對眼睛不適的症狀有助益	食品衛生管理法
96	清潔齒垢	涉及誇大	食品衛生管理法
97	FDA專業認證	涉及易生誤解，請業者改正	此為業者函詢案件
98	強力滋補好腦力、長效滋養、絕對高品質、預防未老先衰	涉及誇大	食品衛生管理法
99	抵抗外界傷害，消除青春痘、黑斑、皺紋，使皮膚白皙、改善過量油脂分泌、增加肌膚抵抗力之效果	涉及誇張虛偽、易生誤解	食品衛生管理法

（續）表8-1　食品廣告違反情節之判例

100	能從體內將你轉化成為美白體質、去除斑點之效果	涉及誇張虛偽	食品衛生管理法
101	強心、改善記憶力、美肌膚	涉及誇大	食品衛生管理法
102	歲月風化、凋零、自然還原新定律、解決您歲月問題、保水、淨白、淡化	涉及誇大、易生誤解	食品衛生管理法
103	延緩細胞老化，防止血凝固，防毛髮脫落	涉及誇大、易生誤解	食品衛生管理法
104	美白肌膚、眼明心清、防止老化	涉及誇大	食品衛生管理法
105	產品名稱「肌淨素」，英文品名「SKIN CLEANSING」	涉及誇大（英文品名影射誇大），請業者修正	此為業者函詢案件
106	拒絕酒後發生的意外事件、酒國英雄們有意想不到的妙用	涉及誇大	食品衛生管理法
107	具有嘜醉之效果	涉及誇張虛偽	食品衛生管理法
108	固肝、解酒	涉及誇張	食品衛生管理法
109	刺激血管、消除脂肪、可解尼古丁及酒醉	涉及誇大	食品衛生管理法
110	喝酒的人有福氣啦……讓您把愛車安心開回家	涉及誇大	食品衛生管理法
111	喝酒後可開車	涉及誇大	食品衛生管理法
112	「喝酒的人有福氣啦……讓您把愛車安心開回家」且廣告圖片及其他文字內容所傳達之整體訊息，影射解酒及喝酒後可開車	涉及誇大	食品衛生管理法
113	廣告強調「別讓今天的應酬成為明天的負擔」，而產品同時特別標示「應酬前、中、後」	易生誤解（解酒）	食品衛生管理法
114	飯前三十分鐘飲用「效果更佳」	易生誤解（瘦身產品）	食品衛生管理法
115	雕塑理想身材，瘦的更健康	涉及誇大	食品衛生管理法
116	與其他瘦身產品做比較	涉及誇張易生誤解	食品衛生管理法
117	吸附油脂效果最好	涉及誇張易生誤解	食品衛生管理法

（續）表8-1 食品廣告違反情節之判例

118	能使你清除油脂	涉及誇大	食品衛生管理法
119	品名諧音「清脂」	涉及誇大，請業者改正	此為業者函詢案件
120	英文品名「FAT-CUT」	涉及誇大不實、易生誤解	食品衛生管理法
121	增強脂肪代謝能力……且可清腸	涉及誇張、易生誤解	食品衛生管理法
122	廣告設計只需吃膠囊產品，不須配合運動及飲食控制，即可達到體重控制及塑身效果	涉及誇大（違反營養教育原則），請業者改正	此為業者函詢案件
123	立即塑	涉及誇大	食品衛生管理法
124	○○○是一減肥食品，可讓粗臂肥臀不見……促進肥胖部位血液循環、燃燒脂肪……達到瘦身效果	涉及誇大	食品衛生管理法
125	雕塑體型	涉及誇大	食品衛生管理法
126	纖體	涉及誇大（影射瘦身），請業者改正	此為業者函詢案件
127	吃出身材	涉及誇大	食品衛生管理法
128	幫助您保持好身材	涉及易生誤解	食品衛生管理法
129	減肥消脂茶包……活化細胞……使你「輕」鬆愉快	涉及誇大、易生誤解	食品衛生管理法
130	解決減肥時因缺鈣而引起的焦躁感……讓自己輕盈苗條起來	涉及誇大、易生誤解	食品衛生管理法
131	病人用之控制體重特殊營養食品，搭配「○○○錠」（食品）可使效果相乘、加倍	涉及誇大（影射瘦身）	食品衛生管理法
132	「購買○○○蕃茄汁一打，即可獲得蕃茄減肥健康法乙冊」、「讀蕃茄減肥健康法得大獎」	涉及易使消費者產生誤解	食品衛生管理法
133	排泄有害物質	涉及誇張易生誤解	食品衛生管理法
134	分離有害物質排出體外……	涉及誇大	食品衛生管理法
135	幫助清除腸內有害物質、體內毒素及宿便	涉及誇大	食品衛生管理法

（續）表8-1　食品廣告違反情節之判例

136	清除體內宿便、強力淨化健康	涉及誇大	食品衛生管理法
137	BIFIDUS是最佳有益菌，它是體內廢棄物之環保清道夫	涉及誇大	食品衛生管理法
138	慣性便秘，容易導致皮膚粗糙，腰腹肥胖	涉及誇大	食品衛生管理法
139	排除毒素、改善體質	涉及誇大	食品衛生管理法
140	吸收雜質及毒素、清腸、消除脹氣	涉及誇大	食品衛生管理法
141	通筋活血、增強腦部活力	涉及誇大	食品衛生管理法
142	排出體內堆積毒素，促進全身血液流通之效果	涉及誇大	食品衛生管理法
143	有效刺激乳腺，使其快速活化，而達到使胸部豐滿之境界	涉及虛偽誇張、易生誤解	食品衛生管理法
144	以女性模特兒胸部特寫照片、廣告詞句描述「發育——紅顏、初成長、挑戰更高峰」、「成熟——滋養女人的身體、突顯焦點、更形嬌媚」、「產後——沒有什麼是不可能、重拾夫妻恩愛歡愉」	涉及誇大	食品衛生管理法
145	美胸	涉及誇大	食品衛生管理法
146	「讓你擁有傲人的上圍曲線……使胸部有立體感……女人風味再現，讓您在最短的時間內就有最好效果」，配合品名「美胸」二字之整體訊息	涉及誇大	食品衛生管理法
147	「○○○」廣告後半段促銷內容，以女性豐胸巨乳之畫面呈現，配合該產品品名	涉及誇大（影射豐胸）	食品衛生管理法
148	健腦益智、防治衰老、血管清道夫、為活腦黃金油	涉及誇張虛偽	食品衛生管理法
149	清腸	涉及誇張易生誤解	食品衛生管理法

資料來源：行政院衛生署食品資訊網。

參考文獻

行政院衛生署（2003）。〈食品衛生管理法部分條文修正〉。台北：行政院衛生署。

行政院衛生署（2005）。《食品衛生法規彙編》。台北：行政院衛生署。

劉廷英（1986）。《食品衛生管理概要》。台北：行政院衛生署。

謝定宏（1995）。〈食品藥品如何區分》。《鄉間小路》，第20期，第9卷，頁36。

參考網站

行政院衛生署網站，取自http://www.doh.gov.tw。

行政院衛生署藥物食品檢驗局，取自http://www.nlfd.gov.tw

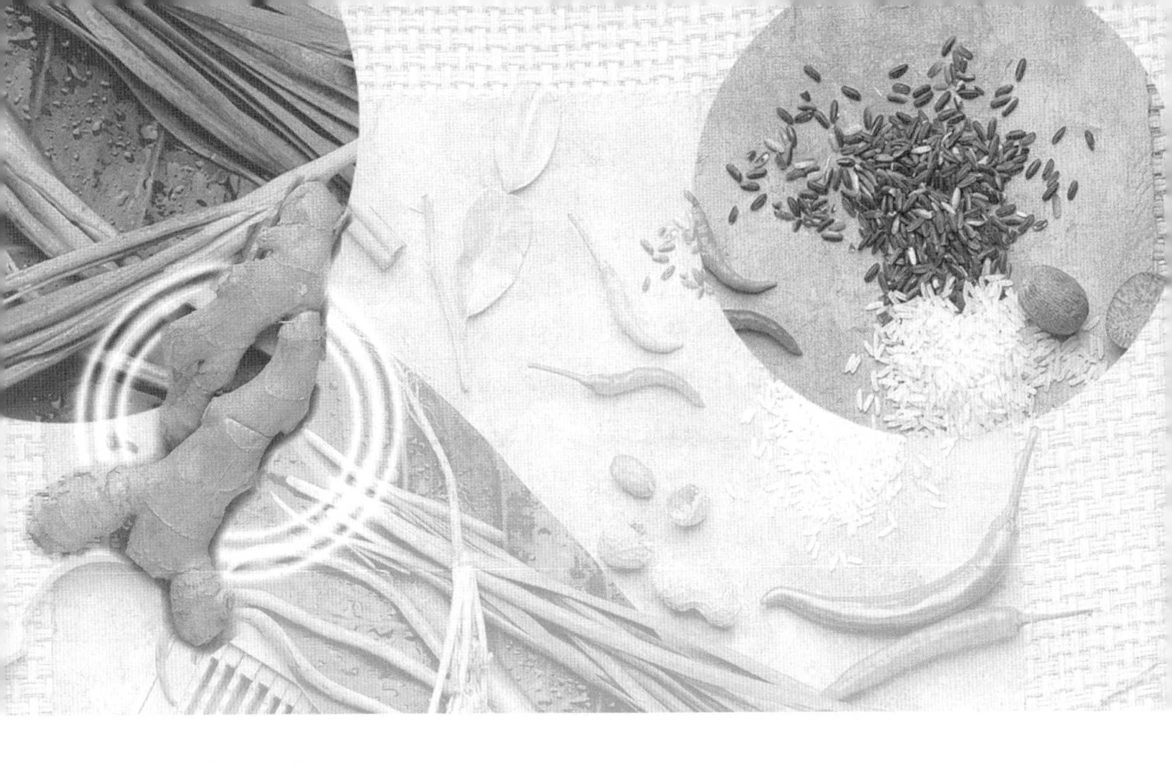

第九章

食品業者衛生管理

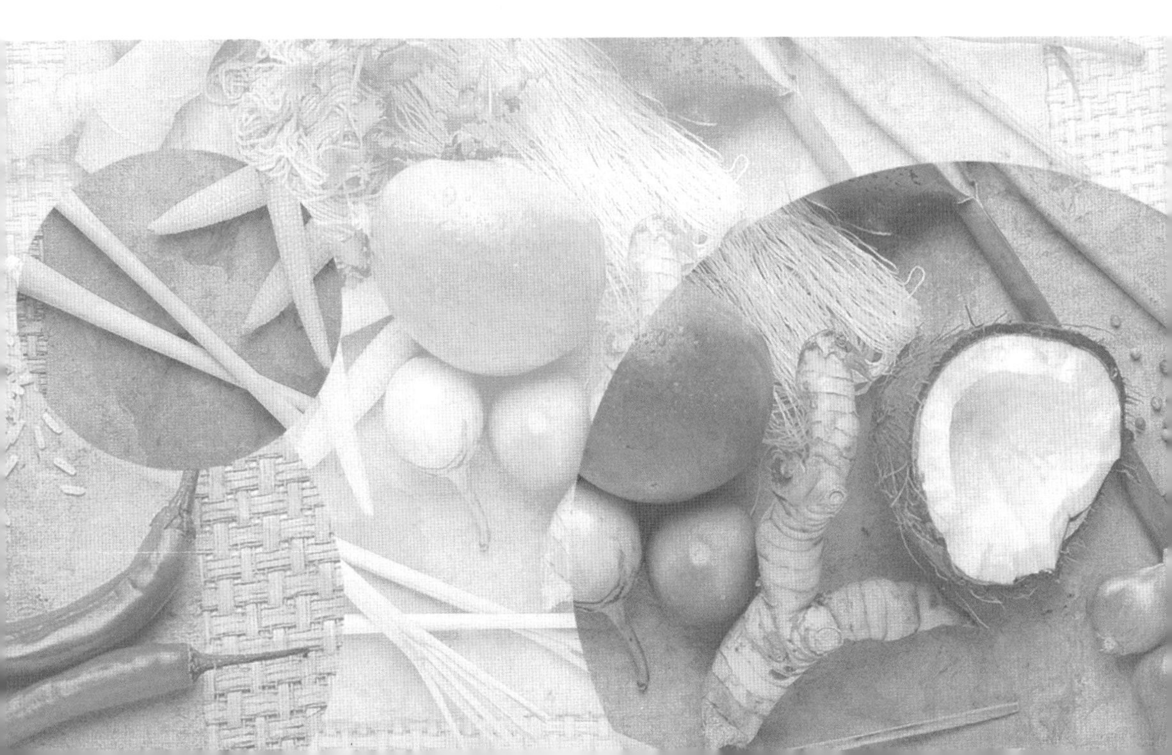

食品衛生安全之管理目的，在於提供消費大眾安全、衛生、營養又可口的食物，因此對於經營食品或食品添加物之製造、加工、調配、包裝、運送、貯存、販賣、輸入、輸出或經營食品器具、食品容器、食品包裝、食品用洗潔劑之製造、加工、輸入、輸出或販賣之食品業者，衛生主管機關基於職責所在，在食品衛生管理法第二十條、二十一條、二十二條、二十三條中，分別對於食品業者訂定各項管理規範，例如：食品業者製造、加工、調配、包裝、運送、貯存、販賣食品或食品添加物之作業場所、設施及品保制度，應符合中央主管機關所定「食品良好衛生規範」，經中央主管機關公告指定之食品業別，並應符合中央主管機關所定「食品安全管制系統」之規定。食品業者之設廠登記，應由工業主管機關會同衛生主管機關辦理；其經中央主管機關公告指定之食品製造工廠，應設置衛生管理人員；工廠之建築及設備，亦應符合中央主管機關會同中央工業主管機關所定之設廠標準，又中央主管機關爲保障消費者權益，對於一定種類、規模之食品業者，特公告指定應投保「產品責任保險」等種種行政措施，主要在於使消費者之飲食能得到安全性、健全性及營養性。

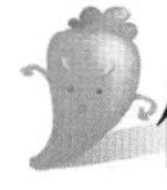

何謂食品良好衛生規範

食品良好衛生規範（Good Hygienic Practices，簡稱GHP）是根據新修訂之食品衛生管理法第二十條第一項之規定，於二〇〇〇年九月七日行政院衛生署以衛署食字第1890014164號函制訂公告（參見附錄二），主要目的作爲規範食品業者製造、加工、調配、包裝、運送、貯存、販賣食品或食品添加物之作業場所、設施及品保制度之管理規定，以確保食品之衛生、安全及品質。從此，台灣之食品管理將從過去依賴成品之檢驗，進展到以作業衛生管理與預防產品危害兩方面來確保食品安全的目的。

食品良好衛生規範（GHP）規範內容

GHP的制定與落實實施，是爲了經營一個良好的食品生產衛生與管理環境。有了衛生的作業環境，再從個別產品（或同類產品組）中制定HACCP系統。因此，GHP可以說是HACCP的基礎，如果沒有確實實施GHP，很多衛生管理的疏失，最後會衍生成爲產品安全的危害，而使得HACCP的管理內容變得很複雜與難以完整實施。現在，由於GHP之公告，將過去輔導業者計畫書中的標準作業程序（SSOP或SOP）與支持系統合併成爲GHP計畫，不但可以減少過去業者對於繁雜饒口名詞的困擾，也能逐步根據法令規範內容，達成名詞與管制項目的統一，訂定行有依據的安全管制系統。

GHP其規範內容有一般食品業者建築與設施規範、一般食品業者衛生管理、專業之食品製造業者製程及品質管制、倉儲管制、運輸管制、檢驗與量測管制、客訴與成品回收管制、食品物流業、食品販賣業、餐飲業者等良好衛生規範，現加以更精確的歸類成爲以下九項目，以便利業者在研擬相關計畫書之參考：

1. 衛生管理標準作業程序書：包含建築與設施、設備與器具之清洗衛生、從業人員衛生管理、清潔及消毒等化學物質與用具管理、廢棄物處理（含蟲鼠害管制）、衛生管理專責人員等。
2. 製程及品質管制標準作業程序書：包含採購驗收、廠商合約審查、前處理、製備、供膳、食品製造流程規劃、防止交叉污染、化學性及物理性危害侵入之預防、成品之確認等。
3. 倉儲管制標準作業程序書。
4. 運輸管制標準作業程序書。
5. 檢驗與量測管制標準作業程序書。
6. 客訴管制標準作業程序書。
7. 成品回收管制標準作業程序書。

8.文件管制標準作業程序書。

9.教育訓練標準作業程序書。

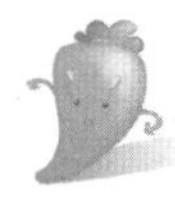

何謂食品安全管制系統

HACCP的概念最早，開發此概念的 Pillsbury 公司在1959年與美國太空總署（NASA）及陸軍Natick 研究所合作，應用於生產安全「零缺點」的太空食品；而一九七一年，在美國第一屆食品安全會議上首先被提出來的名詞，取代依賴傳統檢驗集中產品測試之確認產品安全之品保制度（QA），而延伸至由農場到餐中（from farm to table）之原料生產、貯存、製造、運輸、配銷與消費之一種預防性自主管理的制度。行至今日，HACCP的管理制度，已迅速的被世界各國與各大經貿之區域性組織如歐體（EC）、北美貿易特區（NAFTA）與APEC等組織中，納入有關食物原料與加工產品進出口規範，因此，HACCP這原本站在保障食品消費安全立場所設計的制度，儼然已成為各國之間食品原料與成品貿易的另一種非關稅的手段。在現今我國積極要加入世界貿易組織（WTO）之際，推廣、教育與鼓勵我國內食品產業及早研訂HACCP計畫與管理制度，來因應未來關稅制度逐漸取消、食品進出口貿易自由化的強大壓力，HACCP已經是提升我國食品各產業競爭力與維持或開拓國外市場的重要課題。

世界各國推動HACCP制度之近況

以下列舉世界各國推動HACCP制度之近況：

1.一九七三年，美國將HACCP制度強制應用於「低酸性罐頭食品之良好製造規範」之內。

2.一九九二年二月，加拿大漁業海洋部規定水產品工廠必須施行HACCP品質管理計畫。
3.一九九四年八月，智利水產部將HACCP納入「輸出水產品之衛生證明管理制度」，並宣布於一九九七年三月實施水產品HACCP品質保證計畫。
4.一九九五年五月，日本修法將HACCP制度納入食品管理之新增條文，稱爲「綜合衛生製造過程承認制度」，並已先從乳肉及其加工產品開始實施。同年，英國農漁業部修正「食品安全法」，規定食品業者必須實施具HACCP制度相同實質之製造危害系統。同年，法國公布多項與食品有關之衛生管理條件，一九九六年公布「食品安全取締強化法案」，並積極輔導推動HACCP與ISO9000同時並用之管理方式。
5.一九九六年七月，美國農業部依總統宣布之「新食品安全檢驗規定」，自一九九八年一月起至二○○○年一月，依據產業規模大小，逐年推動至全面實施食品之HACCP制度。同年，加拿大農業部依「強化食品安全計畫」，推動屠宰及肉加工品、乳製品之HACCP制度。
6.一九九七年一月，德國衛生部公布「全國統一食品管理規則」，於生效日起一年內，進行食品業者HACCP驗證制度，其中，優先實施項目爲乳、肉與其加工品。同年十二月，美國食品藥品管理署（FDA）正式強制實施水產品之HACCP制度。

國際組織推動HACCP制度之近況

以下列舉國際組織推動HACCP制度之近況：

1.一九九三年六月，歐聯（EU）公告水產品工廠（包括加工母船）必須採用HACCP 品質管理基準之指令。

2.WTO有關食品方面之要求，均遵照聯合國食品標準委員會（FAO／WHO Codex Alimentarius Commission）規定，而最新的Codex中積極推薦各國HACCP制度爲食品管理之世界性指導綱要。

3.APEC目前正積極推動以HACCP制度爲基礎，建立國與國之間的食品相互認證制度，達成貿易自由化之目標。

HACCP之實施步驟與原則

以下就針對HACCP的規劃與實施做一個簡單的介紹，一個加工業者要進行HACCP規劃時，應採用之程序如下：

1.成立HACCP小組（或委員會），說明各成員執掌與責任。

2.說明產品、保存、流通與販賣方式。

3.確認食品之用途、主要消費者特性與消費方式。

4.詳細敘述產品製造流程與作業圖。

5.查核流程作業圖。

6.進行危害分析重要管制點規劃。

HACCP管理計畫的實施原則

HACCP管理計畫的實施原則有七點，茲敘述如下：

原則一：進行危害分析以及生鮮原料及各種材料之生育、飼育、收穫、製造、加工、運送、配送、販賣，調理至最終製品之消費各階段可能發生之危害評估，並把各階段之危險度，降低到可允許水準所需的防止措施以下。

原則二：選定能控制危害的CCP（重要管制點）。

原則三：設定CCP管制基準（即管制界限）。

原則四：設定各CCP之監督條件。如：管制、測定方法。需要長時間的微生物測定不適合，儘量採用可連續監測之物理或化學方法。當超過界限時可自動停止或有緊報系統。

原則五：訂定變異發生時之矯正措施。

原則六：訂定簡單、明瞭有效的記錄表格與記錄方式。

原則七：確認HACCP正確的可行性。以物理、化學或官能檢查，必要時做微生物檢查加以確認HACCP執行的成效，定期或當加工條件改變時，做必要的檢討與修飾HACCP管理計畫。

所謂「危害」（hazard）是指產品中任何會對消費者造成健康威脅的因子，包括生物性如病原菌；化學性如農藥、重金屬或非法添加物等；物理性如玻璃、石塊等異物。可能危害的存在確定之後，再根據危害發生後對於生命威脅的嚴重程度區分出危害類別。「重要管制點」（CCP）則是在食品從原料生產到最後消費的流程中，可以針對特定危害加以管制而能夠降低或排除危害發生的步驟或措施，食品加工中常用到的CCP如加熱處理（溫度與時間控制）、酸鹼調整或控制、水活性的控制等都是可能的CCP管制點。

當選定了CCP之後，再來就是爲了能有效執行CCP的管制效能，所設計的管制允差範圍，也就是「管制界限」（control limits），管制界限一經決定，就要有適當的監測方法與步驟來觀察或測量特性現象或數值，並加以記錄，以確保能符合管制界限的要求，保障產品安全。

當流程中的CCP管制措施無法達到所設計的管制界限時，就發生了所謂的「失控或偏差」（deviation）現象，此時，在HACCP的規劃中就要有一或數種所謂「矯正措施」（corrective actions）用來防止在失控狀態下的產品危及消費者的健康情形出現，食品加工中可能的矯正措施大致有銷毀、退貨或重新加工等情形。管制紀錄的保存是HACCP的重要依據，它不但記錄了生產流程的狀態，也常用來作爲評估HACCP計畫執行的效率與缺失，必要時還會是釐清責任的重要憑據。最後，爲了必須確認實際執行HACCP計畫的效果是否顯著與落實，定期所進行一系列的效果評估與測試是所謂的「確認」（verification），確認可以由HACCP委員會、外聘顧問或政府及委託單位行之，除了定期評估之外，當原先設計的流程有任何變動時，HACCP管理計畫也必須做切合實際的修飾，而這也是確認步驟的任務。

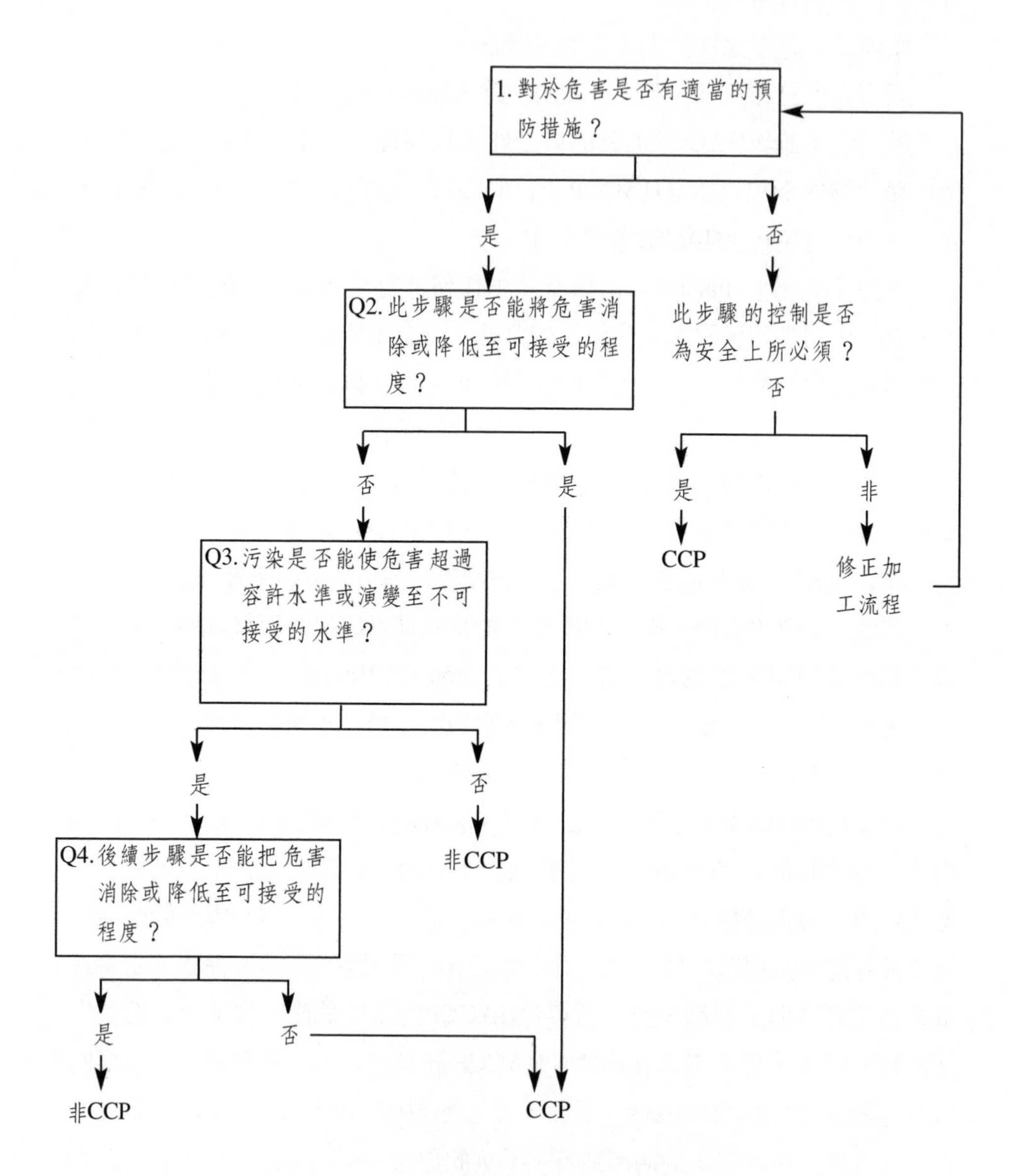

圖9-1 HACCP重要管制點判定樹狀圖

資料來源：陳美宜，《實施HACCP應有的認知》。

實施HACCP必要之附屬計畫

一個規劃完善的食品安全計畫，並不是只有上述HACCP的操作原則就能達到安全保障的目的，在HACCP的規劃中，另將以下的附屬計畫（國內稱支持系統）也併歸入完整的HACCP管理計畫中，現在已經併入GHP規範中：

1. 標準衛生操作流程（SSOP）。
2. 生鮮原物料管理計畫。
3. 進出貨管理計畫。
4. 工廠用水管理計畫。
5. 產品回收計畫。
6. 紀錄圖表格管理與保存計畫。
7. HACCP人員訓練計畫。

有了上述的附屬計畫後，才能將食品安全的管理由原物料生產與製造的源頭，延伸到產品的生產現場、出貨、流通與販賣的階段，同時在各階段中都有詳實的紀錄保存下來，在發生消費者疑慮事件時，可以從這些紀錄圖表中，逐一的追蹤，找出可能出錯的疑點，一方面對於責任的釐清有正面的功能，另一方面可以根據事實重新檢討HACCP的可能規劃缺失，再加以修飾後擬定新的防範措施。從以上的規劃精神而言，實施HACCP管理時，不論從統計隨機機率或是從生產管理的角度而言，偏離管制是允許發生的，但是規劃良好的HACCP計畫，可以從錯誤中學習經驗，重新擬定更完善的HACCP計畫來防止同樣錯誤的發生，所以各原則依序實施的重點是能夠相互印證，環環相扣的一個規劃與操作過程。

HACCP制度實施之特性與優點

HACCP之實施有別於過去針對產品的檢驗制度，在於強調以「製程監控」之事先預防，而非僅以「產品檢驗」之事後補救的傳統管理方式，因此業者在實施HACCP制度規劃時，必須徹底了解並把握從事製造之產品的可能危害特性的本質，來訂定保障產品安全的對策。HACCP的自主管理制度，依據食品種類、特性、製造場所之軟硬體不同，而會有顯著差異，雖然有原則性的模式可以提供業者依循，但是最終的HACCP制度規劃與實施，仍然有賴業者正確與合理的判斷、正常與落實的運作，才能確保食品之安全品質。因此，HACCP之實施，能夠有效事先預防食品污染或其他危害發生，並且能夠有效利用人力、物力資源以節省食品生產成本，合理來保證食品安全品質，提升業者之衛生管理水準。

HACCP制度之規劃與思考模式，是依據合理性判斷與人體健康危害最密切之食品污染導致疾病相關之分析調查資料，了解各種潛在危害之發生可能性及嚴重性，正確地來作危害分析。再根據食品所有生產流程與各步驟對

表9-1 傳統衛生管理與HACCP制度之比較

傳統衛生管理	HACCP制度
最終產品檢驗	全部製程管制
需花費龐大人力費用於產品檢驗	可節省人力成本有效利用資源
檢驗結果出來已被食用	對於微生物污染造成之中毒較能掌握
產品回收商譽受損	確保產品安全
無法明確找出污染原因	事前之預防管制制度，可以有效抑制安全之三大危害發生。
本管理為事後補救措施，很難防止重複之製程疏失，而造成同樣之食品危害。	因其食品安全信賴保證之事實，可做為國際食品相互認證之共通管理基準。

資料來源：行政院衛生署食品資訊網。

於危害之排除或控制，正確判定有效控制與管理的重要控制點位置，繼而建立有效監控CCP的方法，依據七大原則之先後順序，以連續性的全製程監控管理。在實施HACCP的制度下，因其提供食品安全信賴保證之事實，可作為國際間食品相互認證之共通管理基準。

未來展望

隨著經濟發展及生活水準之提升，國人飲食需求不再只是量的滿足，對於其衛生、安全及品質的追求與日俱增。至於食品來源，除國產品外，外國食品也因國際貿易之迅速發展而普遍出現於市場上。為維護國民健康，各國政府對於食品均訂有各種法令加以規範，但國情不同，食品管理標準也有差異，國際間食品流通往往因此發生爭議。拓展國際貿易，參與區域或世界性組織及活動是我國政策，所以，已開發國家價廉物美與開發中國家品質不及國產之食品，都將會因貿易自由化逐漸放寬而引進國內，此二類食品的引入，將會衝擊我國食品產業與影響國民消費食品之衛生安全。因此，國內主管食品安全的行政院衛生署已依據食品安全衛生改善計畫中，在「良好食品衛生作業規範（GHP）」的基礎上，先期輔導業者實施HACCP的預防性自主管理制度，而其最終的目的，也是要建立國內食品安全衛生的符合性評估系統，以推動食品相互認證和驗證制度，並提升其功能及效率至國際水準，以利國際合作並增進安全衛生食品之流通。

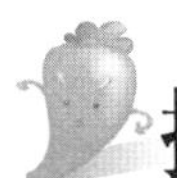

推動優良食品認證制度及餐飲證照制度

由於政府經費人力受限，對食品衛生安全檢查，實是無法面面俱到，尤其台灣之飲食習慣、文化素質低落，人們對於飲食之品質普遍要求不高，大都仍只圖便宜、溫飽，因此地下工廠、攤販到處都是，以全國管理食品衛生安全單位人力來看，平均每一個工作人員需負擔近四萬人之飲食安全著實重大，因此需要食品業者確實執行衛生自主管理，以及結合相關單位、民間團體之人力，辦理優良廠商與產品認證並推薦給消費者購買，以鼓勵業者朝良性發展；另為提升業者從業專門技能與素質，行政院衛生署依據食品衛生管理法第二十條訂定觀光飯店等中式餐飲業，應有一定比例之中餐烹調技術士，以維消費者飲食安全，以下為目前大眾較為熟悉之優良食品標誌介紹。

CAS優良農產品標章

CAS是由中華農業標準（Chinese Agricultural Standards）三個英文字字首而來，是行政院農業委員會本著發展「優質農業」及「安全農業」的理念，自1989年起著手推動的證明標章（圖9-2），推行至今已普遍獲得國人的認同和信賴，是優良農產品證明標章的簡稱，是國產農產品及其加工品最高品質的代表標誌，並已逐漸成為國產優良農產品的代名詞。

行政院農業委員會推動CAS的主要目的，在於提升國產農、水、畜、林產品及其加工品的品質水準和附加價值，以保障生產者和消費大眾共同權益，並和進口農產品區隔，也期望能透過這樣的推廣與宣導，建立國產農產品在國人心目中的良好形象，進而能愛用和喜歡國產品，提升國產農產品的競爭力。

圖9-2　CAS驗證標章

資料來源：CAS優良農產品發展協會網站。

目前CAS標章驗證的產品已由日常生活飲食所需之農、水、畜產品及其加工品「CAS優良食品」，拓展到生活上實用之林產品「CAS優良林產品」，未來更將統合農委會過去所推動的各項優良農產品標誌、標章（包括：海宴、吉園圃、有機食品、台灣好米等），共同以CAS來推廣，以利消費者辨識。

一、CAS優良農產品的特色

CAS優良農產品的特色如下：

1. 品質及成分規格一定合乎CNS國家標準。
2. 衛生條件一定符合食品衛生管理法規定。
3. 包裝完整，標示誠實明確。
4. 均以國產農水畜產爲主原料，富含本土風味特色。

爲確保CAS優良農產品上列的四大特點，行政院農業委員會會同CAS驗證機構（包括中央畜產會、食品工業發展研究所、工業技術研究院等）之學者、專家們終年辛勤地巡迴督導各個獲得CAS標章驗證業者的製造設施、使用原料、生產管理制度及製品的品質與衛生，並赴通路賣場抽樣檢驗，嚴格爲國人的飲食健康安全做好把關的工作。

截至目前爲止，總計推出十三大類優良食品，一類優良林產品，分別如附表所示，CAS標章統一使用六碼表示：前兩碼爲產品類別編號，第三、四碼爲工廠編號，第五、六碼則爲產品編號（**圖**9-3）。各類產品對應前兩碼之編號如**表**9-2所示。

二、優良農產品證明標章認證及驗證體系

行政院農業委員會爲提升國產農產品及國產農產加工品品質，維護消費者權益，於二○○四年十二月十五日訂定優良農產品證明標章認證及驗證作業辦法。

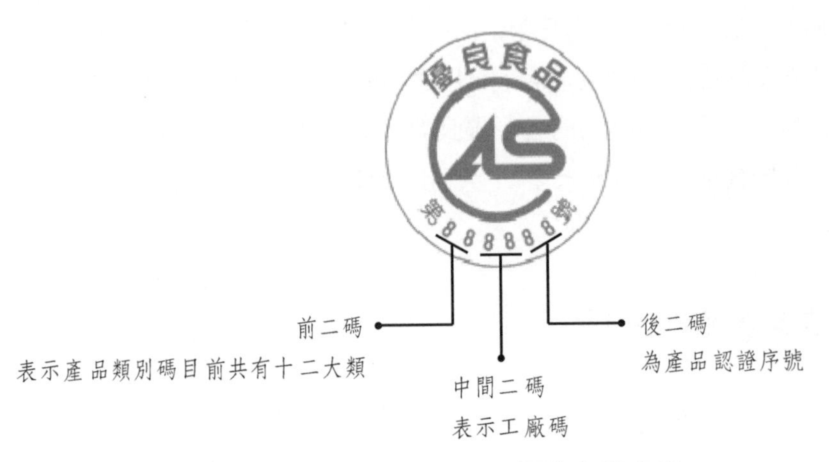

圖9-3　CAS標章六碼表意

資料來源：CAS優良農產品發展協會網站。

表9-2　CAS各大類別編號

編號	01	02	03	04	05	06	07	08	09	10	11	12	13	14	15	16
類別	肉品	冷凍食品	果蔬汁	良質米	醃漬蔬果	即食餐食	冷藏調理食品	生鮮食用菇	釀造食品	點心食品	蛋品	生鮮截切蔬果	水產食品	生鮮蔬果	有機農產品	林產品

資料來源：CAS優良農產品發展協會網站。

行政院農業委員會依前述作業辦法規定，於二〇〇五年一月十一日以農牧字第0930162451號函認證財團法人CAS優良農產品發展協會、財團法人中央畜產會、財團法人食品工業發展研究所為優良農產品證明標章（以下簡稱CAS標章）之驗證機構，並同意財團法人CAS優良農產品發展協會為辦理標章推廣與驗證行政業務、財團法人中央畜產會及財團法人食品工業發展研究所為辦理驗證技術業務。各驗證機構業務如下：

（一）CAS標章驗證行政機構

CAS標章驗證之行政機構為財團法人CAS優良農產品發展協會，業務如下：

1. 受理使用CAS標章之申請案。
2. 聘請學者專家及政府機關代表組成現場評核小組，辦理前款申請案現場評核作業相關事宜。
3. 受託與CAS標章使用者簽訂契約、授予編號及CAS標章使用證明書。
4. 處理CAS標章被擅自使用或仿冒等違規事項。
5. 辦理CAS標章相關業務檢討會或研討會。
6. 其他經中央主管機關委託有關CAS標章相關之業務。

（二）CAS標章驗證技術機構

CAS標章驗證之技術機構為財團法人食品工業發展研究所、財團法人中央畜產會等，業務如下：

1. 聘請學者專家組成技術小組訂定生產廠（場）規範、認定評審標準、產品之品質規格標準、標示規定及其他技術性規範。
2. 審查使用CAS標章之申請案。
3. 受理並審查使用CAS標章之報備或新增產品申請案。
4. 提供各項與CAS標章驗證有關之技術輔導。
5. 辦理CAS標章產品及生產廠（場）之追蹤查驗及產品抽驗結果通報。
6. 處理CAS標章被擅自使用或仿冒等違規事項。
7. 辦理CAS標章相關業務檢討會或研討會。
8. 其他經中央主管機關委託有關CAS標章相關之業務。

（三）CAS標章推廣機構

CAS標章之推廣機構為財團法人CAS優良農產品發展協會等，業務如下：

1.推廣CAS標章與消費者服務。

2.CAS標章相關資訊查詢與申訴。

3.CAS標章使用者服務。

4.處理消費者申訴CAS標章相關事項。

5.辦理CAS標章相關業務檢討會或研討會。

6.其他經中央主管機關委託有關CAS標章相關之業務。

行政院農業委員會、農糧署、林務局、漁業署因業務需要，就CAS標章推廣工作有輔導之責任。驗證機構受理申請案，經依申請使用CAS標章評審作業程序審查，於審查符合生產廠（場）生產規範、認定評審標準、產品之品質規格標準及標示規定後，即行認定、簽約及發證，並副知行政院農業委員會。

食品GMP食品優良作業規範認證

目前國內推行優良食品標誌有很多個，其中以行政院農業委員會及經濟部工業局認證的「食品 GMP」最具代表圖9-3。其中的OK手勢振示「愛心」，代表消費者對認證產品的愛心；笑顏表「滿意」，代表消費者對認證產品的品質相當滿意。

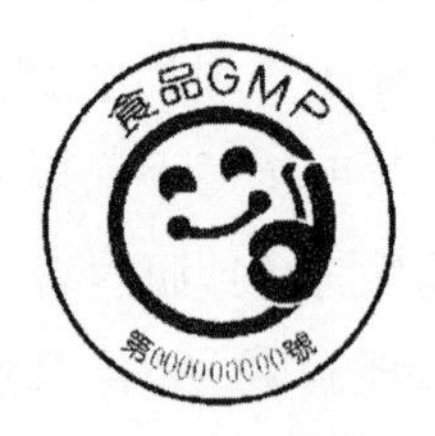

圖9-3　GMP食品優良作業規範認證

資料來源：CAS優良農產品發展協會網站。

GMP是英文good nanufacturing practice 的縮寫，中文的意思是「良好的作業規範」，或是「優良製造標準」，是一種特別注重製造過程中產品品質與衛生安全的自主性管理制度。因爲用在食品的管理，所以我們將之稱作「食品GMP」。

「中國食品良好作業規範發展協會」，簡稱「中國食品GMP發展協會」，是由經濟部工業局所設立，非以營利爲目的之社會團體，以結合有志提升國人飲食品質水準的人士及產業團體，共同致力於推廣食品GMP制度，讓業者共同遵從，並使消費者認識食品GMP制度進而認同且支持食品GMP生產優良食品的廠商，以提升食的品質及食品衛生、安全爲宗旨。其認證是以工廠之軟、硬體設施爲主，已通過認證工廠目前累計超過三百三十家。

食品GMP的基本精神有下列三項：

1. 降低食品製造過程中人爲的錯誤。
2. 防止食品在製造過程遭受污染或品質劣變。
3. 建立健全的自主性品質保證體系。

推行食品GMP的主要目的有下列四項：

1. 提高加工食品之品質與衛生安全。
2. 保障消費者與製造業者之權益。
3. 強化食品製造業者之自主管理體制。
4. 促進食品工業之健全發展。

「吉園圃」標誌

台灣地處亞熱帶氣候區，高溫多濕的氣候適合各種植物病蟲害的立足與繁衍、品種的改良及栽培技術的研發。多種農作物在台灣的種植幾乎是週年性的，不但消費者一年四季均可享受到喜愛的農產品，相對地各種病原微生物及害蟲也無斷糧之虞，族群密度不斷的增加，使台灣成爲各種植物病蟲害的溫床。

人或動物生病了要依醫生處方籤服藥，同樣地，植物也會生病，所以施用農藥來控制農作物之病蟲害是必要的。藥劑的毒性是針對目標生物，但實際上可能擴大到非目標生物甚至人類，因此任何藥物若不合理的施用，均會造成對人類生活和環境不良的影響及嚴重的損失。既然要有效控制農作物的病蟲害，農藥是不可或缺的，故如何以科技、人爲及法規的管制，使農藥成爲造福人類的物質才是主要的課題。正確使用農藥可以幫助農作物提高產量及品質，但濫用農藥則害人且害己。

消費者必須了解在農作物的栽培上，病蟲害的危害是不可避免的，因此適當的用藥是必需的，但該如何選購新鮮、安全的蔬果才能吃得安心？有鑑於農產品農藥殘留對消費大眾身體健康的深遠影響，行政院農業委員會爲保障消費者食用國產生鮮蔬菜與水果之安全，鼓勵農民正確使用農藥，自1994年開始設計一種代表新鮮、安全蔬果的「吉園圃」標章（圖9-4），輔導蔬菜、水果產銷班、觀光果（農）園經營班及核准登記之農場，使用於生鮮農產品，以供消費者辨識、採購。「吉園圃」標章強調產品符合國際間之優良農業操作，品質安全之三要素，即經「輔導」、「檢驗」與「管制」。

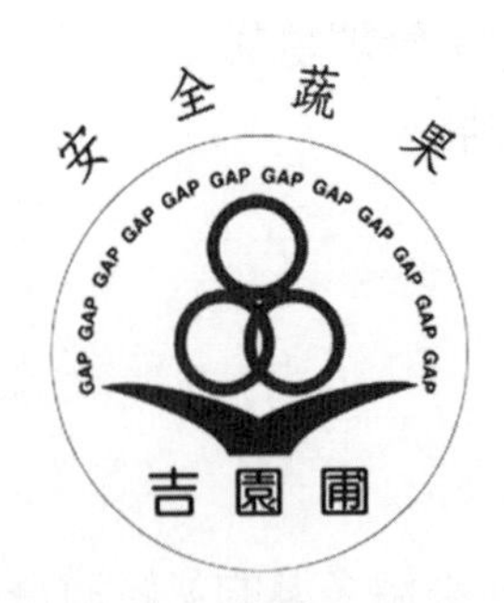

圖9-4　吉園圃標章

資料來源：行政院農業發展委員會農業藥物毒物試驗所網站。

「吉園圃」是由英文GAP音譯而來。GAP爲good agricultural practice之縮寫，意思是「優良農業操作」，也是good agricultural product優良農產品的意思，標章中的綠葉代表農業，三個紅圈代表農民要把握適時、適地與適種，合理病蟲害防治及遵守安全採收期等三個操作原則。「優良農業操作」簡單的說，就是使用最合乎自然的耕作條件來種植農作物，適時、適地、適種、合理的病蟲害防治及遵守安全採收期，來達到保護農作物，提高農產品質之目的，依此原則所生產農產品也一定是優良的。

「吉園圃」另方面的意義是整個標章推行係由輔導、檢驗及管制三方面密切的配合，所以市面上貼有「吉園圃」標章之農產品，代表符合安全、清潔、無農藥殘留之農產品，選用貼有「吉園圃」標章之農產品，就能讓你吃得安心、安全、健康。

吉園圃標章核發對象爲行政院農業委員會輔導設置之蔬菜、水果產銷班、觀光果農（園）經營班及核准登記之農場爲限，並以使用於生鮮農產品爲主。爲有效掌控「吉園圃」標章流向及班員動向，縣市政府於該產銷班經審核通過時，即給予「吉園圃代號」以示身分，此代號是爲能有效追蹤標章使用者而設計；標章上標有六碼或九碼流水號，或印有縣市政府輔導單位，同時註明生產者或產銷班名稱等，其印製在標章上之流水號有六碼可以追蹤到產銷班，九碼則可一路追蹤到生產的班員，消費者可直接檢查，更保護消費者的安全，也幫助維護生產者的權利。

「吉園圃」與「有機農業」之差異

台灣「有機農業」之定義爲「有機農業是一種完全不用或儘量少用化學肥料和化學農藥之生產方式」。爲提高有機農作物栽培之可行性，其生產方式有賴於充分利用各種作物殘株、禽畜廢棄物、綠肥植物及農場內外其他各種未受污染之有機廢棄物等製成堆肥，以改善地力，同時供應作物所需養分。有害病蟲、動物及雜草則儘量鼓勵採行栽培防治、物理防治、生物防治及天然資材防治等，以避免傷害土壤、水資源及農業生態環境，也就是說，經營有機農場必須保持良好的環境條件，其空氣、土壤及水源必須無污染情形。

另外市面上還有許多由政府單位或民間協會所共同認證推介標誌，但這些食品認證制度都是以輔導業者的立場來執行，因此食品業者參與這些制度的認證都是自願性的，而非政府法令規定應該參加的。

推動餐飲證照制度

依據行政院衛生署所公布之食品衛生良好衛生規範內容，有關餐飲業者衛生管理明定經營中式餐飲且具供應盤菜性質之觀光旅館之餐廳、承攬學校餐飲之餐飲業、供應學校餐盒之餐盒業、承攬筵席之餐廳、外燴飲食業、中央廚房式之餐飲業、伙食包作業、自助餐飲業等，其僱用之烹調從業人員，應具有中餐烹調技術士證，其持證比例爲：

1. 觀光旅館之餐廳：80%。
2. 承攬學校餐飲之餐飲業：70%。
3. 供應學校餐盒之餐盒業：70%。
4. 承攬筵席之餐廳：70%。
5. 外燴飲食業：70%。
6. 中央廚房式之餐飲業：60%。
7. 伙食包作業：60%。
8. 自助餐飲業：50%。

如此規範其主要目的在於提升烹調從業人員之證照專業性、榮譽感與社經地位，更因透過獲有餐飲證照之專業人員參與，來提升餐飲衛生與安全概念，減少食品中毒案件發生。

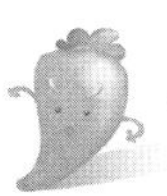

重視學校餐飲安全以及食品工廠設置衛生管理人員

學校餐廳以及員工消費合作社經營管理的好壞，關係著學生的安全與健康，教育部有鑑於此，因此會同行政院衛生署共同訂定「學校餐廳廚房員生消費合作社衛生管理辦法」來規範，並以二〇〇三年五月二日衛署食字第0920400740號公布，使全國的學校有所依循，其詳細內容請見附錄四。

重視學校餐飲衛生安全

學校衛生法已於二〇〇二年二月六日公布施行，其第二十二條第一項規定：「學校應加強餐廳、廚房、員生消費合作社之衛生管理。」及第三項規定：「第一項管理項目、方法、稽查及其他應遵行事項之辦法，由中央主管機關會同中央衛生主管機關定之。」教育部爰訂定「學校餐廳廚房員生消費合作社衛生管理辦法」，來維護成長發育中的學童健康。

該管理辦法內容規定高中職以下學校合作社不得販售高咖啡因、高熱量、高油脂和高糖分食品，獲准販售的食物均須取得中華民國農業標準（CAS）或良好作業規範（GMP）標誌認證，又根據該措施細項解釋，所謂「健康飲品」係指天然果（蔬菜）汁、鮮乳、保久乳、包裝飲用水和礦泉水等五種液態飲料。至於「健康點心」則限指米食類、麵食包子類及麵包類。更甚者，福利社所有飲品、點心每份熱量都須符合兩百五十大卡以下。

依據消保會於二〇〇二年十一月間前往抽檢全國八十四所小學和七十七所國中，發現其中仍有十一校的員生合作社衛生安全有缺失，占6.8%。不合格學校中，五所是冷藏設備不合格，五所販售無CAS食品，一所販售過期食品等案件，因此學校餐廳以及員生消費合作社經營管理的好壞，著實關係著學生的安全與健康。

保障消費者權益強制投保責任險

歷年來有許多食因性中毒案件中，製造廠商爲逃避責任而宣布破產等行爲，使得消費者得不到應有的賠償，行政院衛生署有鑑於此，特地於食品衛生管理法第二十一條訂定經中央主管機關公告指定一定種類、規模之食品業者，應投保「產品責任險」條文，此強制投保產品責任險，雖會使廠商增加些許成本，但卻能使風險性較高之食品種類、規模之食品業者，所受到之危害降到最低，同時對於消費者權益也能獲得較佳保障。因此目前市面上已有許多廠商，爲表示對該公司產品之負責態度，主動分別向產物保險公司投保產品責任險，以期獲得消費者信賴。

食品工廠設置衛生管理人員

食品製造過程中往往會受到原料人員衛生作業流程之缺失造成安全衛生與品質危害，如近年來日本某鮮奶製造工廠，因作業人員在衛生上的疏忽，造成產品受到金黃色葡萄球菌污染，而使得上千人發生食物中毒，讓這家著名的工廠面臨倒閉的危機，可見食品衛生管理人員工作之重要性。在食品衛生管理法第二十二條中，特別訂定經公告指定之食品製造工廠，如1.乳品製造業。2.罐頭食品製造業。3.冷凍食品製造業。4.即食食品製造業。5.特殊營養食品製造業。6.食品添加物製造業等影響食品衛生安全較大之六大類別。應設置衛生管理人員，執行如下工作：

1.食品良好衛生規範之執行與監督。

2. 食品安全管制系統之擬訂、執行與監督。

3. 其他有關食品衛生管理及員工教育訓練工作。

對於擔任食品工廠衛生管理人員資格，衛生署所公告訂定之「食品工廠衛生管理人員設置辦法」中，有如下規定：

1. 公立或經政府立案之私立專科以上學校，或經教育部承認之國外專科以上學校食品、營養、家政、生活應用科學、畜牧、獸醫、化學、化工、農業化學、生物化學、生物、藥學、公共衛生等相關科系所畢業者。

2. 應前款科系所相關類科之高等考試或相當於高等考試之特種考試及格者。

3. 應第一款科系所相關類科之普通考試或相當於普通考試之丙等特種考試及格，並從事食品或食品添加物製造相關工作三年以上，持有證明者。

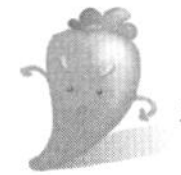

各縣市政府對於公共飲食場所之行政管理

由於「台灣省公共飲食場所衛生管理辦法」於一九九九年六月三十日廢止，而引發地方政府對於公共飲食場所管理所依據之法源喪失，因此各地方政府依據地方制度法第二十六條第四項規定，並依據食品衛生管理法第二十條衛生署所公告訂定之「食品良好衛生規範」內容，自行根據地方管理所需，訂定「公共飲食場所衛生管理自治條例」，繼續作爲管理法源之依據，其內容包含訂定有效殺菌方法、公共飲食場所用水規定、食品存放溫度規定、擦拭用品、公共飲食場所衛生設備標準，以及有關從業人員衛生規定，如：餐飲業、冷飲業、外燴業等飲食從業人員工作時應穿戴整潔之工作衣帽；調理食品時應穿戴口罩；工作時不得有吸煙、嚼檳榔、飲食或其他可能污染食品之行爲等個人衛生；調理場所衛生設施；每年從業人員應接受衛生講習等等。

該「公共飲食場所衛生管理自治條例」中所稱公共飲食場所，包括供應飲食之固定或非固定場所，管理對象如下：

1.供應公眾飲食之餐廳、飲食店、酒家、茶室、酒吧、飲料店、小吃店、飲食攤販、外燴飲食、食品自動販賣機與其他飲食業、娛樂業及旅館業之飲食場所。

2.機關、學校、醫院或團體附設供應飲食之場所。

業者如未遵行規定，將受到新台幣三萬元至十五萬元行政罰鍰。

參考文獻

行政院衛生署（2003）。〈食品衛生管理法部分條文修正〉。台北：行政院衛生署。

行政院衛生署（2005）。《食品衛生法規彙編》。台北：行政院衛生署。

行政院衛生署（2000）。《食品良好衛生規範》。台北：行政院衛生署。

行政院衛生署（2004）。《水產食品業實施實品安全管制系統》。台北：行政院衛生署。

參考網站

行政院衛生署網站，取自http://www.doh.gov.tw。

行政院衛生署藥物食品檢驗局，取自http://www.nlfd.gov.tw。

台灣食品良好作業規範發展協會，取自http://www.gmp.org.tw。

財團法人CAS優良農產品發展協會，取自http://www.cas.org.tw。

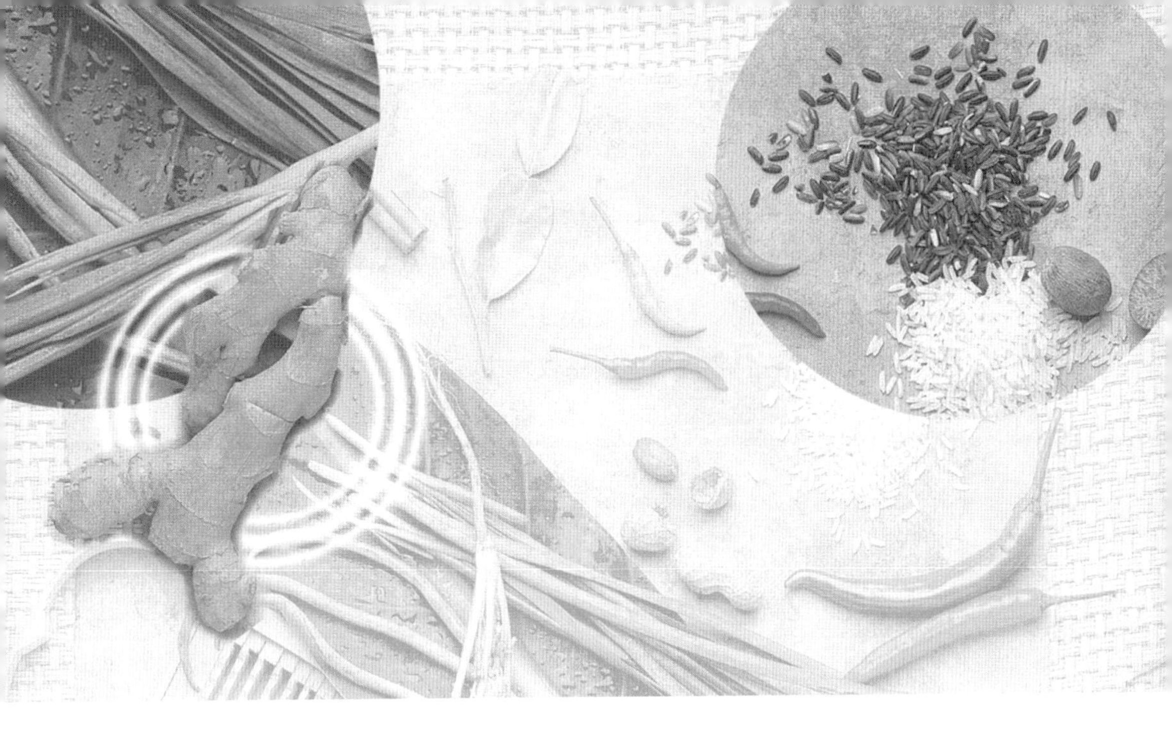

第十章

食品衛生稽查與簡易檢查

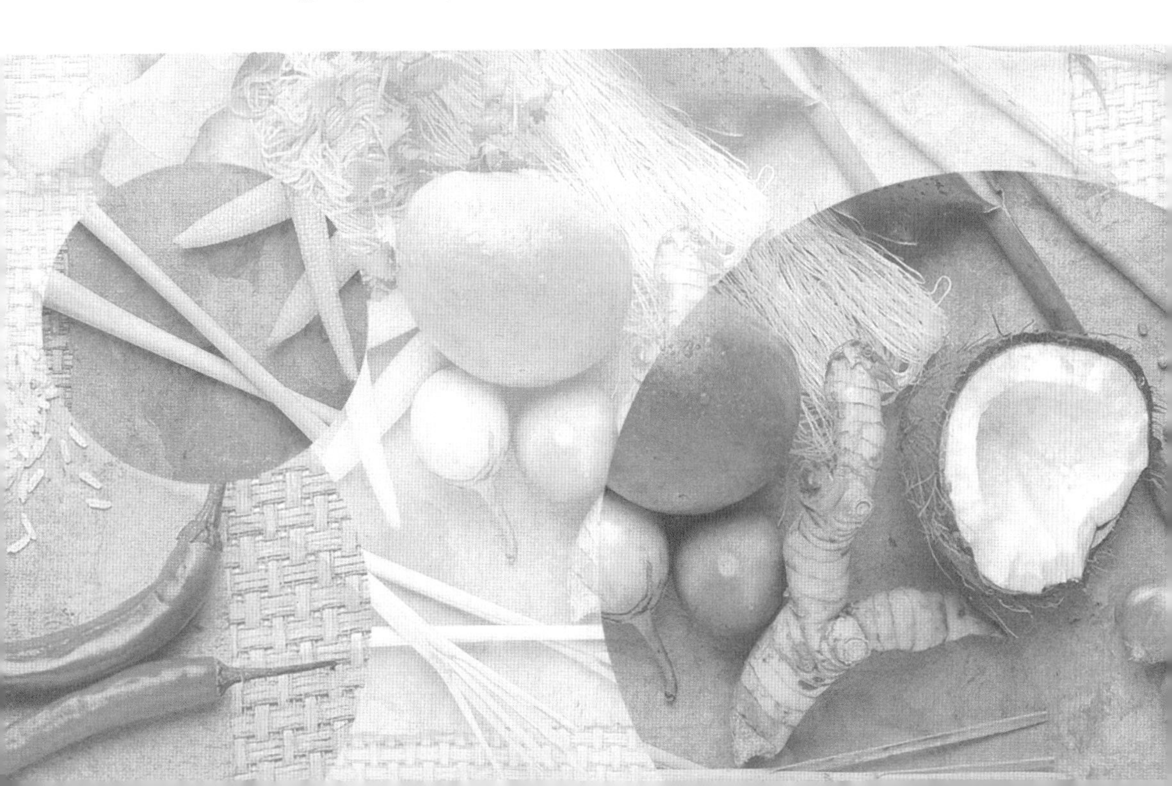

食品衛生管理的首要工作即是稽查，透過稽查工作的實施，才能加速管理的成效，讓消費大眾能確實享受衛生安全的食品，同時衛生單位人員的稽查讓食品業者有所警惕。衛生稽查人員對於業者的管理稽查，除了經常性的到場輔導外，也需經常辦理食品衛生教育工作，例如召集業者舉辦衛生講習在職訓練或觀摩座談會等活動，傳達業者應具備之衛生常識，此外利用各種資材，例如法令規章、手冊、單張、幻燈、影片等，提供給業者做現況改進缺點、修正的參考。這些工作在實質上是屬於積極性的，對於某些良莠不齊的業者或因無意而造成錯誤的業者，儘量予以輔導的手段，如仍未能達到衛生該有水準目的之廠商，則需以經常性的稽查及配合法令罰則予以改正。事實上輔導與稽查兩者工作是相輔相成的，目的都是希望食品業者能提供衛生安全的食品給大眾消費，而且稽查工作可發現實際存在的問題，若做得完善，則可為輔導工作引導出正確方向，減少爾後之稽查工作。

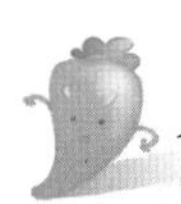

食品衛生稽查

行政院衛生署為保障國人之食品衛生安全，採取「雙重防護」管理模式，除進口食品在海關時由經濟部標準檢驗局負責衛生安全之檢驗工作外，衛生單位也會隨時或於每年之例行食品抽驗項目中，排定「進口食品」之抽驗；對於國產食品則不定時實地赴廠稽查製造廠商是否確實執行「衛生自主管理」外，也會依據時令、季節或地方特產排定食品之抽驗，如此「雙重防護抽驗」之目的，除保護國人飲食健康外，也對市售食品之衛生安全達到監測功能。

稽查工作實務

進行稽查工作前應有的程序：

一、建立業者基本資料

首先需要對於轄區內之食品業者分門別類，區分出業者之經營類別，例如製造業、食品販賣業、烘焙業、餐飲業、超商等，利用電腦予以分別建立資料管理，同時對於業者資料亦應瞭若指掌，作爲其輔導計畫或因應突發事件必須採取措施之依據，當然業者的有關資料應經常向有關機關索取或平常自行蒐集訂定。

二、例行性或專案稽查（調查）

例行性或專業稽查之步驟：

1. 依據業務需要與時間分配施行檢查規定項目或採重點檢查。
2. 檢查後詳實報告上級研提處理意見。
3. 食品中毒案件調查應依規定辦理並及時報告上級處理。

三、檢體之採取

關於檢體的採取可分爲例行性及特殊性二種，分述如下：

(一)例行性

1. 確定採取檢體之目的。
2. 確定抽樣種類數量製造日期和受理檢驗單位。

3.當檢驗後如判定不合格時之處理，應預作準備。

(二)特殊性

1.依據上級指示或據檢舉或於稽查時，發覺可疑時辦理。

2.充分了解上級之要求或研判檢舉內容及其可能涉及問題。

3.決定於何處抽樣，抽樣檢體時應使用之器材、保存方法，以及欲抽樣檢體之製造日期、有效日期、批號、數量之確認。

4.抽驗前，先知會受理檢驗單位遞送方法及時間之設計。

5.依據稽查發覺可疑時，即予以抽樣送驗。

以上檢體之採取，均應於現場填寫「抽驗物品收據」或「查獲違法嫌疑食品事件現場處理紀錄表」，並應詳細記載受檢廠商名稱、地址、電話、負責人姓名、身分證字號等資料，以備抽驗食品經判定不合格時，需製作談話筆錄之需要。

四、不合規定處理

抽驗之檢體經檢驗後判定為不合格時，稽查人員應將檢驗成績書或涉嫌違法食品事件現場處理紀錄表，依據食品衛生管理法規定分別依下列適用之處分迅速簽報上級核判：

1.通知限期改善。

2.查封產品，並命暫停製造、調配、加工、販賣該項產品。

3.沒入銷毀。

4.開立行政罰鍰處分書。

5.移送法辦（填寫刑事案件移送書，以及所需附件，例如：檢驗成績書、現場處理紀錄表、談話筆錄等等）。

五、執行稽查工作前之準備

執行稽查工作前之準備工作有：

1.熟悉食品相關法令規章與任務。

2.了解欲稽查之食品業別之特性（例如：餐飲業、烘焙業、製造業均有不同之技巧專業）。

3.明瞭地方民情特性（如：原住民山區、離島地區等）。

4.工作之執行方式及計畫進度設計。

5.依據任務需要，隨身攜帶之儀器、物品。

(1)配戴「食品衛生檢查證」。

(2)現場處理紀錄表、抽驗物品收據。

(3)簡易檢查儀器。

(4)談話紀錄表。

(5)檢體包裝容器檢體封條。

(6)稽查紀錄用紙。

(7)錄音機。

(8)照相機、手機。

六、稽查人員稽查時應行注意事項

稽查人員稽查時應行注意事項爲：

1.處事必須持之謹慎、公正、負責，對工作不斷檢討，悉心研究，力求改進。

2.態度要和藹，對人要誠懇，儀容端莊，避免引起爭執。

3.具備豐富法律常識。

4.具備輔導之專業知識。

5.絕不可應酬喝酒後前往店家稽查。

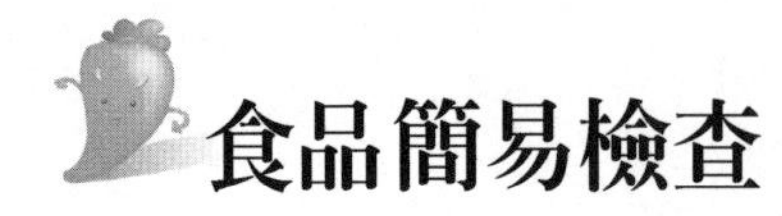

食品簡易檢查

政府賦予衛生稽查人員檢查食品之公權力，但對於食品之衛生安全稽查，則需藉官能檢查與儀器檢驗。

簡易檢查目的

食品檢驗往往費時多日，因此假如檢驗能在極短的時間內，以及在業者現場注視下，及時判別違規食品或調理場所的衛生，將是最有效之稽查方式，衛生署基於此觀念而發展出所謂「食品簡易檢查法」，而食品簡易檢查能在短時間內，確實了解被檢查之食品、器械或調理場所是否符合衛生。簡易檢查因具「簡」與「易」之機動性與方便性，利用此簡易檢查儀器作爲初步之檢驗功能，可過濾減少需抽驗之食品檢體，但因檢驗方法較爲簡陋，故不能依此作爲處罰之依據，而同樣的，食品業者也可藉此簡易檢查，做爲業者本身「衛生自主管理」，提升衛生品質。

簡易檢查之特性

簡易檢查之特性有三，敘述如下：

第一、攜帶方便：通常基層缺乏良好交通工具，且稽查對象甚多之店家，位處偏遠或鬧區，因此必須選擇能隨身攜帶之儀器，以增加機動性，並提高工作效率。

第二、操作容易不複雜：檢查人員只需經過簡單訓練，即可正確操作使用。

第三、結果迅速：現場抽驗後隨即檢驗，其結果當場檢出，可增加稽查人員現場稽查效果，並提高稽查人員權威性。

食品簡易檢查項目及方法

食品簡易檢查項目目前經行政院衛生署公告有：

1.光度檢查法。

2.糖度檢查法。

3.溫度檢查法。

4.澱粉性殘留物殘留檢查法。

5.脂肪性殘留物檢查法。

6.ABS陰離子界面活性劑殘留物檢查法。

7.硼砂與硼酸檢查法。

8.過氧化氫檢查法。

9.亞硫酸鹽檢查法。

10.亞硝酸鹽檢查法（一）、亞硝酸鹽檢查法（二）。

11.甲醛檢查法（一）、甲醛檢查法（二）。

12.介黃檢查法。

13.螢光物質檢查法。

14.Metanil Yellow檢查法。

15.大腸桿菌群細菌檢查法。

16.生菌數檢查法。

17.金黃色葡萄球菌檢查法。

共十七種方法，其操作方法內容如下：

一、光度檢查法

(一)目的：測驗調理場所之光度。
(二)器材：光度器。
(三)檢查方法：
1.將感光版放在測試場所（通常是工作檯面上）。
2.看指針測定的光度爲多少米燭光（Lux）。
(四)建議：
1.一般作業場所之光線應該保持在一百米燭光以上。
2.工作檯面或調理檯面應該保持在二百米燭光以上。

二、糖度檢查法

(一)目的：爲簡便迅速測知食品（糖水）是否使用人工甘味劑。
(二)器材：糖度計。
(三)檢查方法：
1.先將飲食品（糖水）用舌頭嚐試。
2.以糖度計測其糖度。
3.如果糖度低，而試嚐很甜時，其糖水摻有人工甘味劑。
(四)建議：請勿購食路邊攤販現場調理之冷飲食品。

三、溫度檢查法

(一)目的：測定冷凍（藏）庫（室）保存食物之溫度是否符合標準。
(二)器材：溫度計
(三)檢查方法：
1.將溫度計放在測試處所。

2.將門關妥。

3.經過十至十五分鐘以上，再查看其溫度計。

(四)建議：

1.冷凍庫溫度應保持在-18℃以下。

2.冷藏庫溫度應保持在7℃以下，凍結點以上。

四、澱粉性殘留物檢查法

(一)目的：檢查餐具或食物容器是否清洗乾淨，是否有澱粉質殘留。

(二)試藥：碘試液（碘化鉀二十克溶於一百毫升水中，再加入碘十二・七克；待溶解後，取一毫升加水稀釋一千毫升即爲碘試液。）

(三)檢查方法：

1.取澱粉試液。

2.滴在供檢驗的餐具或容器上。

3.慢慢迴轉，使碘試液觸及全面。

4.有殘留澱粉會變成藍紫色。

(四)建議：

1.若有澱粉殘留，應改進洗滌方式，最好以三槽式洗滌，其洗滌流程爲：

(1)大略噴洗：用蓮蓬式噴嘴，以溫水迅速的噴水於餐具上，以防食物在餐具上變硬，保持食物顆粒漂浮，並使其鬆軟，以減低其附著於餐具上之可能性，也可以節省一些清潔劑。

(2)清洗：第一隔槽的水維持在34℃至49℃間，這是個較費力的工作，可以利用刷子，這時使用的清洗液還沒達到衛生處理的目的。

(3)沖洗：將餐具浸於第二隔槽內的乾淨溫水中，把清潔劑沖洗掉，應以流動自來水沖洗，不要用髒水來沖洗餐具。

(4)消毒：此時可利用餐具藍將餐具浸於100℃以上的第三隔槽熱水中

至少二分鐘，熱水無法獲得時，可利用有效濃度的化學衛生藥劑溶於水中（氯的最低含量爲200ppm）。

(5)滴乾：使水徐徐流出並風乾，不要使用毛巾擦拭，只要將餐具、茶杯等置於其上，並移置於乾燥、乾淨的地方，靜置即可。

2.使用衛生筷，用完即丟。

五、脂肪性殘留物檢查法

(一)目的：檢查餐具或食物容器上有無殘留油脂，判定是否清洗乾淨。

(二)試藥：

1.蘇丹四號（sudan IV）或蘇丹三號（sudan III）。

2.酒精。

3.蘇丹試液（取蘇丹四號或蘇丹三號〇．一克溶於酒精一百毫升即成）。

(三)檢查方法：

1.將試液滴在供檢驗之餐具或容器上。

2.慢慢迴轉使其擴及全面。

3.用水輕輕沖洗。

4.如有殘留油脂會呈現紅色的斑點（以有斑點爲測定依據，塑膠容器若有粉紅色至紅色斑點，測試後以水無法去除時，可以藥用酒精回復原狀）。

(四)建議：

1.若有油脂殘留，應改進洗滌方法，最好以三槽式洗滌。

2.無良好洗滌設備時，請使用免洗餐具及紙杯。

六、ABS殘留物檢查法

(一)目的：檢查餐具是否殘留洗潔劑。

(二)試藥、器材：

1.甲醇。

2.丙酮。

3. 1%花紺（azure A）試液。

4.10%鹽酸溶液。

5.氯仿。

6.滴管、試管。

7.pH試紙。

(三)檢查方法：

1.試管、滴管使用前，先以甲醇及丙酮洗淨。

2.以五毫升水洗滌餐具樣品。

3.將洗滌液收集至試管中。

4.加入1%花紺試液一滴。

5.加入10%鹽酸溶液調至酸性pH3，混合均勻。

6.加入與洗滌液等量之氯仿振搖混合後靜置。

7.若氯仿呈藍色，則表示樣品表面有殘留ABS。

(四)建議：

1.使用洗潔劑清洗餐具，應先浸漬後，以流水沖洗至少五秒鐘以上。

2.不可用洗衣粉洗餐具或蔬果。

七、硼砂及硼酸檢查法

(一)目的：檢查食品中有無摻用硼砂（硼酸）。

(二)試藥、器材：

1.10%鹽酸溶液。

2.10%氨水。

3.燒杯。

4.玻璃棒。

5.薑黃試紙。

6.試管。

7.刀子。

8.酒精燈。

9.吹風機。

(三)檢查方法：

1.將檢體細切放入試管（或燒杯）。

2.加適量（淹蓋檢體）之10%鹽酸溶液。

3.加溫抽出硼砂（硼酸）成分。

4.將抽出液滴在薑黃試紙上。

5.以吹風機吹乾。

6.漸變為紅褐色。

7.再加10%氨水一滴。

8.如再變為暗藍色，即認定檢體含有硼砂（硼酸）。

9.以標準品做對照實驗。

註：本檢驗法必須酸性反應（呈紅色）及鹼性反應（呈暗藍色）均呈陽性時，始能判定為陽性。

(四)建議：

1.蝦類除做抽出液外，可直接用10%鹽酸溶液浸潤後，與薑黃試紙接觸，觀察其變色。

2.避免購買到可能添加硼砂之食品（如油麵、魚丸等），應向商譽良好之廠商購買。

八、過氧化氫檢查法

(一)目的：檢查食品中有無殘留過氧化氫。

(二)試藥：

1.硫酸鈦溶液（Titanium Sulfate Solution）（試藥級市售品20至40%）。

2. 五氧化二釩（Vanadium Pentoxide）（試藥級）。

3. 硫酸（試藥級）。

4. 碘化鉀（試藥級）。

5. pH試紙（pH5.0至8.0）。

(三)試液之調製：

1. 硫酸鈦溶液配成5%硫酸鈦溶液。

2. 硫酸釩溶液：取五氧化二釩〇．一克，加稀硫酸溶液四．五毫升，稀釋至一百毫升，時時振搖一至二小時，使之溶解，必要時過濾之。

3. 10%碘化鉀溶液。

(四)檢查方法：

1. 在檢體表面或新切的刀切面，滴加5%硫酸鈦溶液濕潤。

2. 若呈淡黃色至黃褐色，即有過氧化氫之殘留。

3. 再加滴硫酸釩溶液於另一處，若亦呈現淡黃褐色至紅褐色，即有過氧化氫之殘留。

4. 滴加10%碘化鉀，若呈紫色至紫藍色，即有過氧化氫之殘留。含澱粉類成分之檢體，必須多加此一檢查法。

註：芋頭有假陽性反應

(五)建議：購買食品應接受應有的原色，勿要求過白。

九、亞硫酸鹽檢查法

(一)目的：檢查食品中有無亞硫酸鹽存在。

(二)試藥：

1. 對位玫瑰苯胺鹽酸鹽（P-rosanilin HCL）（試藥級）

2. 福馬林（Formalin 37%，日本藥局方）。

3. 高錳鋅酸鉀溶液（試藥級）。

4. 孔雀綠（Malachite Green）（試藥級）。

5.醋酸鈉。

6.鹽酸。

7.濾紙。

(三)試藥之調製：

1.試液A：對位玫瑰苯胺——甲醛試液。

(1)a液：取對位玫瑰苯胺鹽酸鹽〇．二克溶於一百毫升的水，放置過夜後過濾，取濾液二十毫升加HCL六毫升，再加水至一百毫升。

(2)b液——0.2%甲醛溶液：取福馬林三克加水使成五百毫升，臨用時調製。

(3)將a液加b液同容量混合。

2.試液B：鹽酸——醋酸鈉緩衝液（pHl.09lM醋酸鈉五十毫升，加lN鹽酸七十毫升，再加水一百三十毫升調製而成）。

(3)試液C：N／200高錳酸鉀溶液。

(4)試液D：0.01%孔雀綠水溶液。

(四)檢查方法：

1.取適量檢體（必要時細切）加水充分攪拌，用濾紙過濾，濾液供做檢液。

2.取濾液十毫升加試液A一毫升，再加試液B四毫升，混合靜置約三十至三十五分鐘，若呈粉紅色，表示有亞硫酸鹽存在。另取水十毫升做空白對照試驗。

3.另取檢液五至十毫升加試液C一至二滴，若有亞硫酸鹽存在時，會使試液脫色。

4.另取檢液五至十毫升加試液D一至二滴，若有亞硫酸鹽存在時，會使試液脫色。

(五)建議：

1.不要要求食品有超過常態之白度，如筍干、金針菇、冬瓜糖等，帶有褐色是正常的。

2.亦可以亞硫酸鹽試紙測試，更為簡便，其方法為：

(1)液體檢體取〇．五至二克，固體細切混合後取〇．一至二克。

(2)置於一百毫升之三腳瓶，加水十毫升，振搖混合後放置三至五分鐘，供作檢液。

(3)取試液沾檢液。

(4)與標準色比色，若呈現粉紅色，則顯示有亞硫酸鹽殘存。

十、亞硝酸鹽檢查法(一)

(一)目的：檢查食品中有無亞硝酸鹽存在。

(二)試藥：

1.a-萘胺（A-naphthylamine）（試藥級）。

2.對氨基苯磺酸（Sulfanilic Acid）（試藥級）。

3.酒石酸（Tartaric Acid）（試藥級）。

(三)Griess-Romijn's試藥之調製：A-naphthylamine 一份、Sulfanilic Acid 十份、Tartaric Acid 八十九份於研缽中均勻混合，貯存於褐色試藥瓶中備用。

(四)檢查方法：

1.取適量檢體約十克（必要時細切），加適量水（約二毫升）充分攪拌後於水浴（Water bath 60° C）中加熱二十分鐘，取上澄液供做檢液。

2.量取檢液二毫升，置於試管中加Griess Romijn's試藥〇．五克，若有亞硝酸鹽存在時呈紅紫色。

十一、亞硝酸鹽檢查法(二)

(一)目的：檢查食品中有無亞硝酸鹽存在。

(二)試藥、器材：

1.移動式電腦分光光度計。

2. 四硼酸鈉（Sodium Tetraborate Decahydrate）。
3. 亞鐵氰化鉀（Potassium Ferrocyanide Trihydrate） 。
4. 醋酸鋅（Zinc Acetate）。
5. 醋酸（Acetic Acid）。
6. 磺胺（Sulfanilamide）。
7. 萘乙二胺鹽酸鹽〔N-l （l-naphthyl） ethylenediamide- 2HCL〕 。
8. 亞硝酸鈉（Sodium Nitrite，99%）

上述試藥均採用試藥特級。

(三)試液之調製：

1.四硼酸鈉溶液：取四硼酸鈉五十克溶於一千毫升溫水中，冷卻至室溫。

2.沈澱劑A：取亞鐵氰化鉀十・六克溶於水使成一百毫升。

3.沈澱劑B：取醋酸鋅二十二克及醋酸三克溶於水使成一百毫升。

4.呈色劑A：取磺胺〇・五克加HCL（1+ 1）一百毫升溫熱溶解。

5.呈色劑B：取萘乙二胺鹽酸鹽〇・一二克加水溶解使成一百毫升，貯存於褐色瓶中。

6.標準溶液：精確稱取一・五克乾燥過（於烘箱內以100° C乾燥三十分鐘後，移置於乾燥器內，冷卻至室溫）之亞硝酸鈉溶於水使成一千毫升，其濃度爲每毫升相當含亞硝酸根（NO_2-）一公絲。臨用時以水稀釋至每毫升相當含亞硝酸根（NO_2-）50微克。

(四)檢查方法：

1.檢液之調製：稱取檢體五克（必要時細切）置於附有刻度之一百毫升燒杯內，加四硼酸鈉溶液五毫升，再加80℃水八十毫升，加熱十五分鐘，冷卻至室溫，如沉澱劑A、B各二毫升，加水定容至一百毫升後過濾，取濾液供作檢液。

2.檢量線之製作：精確量取亞硝酸標準溶液（含 NO_2-50"g / ml）一、三、五、六及九毫升分別置於一百毫升定量瓶中，再分別加水使成爲八十毫升，依上述檢液之調製方法操作之，再依下述定量之方法於波長540nm測定其吸光度，就所得吸光值與亞硝酸根濃度繪製成檢量線，並輸入移動式電腦分光光度計。

3.定量：量取濾液四毫升置於附有刻度之二十毫升試管中，加呈色劑A一毫升，混合均勻，再加呈色劑 B 一毫升，混合均勻，靜置十分鐘，加水定容至二十毫升，於波長540nm測定其吸光度，由檢量線求出檢液之濃度（C），再由「NO_2-（ppm）=Cx100/W」式算出檢體中NO_2-之含量（ppm）。

註：C：檢液之亞硝酸根之濃度（ug / ml），係以檢液之吸光度，經由檢量線求得 之。

W：檢體取量（g）

十二、甲醛檢查法(一)

(一)目的：檢查食品中有無甲醛存在。

(二)試藥、器材：

1.變色酸（Chromotropic Acid）。

2.硫酸區。

3.磷酸（85%）。

4.pH試紙。

(三)試液之調製：

1. 2%變色酸溶液：取變色酸二克溶於水中使成一百毫升即成。

2. 20%磷酸

(四)檢查方法：

1.取檢體約十克（必要時細切）加適量水（液態檢液約二十毫升），加20%磷酸一毫升使呈酸性，加熱蒸餾，取餾出液，供作檢液。

2.取檢液一毫升加濃硫酸三毫升（徐徐加入）及加入2%變色酸溶液一至二滴在沸騰水浴中加熱十分鐘，若含有甲醛時呈紅紫色，另以水一毫升做空白對照試驗。

註：直火蒸餾時，若試料中含有糖質者，易分解生成甲醛，應加注意或改為水蒸氣蒸餾。

十三、甲醛檢查法(二)

(一)目的：檢查食品中有無甲醛存在。

(二)試藥器材：

1. 移動式電腦分光光度計。
2. 過碘酸鉀（Potassium Periodate）。
3. 硫酸（Sulfuric Acid）。
4. 鹽酸（Hydrochloric Acid）。
5. 氫氧化鉀（Potassium Hydroxide） 。
6. 環六次甲基四胺（Hexamine，99.5%）。
7. 4-amino-3-hydrazino-5-mercapto-1, 2, 4-triazole（AHMT）。

以上試藥均採試藥特級。

(三)試液之調製：

1. AHMT試液：取AHMT〇．五克，以0.5N HCL溶解並定容至一百毫升，貯存於褐色瓶中。
2. KIO_4溶液：稱取KIO_4 〇．七五克，以0.2N KOH 溶解並定容至一百毫升。
3. 2N H_2SO_4。
4. 5N KOH。
5. 0.5N HCl。
6. 0.2N KOH。
7. 標準溶液：精確稱取環六次甲基四胺〇．三一一二克溶於水使成一千毫升，其濃度為每毫升相當含甲醛（HCHO）400ug，臨用時調製。

(四)檢查方法：

1.檢液之調製：稱取檢體十克（必要時細切），加5N KOH溶液一毫升，加水八十毫升浸漬，振搖十分鐘，加水至一百毫升過濾後供作檢液。

2.檢量線之製作：精確量取甲醛標準溶液（含 HCHO400ug／ml）〇．五、一、二、四及六毫升分別置於定量瓶中，再分別加水使成八十毫升，依上述檢液之調製方法操作之，再依下述定量之方法於波長550nm測定其吸光度，就所得吸光值與甲醛濃度繪製成檢量線，並輸入移動式電腦分光光度計。

3.定量：量取檢液一毫升置於十毫升共栓試管中，滴加2N H_2SO_4溶液三滴，立即密栓之，於酒精燈加熱至50℃，振搖三分鐘，靜置冷卻，加5N KOH溶液一毫升密栓混合，再加AHMT溶液一毫升，振搖五分鐘，最後加 KIO4溶液一毫升，振搖混合，於波長550nm測定其吸光度，由檢量線求出檢液之濃度（C），再由「HCHO（ppm）=Cx100/W」式計算出檢體中甲醛（HCHO）之含量（ppm）。

註：C：檢液之甲醛濃度，係檢液之吸光度，經由檢量線求得之。

　　W：檢體取量（g）。

十四、芥黃檢查法

(一)目的：檢查食品中有無芥黃（Auramine）存在。

(二)試藥、器材：

1.氨水（1%氨水溶液）。

2.醋酸（1%醋酸水溶液）。

3.鋅粒（30mesh）。

4.經處理過之毛線（毛線浸於飽和尿素液中加熱三十分鐘，取出以溫水清洗）。

(三)檢查方法：

1.取檢體約五克細切，置試管中。

2. 加1%氨水十毫升於酒精燈上加熱五分鐘。
3. 過濾，取濾液加入約長五公分經處理過之毛線一條，於酒精燈上加熱五分鐘，使毛線染色。
4. 取出毛線以溫水揉洗兩次，若毛線仍著色，則將該毛線置於試管中，加入1%醋酸五毫升，加熱使色素溶出。
5. 取色素溶出液供作檢驗。
6. 檢液中加入約〇．五克鋅粒加熱。
7. 檢液中如含有芥黃，則液色會由黃色便成藍色。

(三)建議：不要購買著色之黃蘿蔔、黃色酸菜等食品。

十五、螢光物質檢查法

(一)目的：利用紫外線之照射，觀察其螢光反應來判斷食品新舊、良莠，餐具或環境有無污染。

(二)器材：暗箱式紫外線鑑別器

(三)檢查方法：

1. 將食品置於鑑別器內。
2. 可鑑定方式如下：
   (1)一般蛋白質系食品，新鮮度不佳時，多數會發螢光，見**表**10-1。
   (2)鹽基性有害色素之鑑別，見**表**10-2。
   (3)餐具污染之鑑別，見**表**10-3。

(四)建議：購買不經水洗的洋菇，未經水洗之蘿蔔，係確保不含螢光增白劑之法寶。

十六、Metanil Yellow檢查法

(一)目的：檢查食品中有無Metanil Yellow存在。

表10-1 一般蛋白質系食品鑑別法

類別		新鮮者之螢光	不新鮮者之螢光
肉類	肉質	暗青紫色	紅紫色
	脂肪	白色	乳白色
蛋類		鮮紅色	紫色、青紫色、青色
魚丸類		青色白螢光	螢光模糊、乳白色、黃白色

資料來源：行政院衛生署。

表10-2 鹽基性有害色素之鑑別

色素		螢光色素
鹽基性	紅色素	鮮紅螢光
	黃色素	新黃螢光
一般食用色素		無螢光
食用色素七號		微橘紅色螢光

資料來源：行政院衛生署。

表10-3 餐具污染之鑑別

餐飲及飲食物容器	螢光反應
洗滌清潔	無
殘渣或油類洗滌不完全	有
使用螢光清潔劑沖洗不完全	有

資料來源：行政院衛生署。

(二)試藥：

1. 鹽酸（試藥級）。
2. 硫酸（試藥級）。
3. 磷酸（試藥級）。
4. 10%硝酸（試藥級）。

(三)檢查方法：

1. 用小刀切取檢體表皮一小片。
2. 置於蒸發皿中。

3.滴加鹽酸或硫酸或磷酸或10%硝酸一滴。

4.檢體中若有Metanil Yellow，則均可立即產生紫紅色。

(四)建議：勿購買鮮黃色之黃豆干、鹹魚等食品。

十七、大腸桿菌群檢查法

(一)目的：在十八至二十四小時內定性判斷被採樣的飲食物餐具、器具、容器、手指等有無大腸桿菌群，可判定其清潔或消毒之效果。

(二)試藥：

1.大腸桿菌群檢查試紙。

2.無菌水。

3.恆溫器。

(三)檢查方法：

1.餐具、容器、器具之檢查：

(1)先將無菌水一毫升注入無菌袋內，並使大腸桿菌群檢查試紙潤溼。

(2)取出檢驗試紙，有規律擦拭受檢容器後，折斷指握部分，裝入另一無菌袋封妥。

2.手指之檢查：

(1)先將無菌水一毫升注入無菌袋內，並使大腸桿菌群檢查試紙潤溼。

(2)取出於已擦拭被檢人之手指、掌心之試紙，折斷指握部分，裝入另一無菌袋封妥。

3.食品用水、飲用水之檢查：

(1)使用經滅菌之吸管。

(2)將液態檢驗一毫升平均潤溼於大腸桿菌群檢查試紙上，並置入無菌袋中。

(3)放置在37℃之恆溫器，經十八至二十四小時培養即可。

(4)有大腸桿菌群存在時，試紙產生紅點，若大腸桿菌群及雜菌甚多，則試紙全體變紅或紅點周圍模糊。

十八、生菌數檢查法

(一)目的：用簡單器具在二十四小時內測定出被採樣的飲食物、餐具、容器等之生菌數量（CFU／g）。

(二)試藥、器材：

1.恆溫箱。

2.滅菌生理食鹽水（稀釋用）。

3.滅菌吸管。

4.培養膜

5.滅菌稀釋瓶

(三)檢查方法：

1.檢體之調製：依一般食品微生物之檢驗方法調製檢體，並適當稀釋成十倍、一百倍、一千倍、一萬倍等稀釋檢液。

2.培養方法：

(1)從密封的錫箔包取出培養膜。

(2)翻開上塑膠膜，用滅菌吸管取稀釋檢液一毫升放置在下塑膠膜中央。每種稀釋倍數之稀釋檢液都做雙重複。

(3)放入檢液後，蓋上上塑膠膜，然後在放檢液的地方，用塑膠擴散器（Spreader）壓成直徑二十公分的圓圈，並避免氣泡之產生。

(4)放置一分鐘讓膠凝固後，不必倒置，放到培養箱（恆溫器）於35℃培養二十四至四十八小時。

(5)培養後，取出培養膜，計算菌落在二十至兩百個間之紅色菌落數（或紅點）。

註：事先備好無菌吸管、稀釋液，採樣現場即可檢驗，樣品不必帶回實驗室。

十九、金黃色葡萄球菌檢查法

(一)目的：快速檢驗金黃色葡萄球菌（Staphylococcus Aureus）

(二)試藥、器材：市售金黃色葡萄球菌快速檢驗試紙劑套組或其他同類型套組。

(三)檢查方法：

1. 利用試劑套組中之紙卡或在載玻片上以油性簽字筆畫二個圓圈（直徑約一．五公分）。
2. 以套組中之牙籤或接種環沾取數個菌落，點在二個圓圈內。
3. 在下邊圈內加入一滴對照試劑，在上邊圈內加入一滴測試試劑。
4. 以套組中之牙籤或接種環先在下邊塗抹，使成均勻懸浮，然後以同法在上邊塗抹。
5. 於塗抹過程中約三十秒內，在上邊圈內即可看到凝集反應發生，否則宜拿起玻片前後左右搖動，於二分鐘內觀察結果。

(四)備註：

1. 典型金黃色葡萄球菌在對照組之圓圈（下邊）內沒有凝集反應，而於加測試劑之圓圈（上邊）內有凝聚反應時，視爲正反應（陽性），若加測試劑之圓圈沒有凝集反應，則爲負反應（陰性）。
2. 反應之快慢與細菌特性、培養基之類別皆有相關，一般、生長於Trypticase Soy Agar、Nutrient Agar或Blood Agar上之金黃色葡萄球菌皆有良好之凝集反應。若超過二分鐘才發生凝集，則視爲負反應，另外若對照組亦發生凝集反應，此時之結果爲無法判讀（Uninterpret- Able）。
3. 一般使用菌落（一至二公釐或以上）二至六個即可進行凝集反應，使用太多菌體時，則可能產生僞陽性（False Positive）反應。鑑定菌落以使用隔夜培養之新鮮菌落爲佳。但一般培養多日之菌落，仍可以得到良好之結果。

4.若反應結果產生黏稠絲狀（Stringy）時，當其背景同時變得較爲清澈時，則爲正反應，若背景仍爲牛乳狀之外觀（Milky Background）則爲負反應。

5.檢驗試劑套組應存放於2至8℃，使用前乳膠微粒試劑應充分搖勻後再測試，若儲存期間乳膠微粒偶有變粗現象，以超音波振盪器（Sonicator）振動二至三分鐘，應可予以有效改善。試劑中含有抑菌劑NaN_3，勿觸及眼睛、皮膚及誤食，若不慎接觸時，應以大量清水清洗。

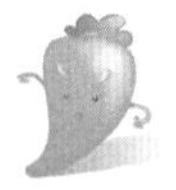

食品衛生檢驗

對於食品之抽驗檢查，可爲違規食品提供相當證據。衛生機關對於市面零售食品之抽驗，其主要目的在於藉此了解製造廠商對於其產品之原料及製造過程等是否確實執行衛生管理，讓不良廠商之產品不敢上市行銷，保障消費者健康。

國內目前食品衛生之檢驗工作，大部分由各級主管機關所屬之食品衛生檢驗機構，依據中央主管機關公告指定或依國際間認可之檢驗方法執行檢驗工作，但近年來我國因加入WTO後，進口食品種類增加甚多，對於國、內外之食品衛生查驗業務人力實已無法負荷，行政院衛生署有鑑於此，特別於食品衛生管理法第二十六條中訂定食品衛生檢驗業務，除由各級主管機關所屬食品衛生檢驗機構執行檢驗外，如衛生單位因限於檢驗人力、設備或爲爭取檢驗時效性，而無法應付大量之檢體或特殊檢驗時，必要時可依據「食品衛生委託檢驗辦法」及「輸入食品查驗辦法」，將其一部或全部委託其他檢驗機構、學術團體或研究機構辦理之，這些經衛生署認證通過後之政府機構、公、私立大專以上院校、財團法人及非公營事業之公司，可以協助衛生單位辦理食品檢驗工作，幫忙解決檢驗人力不足困

表10-4 各種食品料鮮度的外觀判定

原料	判定	目視
鮮魚類 (冷凍魚解凍後)	良好	1.死後仍在硬直中。 2.眼球突出、血液不滲透，也不混濁。 3.鰓有漂亮的紅色。 4.鱗與肉緊密結合，不易剝落。
	不良	1.死後魚體軟化，並顯著自體消化。 2.眼球凹入，並顯著混濁。 3.鰓呈暗綠色，且有不快之臭氣。 4.腹部軟弱無力。
蔬菜類	良好	看起來有光澤且新鮮（呈水樣）。
	不良	1.葉已呈枯萎。 2.無彈性。
魚肉煉製品	良好	1.色澤正常。 2.有彈性。 3.嗅氣正常。
	不良	1.輕按易碎且剝離。 2.會產生黴菌及變敗之產物。 3.有腐敗之臭氣。
食肉類	良好	1.具有原有之色澤（牛肉：鮮赤褐色；豬肉：淡灰赤色）。 2.彈性良好。 3.有特色之香氣。
	不良	1.顏色呈現暗赤色或綠色。 2.無彈性。 3.有腐敗之臭氣。
蛋	良好	1.蛋殼表面粗糙，無光澤。 2.振搖時無聲音。 3.光線照射會透光。 4.用舌舔蛋兩端時尖端冷感，鈍端溫感 5.置於水中時橫立，於6%食鹽水中下沉
	不良	1.蛋殼光澤，打破時蛋白易散離。 2.振搖時會有聲音。 3.光線照射不會透光。 4.用舌舔蛋兩端，均有冷感。 5.置於水中時直立，於6%食鹽水中上浮。

（續）表10-4 各種食品料鮮度的外觀判定

原料	判定	目視
牛乳	不良	1.外觀呈現黃色或異色，變黏稠或有凝固物、沉澱物等混入。 2.臭味、變酸、變苦、腐敗臭等。 3.煮沸試驗：五至十毫升牛乳，加熱一至二分鐘煮沸，加水二倍稀釋，生成凝固物。 4.酒精試驗：十毫升牛乳+50%酒精二倍量，混合均勻，呈白色顆粒狀凝固。
大豆製品	良好	1.外觀、嗅氣、味道正常。 2.製造後放置時間短。
	不良	1.表面有黏液生成。 2.有異物混入。

資料來源：行政院衛生署食品資訊網。

境。目前經認證通過的有經濟部標準檢驗局、財團法人食品工業技術發展研究所、台灣大學食品科技研究所、屏東科技大學等多所單位。

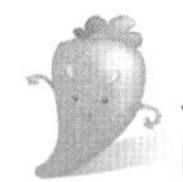

訂定檢舉違規食品獎勵辦法

衛生主管機關配備有食品稽查人員，進行市售食品之稽查、檢驗工作，但因人力不足，無法對於市售之食品、食品製造商全部徹底稽查，除有賴消費者對食品衛生知識之提升外，更需要民眾本著熱誠，提供違規之食品或食品業者，讓不守法之業者與食品不敢製造與上市而消弭無形，因此行政院衛生署也特別訂定「檢舉違反食品衛生案件獎勵辦法」，對於檢舉查獲違反本法規定之食品、食品添加物、食品器具、食品容器、食品包裝、食品用洗潔劑、標示、宣傳、廣告或食品業者得酌予處罰金額之5%獎金予以獎勵，當然應對檢舉人身分資料嚴守祕密。

參考文獻

行政院衛生署（2003）。〈食品衛生管理法部分條文修正〉。台北：行政院衛生署。

行政院衛生署（2005）。《食品衛生法規彙編》。台北：行政院衛生署。

劉廷英（1986）。《食品衛生管理概要》。台北：行政院衛生署。

台灣省政府衛生處（1999）。〈餐飲業衛生管理講義〉。南投：台灣省政府衛生處。

參考網站

行政院衛生署網站，取自http://www.doh.gov.tw。

行政院衛生署藥物食品檢驗局，取自http://www.nlfd.gov.tw。

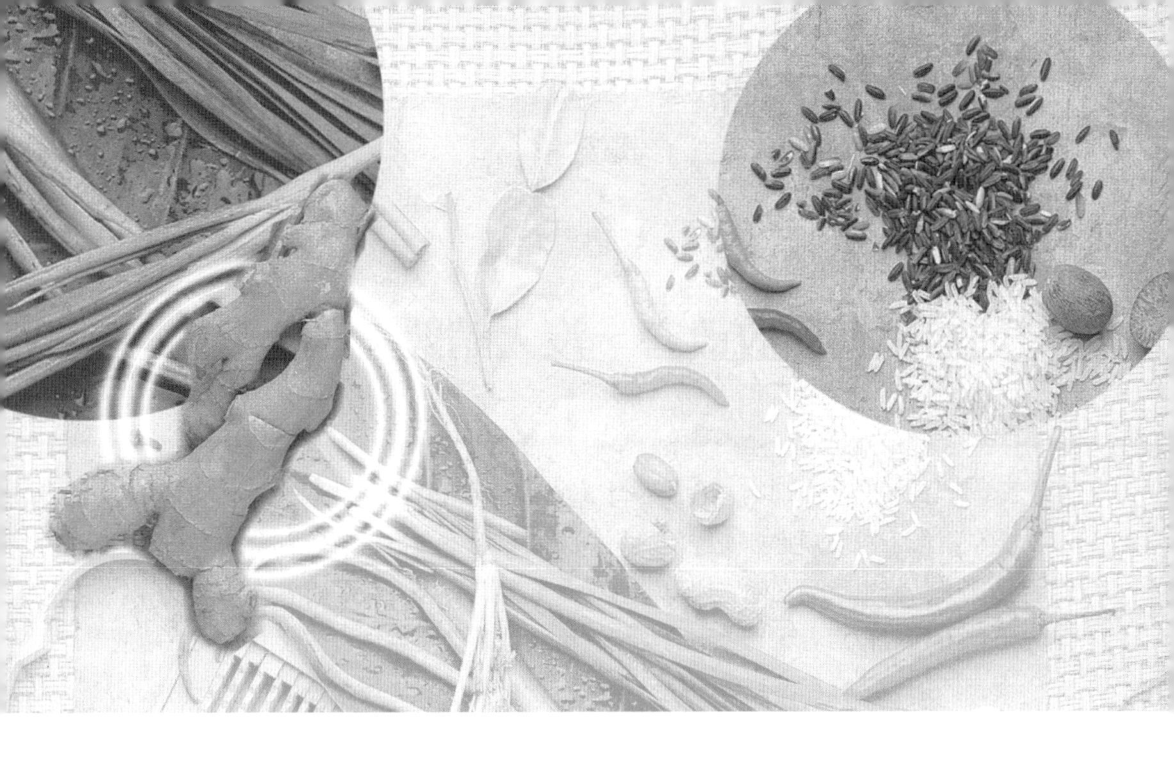

第十一章

違反食品衛生管理法之行政處理

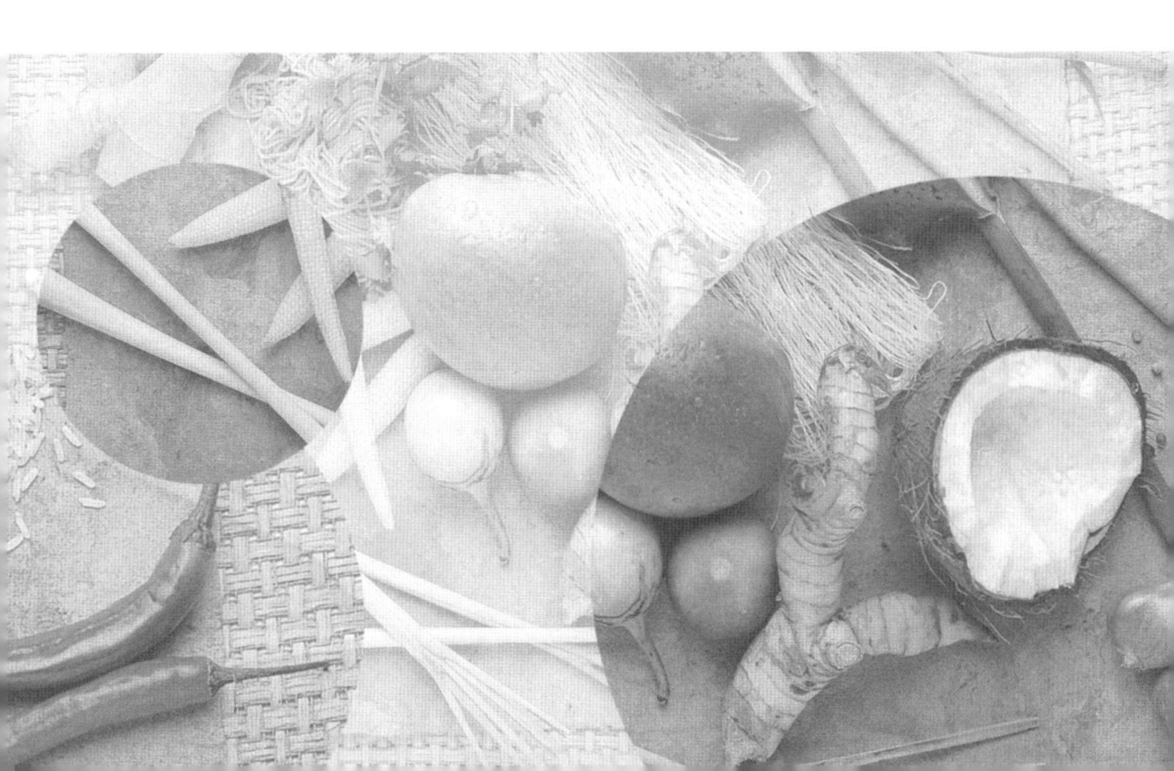

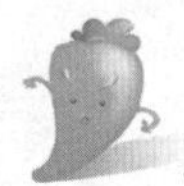

通知限期回收改善、沒入銷毀

食品、食品添加物、食品器具、食品容器、食品包裝或食品用洗潔劑，經依第二十四條規定抽查或檢驗，結果判定爲不合格者，如有食品衛生管理法第十一條中所列之變質或腐敗者、未成熟而有害人體健康者……以及第十五條所列之有毒者、易生不良化學作用者或其他足以危害健康者，或食品或食品添加物、食品器具等不符合衛生主管機關所爲之規定，衛生主管機關依責、依法沒入銷毀，以維民眾健康。另食品、食品添加物、食品包裝、食品用洗潔劑如標示宣傳或廣告不實，應通知限期回收改正，而且必須依據衛生署公告之「食品回收指引」做爲廠商實施回收行動之準則，以確保國民健康。

當然當食品業者對於檢驗結果有異議者，得於收到有關通知後十五日內，向原抽驗機關申請複驗，受理複驗機關應於七日內就其餘存檢體複驗之。但檢體已變質者，不得申請複驗。申請複驗以一次爲限，並應繳納檢驗費。直轄市、縣（市）主管機關對於檢驗結果不合規定之物品，其原餘存檢體，包括容器、包裝及標籤，應保存六個月，逾期即予銷毀。但依其性質於六個月內變質者，以其所能保存之期間爲準。

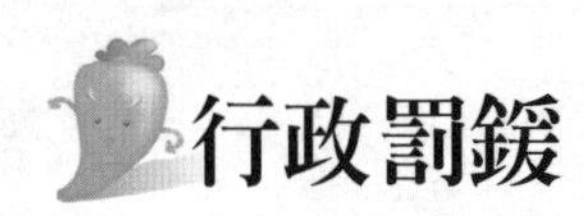

行政罰鍰

食品業者因違反食品衛生管理法規定時，衛生單位會依據其違規之條款、情節輕重予以不同程度之罰鍰處分，例如違反第十一條第一款至第七款或第十五條規定者，其情節較一般嚴重，應處罰新台幣四萬元以上二十萬元以下罰鍰。另對於標示、宣傳、廣告，如有不實、誇張或使人易生誤解之情形者，處新台幣三萬元以上十五萬元以下罰鍰，但如其標示、宣傳、廣告涉及醫療效能，則會受到更嚴重之新台幣二十萬元以上一百萬元以下罰鍰。

食品衛生管理法中對於受委託之傳播業者也有所規範，對於委播刊者之姓名、住所、電話等資料，應自廣告日起保存二個月，且於主管機關要求提供時，不得規避或拒絕，否則將受到新台幣三萬元以上十五萬元以下罰鍰；同時傳播業者如繼續刊播涉及違規之廣告，將受到由直轄縣、市新聞主管機關處罰新台幣六萬元以上三十萬元以下，並得按次連續處罰至其停止刊播爲止，依據衛生署行政命令，違規廣告案件件數計算係以一案一罰及一日一罰爲原則，亦即上午零時起至當日下午十二時截止爲一日，因此例如有線電視購物頻道以廣告帶日夜循環播出違規廣告時，以當天下午十二時止爲一罰，如零時後又繼續違規刊播，則再增加一罰，如此依此原則而連續每日處罰。

另對於不符合衛生標準之食品或食品器具、容器、食品用洗潔劑，經通知限期改善而屆期不改善者、逾有效日期仍販賣者、標示不符合規定者、食品添加物之品名、規格、使用範圍、限量未符合規定者、製造或輸入未經許可之食品添加物者、違反直轄市或縣（市）主管機關所訂之「公共飲食場所衛生管理辦法」者，以及經主管機關命其回收銷毀而不遵行者，均會受到新台幣三萬元以上十五萬元以下之罰鍰。

飲食攤販或食品業者如拒絕、妨礙或規避本法所規定之抽查、抽驗、查扣、不能或不願提供不符合本法規定物品之來源或經命暫停作業而不遵行者，處新臺幣三萬元以上十五萬元以下罰鍰；情節重大或一年內再次違反者，並得廢止其營業或工廠登記證照。

以上食品衛生管理法所定之罰鍰，均由直轄市或縣（市）主管機關處罰，其罰鍰經限期繳納後，業者屆期如仍未繳納，則將會移送法院強制執行。

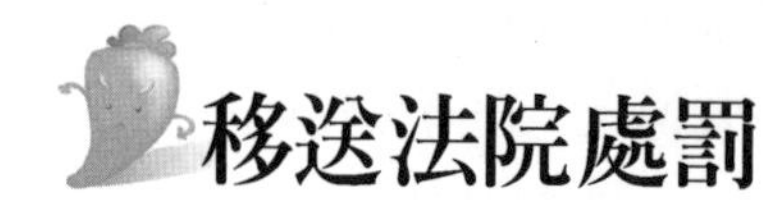

移送法院處罰

此爲最嚴重之處罰，其目的在於提醒食品業者，應特別注意食品之安全衛生，絕不能有「至危害人體健康」者，例如使用硼砂、摻加工業用色素、吊白塊等有害人體健康之有毒物質，否則將受到三年以下有期徒刑、拘役或併科新台幣十八萬元以上九十萬元以下罰金。

表11-1　衛生局針對不合格食品處理原則　　2003.6.3衛署食字第0920401252號

一、定期封存		
違規態樣 處理原則	涉嫌違反食品衛生管理法第十一條各款或第十二條等情形者。	
負責之衛生局	製造廠商所在地縣市衛生局。 進口食品業者所在地縣市衛生局。	產品販賣場所所在地衛生局。
處理方式	1. 得命令暫停作業。 2. 將涉嫌產品查封。	將涉嫌產品封存。
處理時限	自封存日起至調查與檢驗確認為止。	自封存日起至調查與檢驗確認為止。
函文相關單位	正本：製造廠商。 副本：相關衛生局協助稽查。	正本：移製造廠商所轄之衛生局。 副本：衛生署、相關衛生局協助稽查、製造廠商、販賣場所。
法律依據	第二十四條。	第二十四條。
後續處理	符合規定：啓封。 不符規定：沒入銷毀或限期改製或限期改正或明令回收。	符合規定：啓封。 不符規定：沒入銷毀或限期改製或限期改正或明令回收。
備註	如業者被勒令暫停作業，其涉嫌產品應予封存。	

（續）表11-1 衛生局針對不合格食品處理原則 2003.6.3衛署食字第0920401252號

<table>
<tr><td colspan="3">二、限期改製</td></tr>
<tr><td>違規態樣 / 處理原則</td><td colspan="2">不符合食品衛生管理法第十條、第十二條所為之規定，或違反第十三條第二項第十四條第一項規定者，但經實施消毒或採行適當安全措施後仍可使用或得改製使用者。</td></tr>
<tr><td>負責之衛生局</td><td>製造廠商所在地縣市衛生局。
進口食品廠商所在地縣市衛生局。</td><td>產品販賣場所所在地衛生局。</td></tr>
<tr><td>處理方式</td><td>應通知業者限期消毒、改製或採行適當安全措施。</td><td>1. 將案件移管轄衛生局處理。
2. 衛生局告知轄區各販賣業者將產品退請製造廠商改製。</td></tr>
<tr><td>處理時限</td><td>限定合理期限；屆期複查。</td><td>1.於調查或檢驗確認後十天內。
2.於調查或檢驗確認後十天內通知轄區販賣業者，販賣業者於接獲通知後當日下架。</td></tr>
<tr><td>函文相關單位</td><td>正本：製造廠商。
副本：相關衛生局協助稽查。</td><td>正本：移管轄之衛生局。
副本：衛生署、製造廠商、販賣場所。</td></tr>
<tr><td>法律依據</td><td>第二十九條第一項第二款。</td><td>第二十九條第一項第二款。</td></tr>
<tr><td>後續處理</td><td>符合規定：合法繼續販售。
不符規定：沒入銷毀或明令回收。</td><td>符合規定：合法繼續販售。
不符規定：沒入銷毀或明令回收。</td></tr>
<tr><td>備註</td><td>所列違規態樣，如業者能提出適當方法請求改製，得經審查核可後限期改製。</td><td>轄區販賣業者應將產品退請製造廠商改製。</td></tr>
<tr><td colspan="3">三、限期改正</td></tr>
<tr><td>違規態樣 / 處理原則</td><td colspan="2">食品標示違反食品衛生管理法第十七條、第十八條或第十九條第一項之規定者。</td></tr>
<tr><td>負責之衛生局</td><td>製造廠商所在地縣市衛生局。
進口食品廠商所在地縣市衛生局。</td><td>產品販賣場所所在地衛生局。</td></tr>
<tr><td>處理方式</td><td>應通知業者限期改正標示。</td><td>1.將案件移管轄衛生局處理。
2.衛生局告知轄區各販賣業者將產品退請製造廠商改正。</td></tr>
</table>

（續）表11-1　衛生局針對不合格食品處理原則　2003.6.3衛署食字第0920401252號

三、限期改正		
違規態樣 處理原則	食品標示違反食品衛生管理法第十七條、第十八條或第十九條第一項之規定者。	
處理時限	限定合理期限；屆期複查。	1.於調查確認後十天內。 2.於調查確認後十天內通知轄區販賣業者，販賣業者於接獲通知後當日下架。
函文相關單位	正本：製造廠商。 副本：相關衛生局協助稽查。	正本：移管轄之衛生局。 副本：衛生署、製造廠商、販賣場所。
法律依據	第二十九條第一項第三款。	第二十九條第一項第三款。
後續處理	符合規定：合法繼續販售。 不符規定：沒入銷毀或明令回收。	符合規定：合法繼續販售。 不符規定：沒入銷毀或明令回收。
備註	食品之標示未臻完善時，應限期回收改正。	轄區販賣業者應將產品退請製造廠商改正。

四、沒入銷毀（一）		
違規態樣 處理原則	一、有違反食品衛生管理法第十一條或第十五條所列各款者。	
負責之衛生局	製造廠商所在地縣市衛生局。 進口食品廠商所在地縣市衛生局。	產品販賣場所所在地衛生局。
處理方式	應予限期回收，依法沒入銷毀。	1.將案件移管轄衛生局處理。 2.衛生局告知轄區各販賣業者，將產品退請製造廠商回收銷毀。
處理時限	於抽驗或檢驗結果確認後二個星期內。	1.於調查或檢驗確認後十天內。 2.於調查或檢驗確認後十天內通知轄區販賣業者，販賣業者於接獲通知後當日下架。
函文相關單位	正本：製造廠商。 副本：衛生署、相關衛生局。	正本：移管轄之衛生局。 副本：衛生署、製造廠商、販賣場所。
法律依據	第二十九條第一項第一款。	第二十九條第一項第一款

（續）表11-1　衛生局針對不合格食品處理原則　2003.6.3衛署食字第0920401252號

四、沒入銷毀（一）		
違規態樣／處理原則	一、有違反食品衛生管理法第十一條或第十五條所列各款者。	
後續處理	確認銷毀之相關事宜，如品名、數量、執行人員、銷毀地點等。	配合製造業者所在地之縣市衛生局辦理。
備註	凡屬危害健康情節較重大者應沒入銷毀。	轄區販賣業者應將產品退請製造廠商回收銷毀。

四、沒入銷毀（二）		
違規態樣／處理原則	二、經限期改製屆期未遵行者。	
負責之衛生局	製造廠商所在地縣市衛生局。	產品販賣場所所在地衛生局。
處理方式	應予限期回收，依法沒入銷毀。	1.將案件移管轄衛生局處理。 2.衛生局告知轄區各販賣業者，將產品退請製造廠商回收銷毀。
處理時限	於抽驗或檢驗結果確認後二個星期內。	1.於調查確認後十天內。 2.於調查確認後十天內通知轄區販賣業者，販賣業者於接獲通知後當日下架。
函文相關單位	正本：製造廠商。 副本：衛生署、相關衛生局。	正本：移管轄之衛生局。 副本：衛生署、製造廠商、販賣場所。
法律依據	第二十九條第一項第二款。	第二十九條第一項第二款。
後續處理	確認銷毀之相關事宜，如品名、數量、執行人員、銷毀地點等。	配合製造業者所在地之縣市衛生局辦理。
備註	凡屬不符上述限期改製原則，或經通知限期改製，而屆期未遵行者，應沒入銷毀。	轄區販賣業者應將產品退請製造廠商回收銷毀。

（續）表11-1 衛生局針對不合格食品處理原則 2003.6.3衛署食字第0920401252號

四、沒入銷毀（三）		
違規態樣／處理原則	三、食品標示經限期回收改正，屆期未遵行者，或違反食品衛生管理法第二十九條第二項規定者。	
負責之衛生局	製造廠商所在地縣市衛生局。 進口食品廠商所在地縣市衛生局。	產品販賣場所所在地衛生局。
處理方式	應予限期回收，依法沒入銷毀。	1.應先命製造或輸入者立即公告停止使用或食用，並予回收、銷毀。 2 必要時，當地主管機關得代為回收、銷毀，並收取必要之費用。 3.將案件移管轄衛生局處理。 4.衛生局告知轄區各販賣業者，將產品退請製造廠商回收銷毀。
處理時限	於抽驗或檢驗結果確認後二個星期內。	1.於調查確認後立即公告。 2.於調查確認後十天內。 3.於調查確認後十天內通知轄區販賣業者，販賣業者於接獲通知後當日下架。
函文相關單位	正本：製造廠商。 副本：衛生署、相關衛生局。	正本：移管轄之衛生局。 副本：衛生署、製造廠商、販賣場所。
法律依據	第二十九條第一項第三款。	第二十九條第二項。
後續處理	確認銷毀之相關事宜，如品名、數量、執行人員、銷毀地點等。	確認銷毀之相關事宜，如品名、數量、執行人員、銷毀地點等。
備註	凡屬經通知限期改正，而屆期未遵行者，應沒入銷毀。	前述應沒入銷毀之食品，如已在市面上銷售，則製造、輸入或販賣者應立即公告停止使用或食用，並立即回收銷毀之。

五、明令回收	
違規態樣／處理原則	有食品衛生管理法第二十九條第一項第一款至第三款應予沒入之物品者。
負責之衛生局	1.製造廠商所在地縣市衛生局。 2.進口食品廠商所在地縣市衛生局。

（續）表11-1 衛生局針對不合格食品處理原則 2003.6.3衛署食字第0920401252號

處理方式	1.應先命製造、販賣或輸入者立即公告停止使用或食用，並予回收、銷毀。 2. 必要時，當地主管機關得代為回收、銷毀，並收取必要之費用。
處理時限	於抽驗或檢驗結果確認後立即公告，並於二個星期內回收銷毀。
函文相關單位	正本：製造廠商。 副本：衛生署、相關衛生局。
法律依據	第二十九條第二項。
後續處理	確認銷毀之相關事宜，如品名、數量、執行人員、銷毀地點等。
備註	前述應沒入銷毀之食品，如已在市面上銷售，則製造、輸入或販賣者應立即公告停止使用或食用，並立即回收銷毀之。 轄區販賣業者應將產品退請製造廠商回收銷毀。

資料來源：行政院衛生署。

結語

近日國內有關食品衛生安全事件不斷發生，尤其不當濫用、添加食品添加物等情事日趨嚴重，如麵食、年糕、布丁、珍奶中之粉圓等食品添加了「去水醋酸鈉」當防腐劑，熟桂竹筍、熟箭筍添加過量的「亞硫酸鹽」漂白劑，涼麵抽驗不符合衛生標準不合格率達77%，鮮奶及18℃飯糰、便當等即食食品之製造日期延後標示以及摻加漂白劑等違規情形，仍然在各超商內販售，卻不見有關單位稽查取締，在在顯示出國內食品飲食安全衛生管理似乎已亮起紅燈，而這警訊背後的意義，告訴我們某些管理環節出現了脫節。從商場的供需層面角度來看，消費者的需求是促成製造廠商生產的動機，因此當消費者想要求可以長期貯放的食物時，廠商就會在製造過程中技術性的添加防腐劑；當金針因本身酵素接觸空氣中的氧而自然褐變，造成深褐色而無法獲得消費者青睞時，則製造廠商自然就會添加過量的亞硫酸鹽做爲漂白劑來防止，因此如何教導消費者正確認識與購買食品，進而抵制購買不良食品，讓「黑心」廠商所製造之不良食品無法銷售，使其在市場絕跡，實在是非常重要的事。

回顧一九七九年，台灣中部多名民眾發生「多氯聯苯」食用油中毒事件，暴露出我國食品衛生行政管理體系的嚴重缺失而震驚中央，使得1981年衛生署及各縣市政府陸續成立食品衛生管理單位，至此對於食品之製造販賣總算有了專責單位。一時之間，透過食品管理工作人員的努力稽查與宣導，另方面行政院衛生署也因應時代需要，修訂食品相關法令加重不法業者處罰，來保護國人的飲食安全與衛生，使得當初違法使用的不法食品添加物銷聲匿跡，例如：蘿蔔乾摻加硼砂、吊白塊；油條摻加硼砂等等。

曾幾何時政黨輪替，政治氣候變化，部分縣市衛生單位之機關首長，這些年來也成了迎合巴結作秀的單位，原本地方衛生局應著重在促進國人健康、預防疾病發生的宗旨，也就放置一旁去配合秀場腳步，整個人力、物力大量的投入辦理原本應屬醫療單位的工作，使得稽查（如醫政、藥政）與預防（如小兒痲痺、日本腦炎等預防注射追蹤）的工作多流於形式，尤其某些衛生局長爲縣長之連任腳步去討好商家，例如原本法令上規定衛生稽查員每年應親自到藥商處所進行藥政普查及僞劣藥之稽查工作，竟然下令改變成由藥商自行攜帶證照至衛生所蓋章即可等形式上之程序，處處束縛衛生稽查人員不應時常前往商家稽查，討好商家以利選票能投向現任縣長，因此造成市面販售僞劣禁藥之猖獗，也就不足爲奇了。

更因取得縣長之信任，而依其個人之喜、惡隨意調動擁有豐富經驗的基層食品稽查人員，使得食品衛生課變成新進稽查人員的訓練所，更甚者往往新進者工作不到半年又被調離開了，也因此無法學習專業的食品稽查知識與經驗，當然無法有效稽查「黑心廠商」，整個食品衛生安全管理，也就陷於空洞的報表與整日無效率的忙與盲，因此近二、三年來，許多擁有食品專業知識與稽查經驗的資深人員，相繼感到無比的痛心與無奈，而默默地、陸續的申請提早退休或轉任他職，甚爲可惜。

最後，我們認爲要因應急速發展中之各食品販售業者（如生鮮超級市場、便利商店，乃至於傳統食品零售店等）以及五花八門、日益複雜化的市售食品，除了食品販售業者必有法治、道德觀念外，消費者對於採購食品也必須有基本之認知，而政府單位應更積極的肩負起為全國消費者把關的重任，確實做好食品衛生行政管理工作（圖11-1）。因此政府衛生單位今後對食品衛生管理上應該努力加強以下方針：

第一、加強市售食品抽驗工作，維護食品之衛生安全，並經常辦理各種研習會，協助訓練食品業者做好衛生自主管理工作，使食品衛生管理工作能導向「源頭管理」，才能全面提昇食品衛生品質水準。

第二、對於違反食品衛生管理相關法令之業者及市售食品，應積極地稽查並嚴加取締，不使有礙健康、衛生安全上有問題之食品流通於市面，而使消費大眾受害。

第三、透過各種新聞媒體，全面推廣衛生宣導教育工作。提升消費者對於選購食品應有之衛生常識，以拒買違規食品，使不肖業者自然遭受淘汰，確保消費者之飲食安全。

安全衛生之食品		
責任分攤		
食品法規及其執行	具有教育與常識之一般民眾	生產者與銷售業者之良好作業規範
對業界之指導	能判斷後再選擇之消費者	食品品質之保證與管理
對消費者之教育	家庭中之食品安全習慣	訓練適當之加工方法與技術
資料蒐集與研究	社會之參與	受過食品管理與操作人員
保健服務之提供	活躍之消費者團體	詳細之標示與消費者教育
政　府	消費者	業　者
食品安全之分工關係		
為達成國際間有關食品安全問題政策與行動之WHO指導原則		

圖11-1　食品衛生安全責任分攤圖

資料來源：行政院衛生署食品資訊網。

參考文獻

行政院衛生署（2003）。〈食品衛生管理法部分條文修正〉。台北：行政院衛生署。

行政院衛生署（2005）。《食品衛生法規彙編》。台北：行政院衛生署。

劉廷英（1986）。《食品衛生管理概要》。台北：行政院衛生署。

台灣省政府衛生處（1999）。〈餐飲業衛生管理講義〉。南投：台灣省政府衛生處。

蔡中和（2001）。〈我國中餐證照制度對於餐飲衛生提升與認知之研究〉。國立海洋大學食品科學研究所碩士論文。

參考網站

行政院衛生署網站，取自http://www.doh.gov.tw。

行政院衛生署藥物食品檢驗局，取自http://www.nlfd.gov.tw。

附錄一　我國現行衛生行政組織

沿革

中華民國憲法第五十三條規定：「行政院為國家最高行政機關」，目前行政組織包括八部二會及不管部會之政務委員，並依行政院組織法第六條，設立衛生署、環境保護署、故宮博物院及各特設委員會等。我國中央衛生主管機關歷經北伐、抗戰、國民政府遷台等政局動盪，其組織型態亦隨之迭有更動；於一九二八年四月，成立內政部衛生司，隨後歷經九次改組，過程如下：

1.一九二八年十一月改為衛生部。

2.一九三一年四月改為內政部衛生署。

3.一九三六年十一月改為行政院衛生署。

4.一九三八年四月改為內政部衛生署。

5.一九四○年四月改為行政院衛生署。

6.一九四七年五月改為衛生部。

7.一九四九年五月改為內政部衛生署。

8.一九四九年八月改為內政部衛生司。

一九七一年三月十七日改為行政院衛生署，掌理全國衛生行政事務，迄今已逾三十三載。

行政院衛生署為我國最高衛生行政主管機關，負責全國衛生行政事務，並對各級地方衛生機關負有業務指導、監督和協調的責任；在直轄市為直轄市政府，在縣（市）為縣（市）政府，其法令執行機關為直轄市政府衛生局或縣、市（政府）衛生局，業務承辦單位則為直轄市政府衛生局下設立之第七科（或食品衛生科）或縣（市）衛生局食品衛生課或藥政食品課，其行政組織架構圖如圖一：

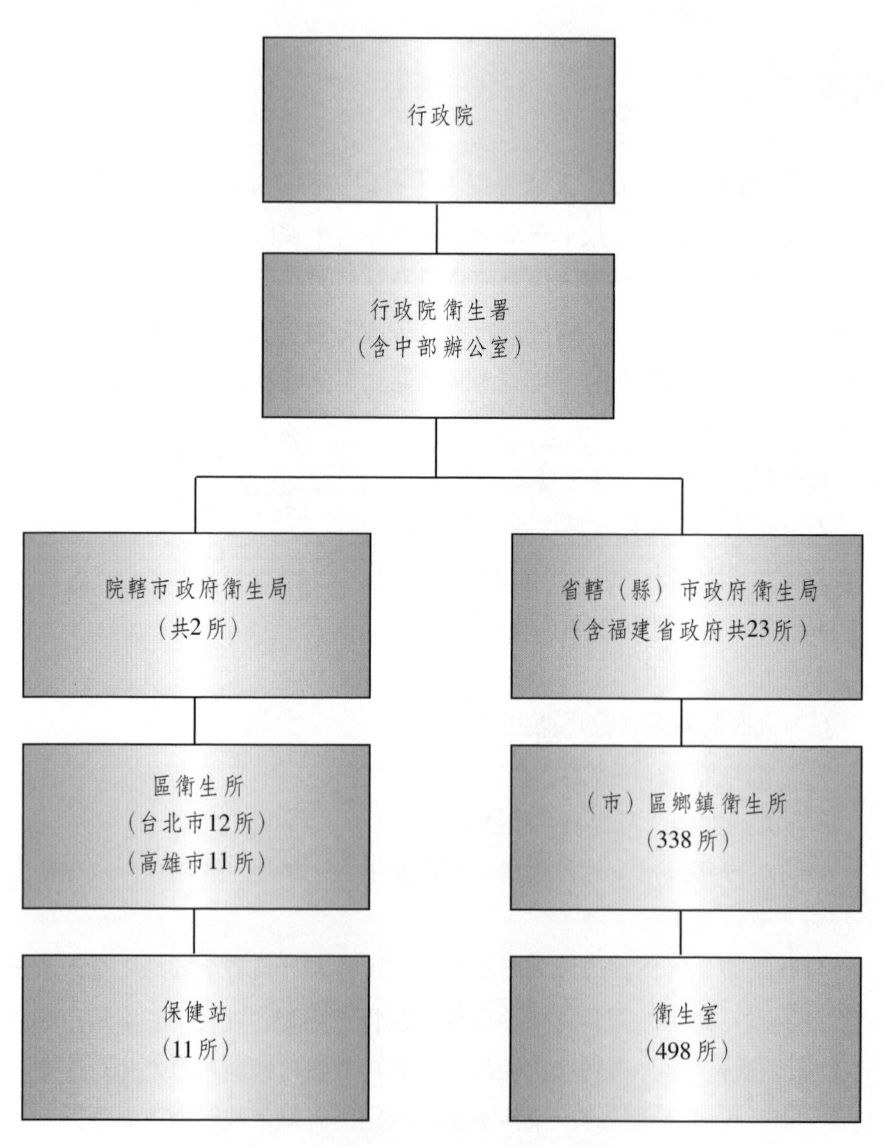

圖一　現行衛生行政組織架構圖

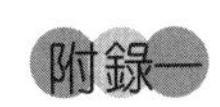

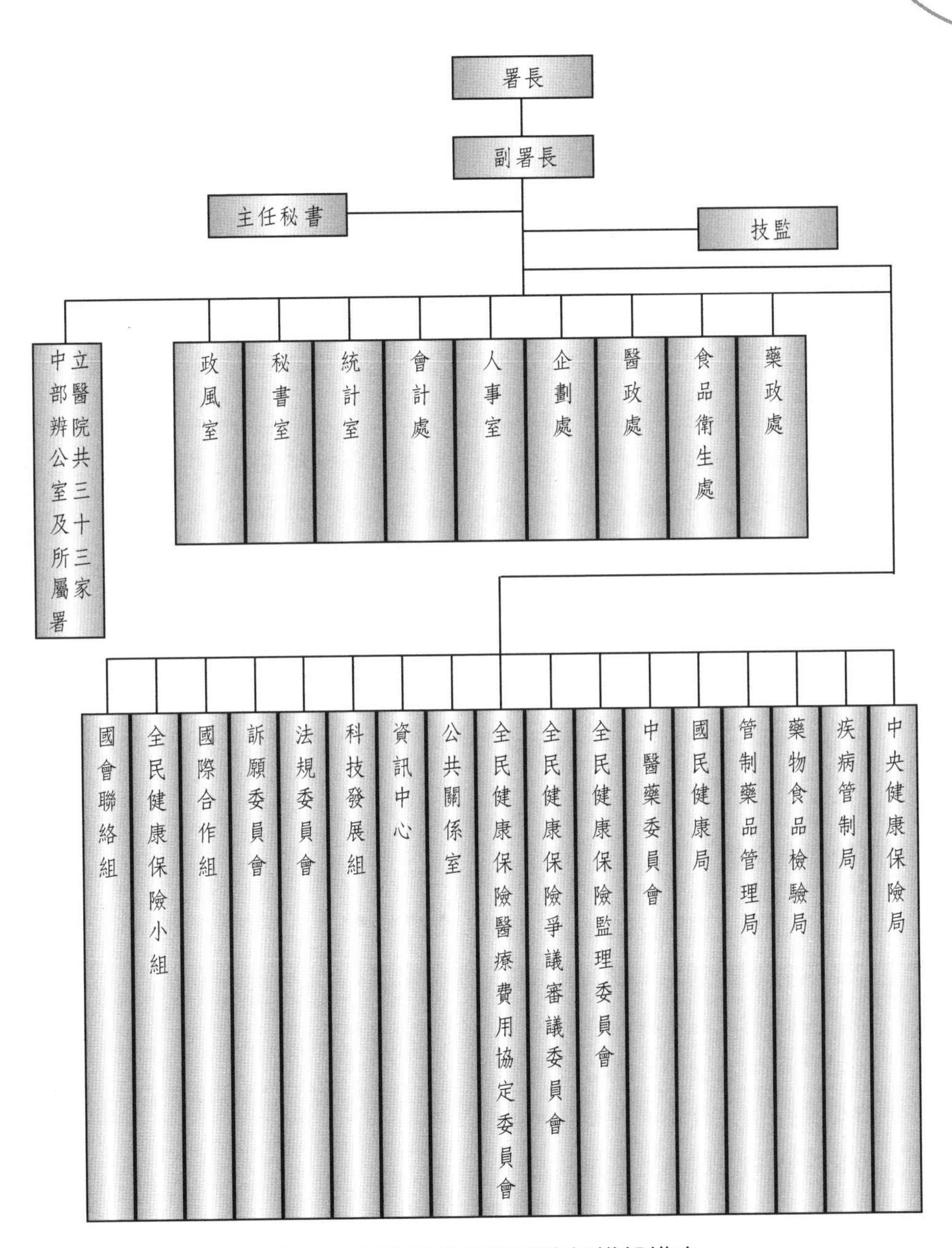

圖二　行政院衛生署單位組織架構表

（未含財團法人國家衛生研究院等四個單位）

行政院衛生署與食品衛生行政相關業務單位職掌簡介

藥物食品檢驗局職掌

食品衛生行政相關業務單位有藥物食品檢驗局，疾病管制局、醫政處、藥政處、食品衛生處，其職掌業務分述如下：

依據組織條例第二條規定，主要掌理下列事項：

1. 藥物與食品、食品添加物、食品器具、容器或包裝及化粧品之檢驗。
2. 藥物及食品添加物檢驗方法之研訂。
3. 食品、食品器具、容器或包裝及化粧品衛生檢驗方法之研訂。
4. 藥物與食品、食品添加物、食品器具、容器或包裝與化粧品之調查研究、試驗及衛生安全性之評估。
5. 藥物及食品添加物在檢驗時所用之對照標準品之供應。
6. 地方衛生機關有關藥物、食品、化粧品之衛生稽查人員、檢驗人員之督導與有關稽查、檢驗技術之輔導及訓練。
7. 其他有關藥物與食品、食品添加物、食品器具、容器或包裝及化粧品之檢驗事項。

疾病管制局職掌

1. 防疫制度之規劃及法規之研擬事項。
2. 各種疫病之預防、控制、調查及研究事項。
3. 疫病爆發之應變處理事項。
4. 國內疫情之通報及疫情監視事項。
5. 國際疫情之蒐集、交換及報告事項。
6. 防疫藥物之採購及管理事項。
7. 預防接種之規程、推動及受害救濟事項。
8. 疫苗及生物製劑之製造、供應、研發及技術轉移事項。

9.各種疫病之檢驗事項。

10.疫病檢驗標準之訂定及檢驗認證事項。

11.營業衛生之規劃、推動及督導事項。

12.國際港埠之檢疫及衛生管理事項。

13.外籍勞工之衛生管理事項。

14.地方衛生機關執行本局主管事務之指揮及督導事項。

15.疫病管制事務之國際合作及交流事項。

16.疫病管制專業人員之培訓事項。

17.其他有關防疫、預防醫學之研究與發展、檢疫及經行政院衛生署指定之疾病管制事項。

醫事處工作職掌

一科（醫事法規）

1.醫事法規之修法事宜。

2.研擬驗光師法草案、呼吸治療師法及心理師法相關法令解釋、人體檢體與採集事項及親子鑑定之解釋、辦理醫學倫理委員會及醫療弊端督導小組相關事宜。

3.醫療糾紛鑑定案、人民陳情案。

4.生醫科技相關法規、醫療糾紛處理法草案、Patient Safety Symposium、「醫療糾紛補償制度」研討會。

5.護理人員法規解釋、醫事放射師法解釋、醫事檢驗師法解釋、研訂聽力治療師及語言治療師法。

6.醫師法規之解釋。

7.醫療糾紛鑑定案、法院醫療糾紛鑑判決書處理、法院函詢醫療相關問題（醫學）、銓敘部撫恤案、特種考試資格審查。

8.不列入醫療管理行爲解釋、密醫廣告統計、預算彙整。

9.醫療廣告解釋、大陸人士來台審核、醫療弊端處理情形追蹤統計、科務彙整。

二科（醫療機構品質輔導）

1. 公立醫療管理綜合業務。
2. 醫療品質及部分公立醫院相關業務。
3. 財團法人醫院個案業務、成本會計、社工及病歷等醫院管理。
4. 醫療資源規劃與審議、健全民間醫療業務。
5. 醫院評鑑相關業務。
6. 醫療區域輔導綜合及財團法人醫院個案業務。
7. 財團法人醫療機構管理及財團法人業務個案業務。

三科（緊急醫療救護服務）

1. 救護車、救護直升機、緊急醫療救護法及相關法規、急診評鑑、推動屍體器官移植業務。
2. 人體器官移植條例及子法規、人體試驗後半段、病理屍體解剖、醫療技術、器官銀行輔導。
3. 醫療援外、災難醫療救護隊、醫事檢驗及放射品質緊急醫療救護通訊及資訊、急重症品質。
4. 辦理昂貴或危險性醫療儀器、血液組織進出口業務。
5. 國血國用推動、人體試驗審查、呼吸照護、醫療技術。
6. 毒化災特殊緊急醫療體系、災害防救東區及南區EMSS、災難醫學科技研究。
7. 全國CPR急救教育訓練、救護技術員業務、週產期轉診網。
8. 中區EMSS、全民防衛動員業務全國大量傷患EMSS演習計畫——救護車物力調查動員。
9. 彙整專案及其他業務、血液組織進出口業務。
10. 北區EMSS、醫院災害應變、核災、醫療網教學門診、大型活動EMSS。

四科（精神醫療心理衛生）

1.精神復健機構管理、精神衛生法等事宜。
2.家庭暴力防治、婦女權益、兒童保護業務、藥癮防治相關業務。
3.精神醫療機構資源整合、監獄醫療。
4.精神衛生行政及醫療網、社區心理衛生中心業務。
5.強制住院鑑定及一般申報報告、龍發堂、中途學校、科務彙整。
6性侵害防治、自殺防治、婦女健康政策、犯罪被害人保護方案、法醫、醫務社工。
7.災害心理衛生服務中心成效評估計畫執行、921重建區心理衛生相關事項、災難心理衛生。
8.精神病被害人補助、強制住院專案申報部分、反毒報告書、陳情函。精神醫院評鑑、精神醫療繼續教育、心理衛生教育宣導。

五科（醫事人力資源管理）

1.醫事管理系統管理、公費醫師管理。
2.專科醫師制度之規劃與執行事項。
3.醫事人員證書核發、英文證明書醫事人員系統維護與管理協助事項。
4.醫事團體獎補助、醫事人員表揚懲戒、醫奉獎、發證系統規劃、追蹤及輔導等綜合業務。
5.醫事團體申請設立許可及輔導管理、環境綜合業務研究計畫及戴奧辛輔導部分。
6.醫療發展基金綜合業務及個案管理、醫事人力規劃。
7.財團法人基金會管理促進醫療服務業發展條例、促進醫療服務業開發基金、九二一及一〇二二地震災後重建私立醫事機構補助。
8.科務彙整、預算彙整業務、專科醫師甄審及展延業務。
9.外籍醫事人員工作許可、公費生第一階段分發轉系統、補助核銷、醫事人員資格認證、訓練年資認定及出國進修保證函審核事項。

10.人民團體案件及補助、表揚。

藥政處工作職掌

第一科 藥政法規

1.擬定及解釋藥事法相關法令規範。
2.推動醫藥分業政策及建構優良藥事服務環境。
3.藥物、醫療器材、化粧品及廣告稽查管理。
4.審核藥事人員執業狀況及推動藥事人員繼續教育。
5.督導考核地方衛生機關藥政業務。
6.總體營造社區藥事服務。
7.消費者保護、推廣藥物辨識系統資訊及統一藥袋標示。
8.規劃建置優良調劑及給藥安全作業規範（GDDP）。
9.推動藥害救濟制度。
10.藥品優良行銷規範（Good Promotion Practice）。
11.醫藥專業行銷人員認證。

第二科 醫療器材

1.辦理醫療器材查驗登記、變更、展延，及輸入展示用之申請作業。
2.簡化醫療器材及查驗登記作業流程。
3.建立醫療器材不良反應通報系統；情報蒐集及監視，督導回收工作的查核、及確認後續工作的追蹤及監督。
4.醫療器材重新分類。
5.醫療器材國際標準之採認。
6.規劃及推動醫療器材優良製造規範。
7.推動國與國間醫療器材技術合作換文包括認證服務、優良製造規範、代施查核機構查廠報告相互承認。

8.查核機構查廠報告相互承認等。

9.參考GHTF推動醫療器材管理國際化。

第三科 新藥

1.辦理新藥查驗登記（NDA）。

2.辦理輸入原料藥查驗登記。

3.辦理臨床試驗案（IND）之審核。

4.增修相關法規健全藥品優良臨床試驗規範（GCP）查核體系。

5.辦理輸入藥品許可證變更及展延。

6.辦理藥品、非藥品判定及藥品再評估作業。

7.推動藥品不良反應通報作業系統。

8.參考國際醫藥法規協合會（ICH）規範，推動法規協合化。

9.健全藥害救濟案件審查制度。

第四科 學名藥藥品

1.辦理學名藥查驗登記。

2.辦理國產原料藥查驗登記、自用原料藥及試製原料進口。

3.辦理國產藥品許可證變更及展延。

4.推動藥品優良製造規範（cGMP）及國際藥廠GMP相互認證。

5.核發產銷證明。

6.生體可用率／生體相等性（BA/BE）試驗計畫書、報告審查及相關法規增修訂。

7.制定指示藥品審查基準。

8.中華藥典編修及英譯。

第五科 生物製劑、放射藥品、體外診斷試劑、化妝品

1.辦理生物藥物的查驗登記及展延變更等審核及發證工作，包括：血液製劑、疫苗及類毒素製劑、基因工程 製劑、過敏原製劑及體外診斷試

劑、放射性藥品。

2.辦理含藥化粧品查驗登記。

3.制訂生物藥物相關法規。

4.核發生物藥物專案進口、出口證明。

5.生物藥物的不良反應情報蒐集及監視，督導回收工作的查核，及確認後續工作的追蹤及監督。

6.生物製劑產品缺貨及供應不足時的協調統合工作。

7.罕見疾病藥物法規的建立。

高科技

1.新藥物法規規劃專案生技方案、專案規劃。

2.生技產品諮詢窗口。

3.經貿相關、國際合作。

4.文書處理、公文繕打。

電腦室

藥物許可證資料管理藥物通關相關業務。

食品衛生處職掌

一、第一科 食品安全科

1.食品衛生法規、標準之研擬、修正事項。

2.食品衛生國際業務之處理事項。

3.食品中毒案件之處理事項。

4.食品安全評估及檢舉案件之處理事項。

二、第二科 食品查驗科

1.錠狀膠囊狀食品之查驗登記及管理事項。

2.食品添加物之查驗登記及管理事項。

3.食品衛生之檢驗事項。

4.食品衛生標示之管理事項。

三、第三科 食品衛生輔導科

1.食品業者衛生之訓練輔導及管理事項。

2.影響食品衛生安全事件之專案調查事項。

3.食品製造之衛生規範之研訂事項。

4.食品衛生教育及宣導事項。

四、第四科 國民營養科

1.國民營養之調查、分析及研究事項。

2.國民營養之教育及宣導事項。

3.特殊營養食品之管理事項。

4.營養有關法規之研擬事項。

院轄市政府衛生局業務執掌簡介

我國爲落實地方制度法，在基本組織訂定後，授權地方政府可依據其政策推行需求，經地方議會通過即可而增加或改變其組織架構。在院轄市政府方面，台北市政府要符合日趨受到重視之健康保障權，迎頭趕上國際發展趨勢，衛生局也希望與中央衛生主管機關同步組織的再造，促進中央與地方業務接合，提升行政效率。另外在SARS過後，大家都瞭解防疫業務的重要性，因此衛生局的組織修編，成立疾病管制處、藥物食品管理處、醫護管理處、健康管理處及企劃處等五個局內處，並結合慢性病防治院及性病防治所的人力成立「疾病管制院區」，全部投入防疫工作。另外原本屬衛生所之稽查業務亦全部統一由衛生局負責，於二○○四年七月七日獲得議會三讀通過修正其組織變革，並在二○○五年一月一日正式執行新修編的組織，爲台北市民之健康努力。

衛生保健業務是新世紀民眾健康的重要課題，做好「預防保健」就可以降低未來因疾病而需要的龐大醫療支出，因此為讓各區衛生所能充分發揮「社區健康守護神」的角色，而將其名稱更改成為「社區健康服務中心」。

「台北市立聯合醫院」的成立，除了配合行政院推動公立醫療機構法人化外，另亦鑑於市府財政日益困難，必須整合各項資源以創造競爭優勢，醫療、行政、資訊、物流、教育研究、醫療品質、社區行銷及國際合作等都是整合之重點，十四部五十七科、四十一個組、一個中心及八室二十九股即是聯合醫院修編後之結果。

台北市政府衛生局經修正後設五個局內處及七個室，編制員額三百零二人，運作業務如下：

1. 疾病管制處：掌理疫情監測、調查、訓練及醫院院內感控事項、規劃疫接種之政策及執行、社區傳染病及新興傳染病之防治、外勞與營業衛生從業人員之防疫及委託台北市立聯合醫院辦理疾病防治等事項。
2. 藥物食品管理處：掌理藥政、藥品、醫療器材、化粧品、食品衛生管理及國民營養調查、諮詢、管理等事項。
3. 醫護管理處：掌理醫政、醫院管理、護理行政、藥械供應、緊急救護、特殊照護及心理衛生輔導等事項。
4. 健康管理處：掌理健康管理及保健業務之推展、監督、規劃、考核事項。
5. 企劃處：職掌綜合業務規劃、研究發展、計畫管考、國際衛生合作、公共關係、議事、綜合業務宣導、綜合衛生業務訓練等事項。
6. 祕書室：職掌財產管理、文書管理、庶務、出納及其他不屬各處室事項。
7. 檢驗室：職掌食品、藥物及公共衛生檢驗及支援公共衛生相關稽查樣品檢驗、投訴檢舉專案檢驗、受理飲食品藥物等申請檢驗事項。
8. 資訊室：職掌業務電腦化及辦公室自動化之規劃、推動、管理及所屬各單位實施資訊作業之督導、輔導等事項。

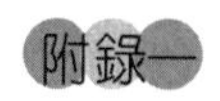

9.會計室：職掌歲計及會計事項。

10.統計室：職掌統計事項。

11.人事室：職掌人事管理事項。

12.政風室：職掌政風事項。

附屬機關爲台北市立聯合醫院，內包含有中興、仁愛、和平、陽明、忠孝、婦幼、松德、疾病管制、中醫等九家院區，及萬芳、關渡兩家委託經營醫院和十二區健康服務中心。以下茲就疾病管制處、藥物食品管理處、醫護管理處、健康管理處作介紹。

疾病管制處

因科技之發達、醫藥發展的突飛猛進以及生活水準及習慣的改變，近幾年來，惡性傳染病的威脅似乎已然不復存在。然而二十一世紀以來，我們看到致命的傳染病在世界各地捲土重來，不只是那些已知的結核病、愛滋病乃至最近的SARS、禽流感等等，還有許多不知從何而來的新興傳染病。

在極度仰賴醫療體系的疾病防治思維下，SARS在醫院爆發開來的案例，得以讓我們重新省視公共衛生體系的重要性。傳統衛生局、所的架構模式在醫療體系已高度發展的現在，相對變得鬆散而無效率；龐雜的行政組織反而因爲人力、資源的分散，而難以迅速有效反應新型疾病的爆發。因此未來的防疫組織，必須是一個能做出快速反應的獨立機關，依據各種疾病監測、傳染病通報資訊，迅速集結人力、資源，研訂並執行防疫措施。所以把衛生所人力、資源集中到疾病管制處來統一調度，正是對抗傳染病戰爭的第一步。

疾病防治成功的要素必須是臨床與公衛的結合；醫療專業與衛生行政分頭並進，才能治標也治本。因此在疾病管制處的背後，還必須有一群以醫療專業爲主體的人員，可以實際來介入社區個案的照顧與指導，並給予實質的幫助，讓防疫政策成爲具體作爲，而不是僅能停留在衛教的階段。疾病管制院區的成立，將市立醫院的專業人員集合起來，正式成爲以公共衛生爲目的醫療機構，不僅彌補了公共衛生體系專業人力不足的窘境，也大幅增加了本市防疫人員的質與量。

市立醫院的存在，一直是臺北市推動公共衛生的最大優勢；成立疾病管處與疾病管制院區對於本市以及衛生局而言，就是讓這種優勢更加發揚光大，讓市民的健康與生命安全獲得更大的保障。

疾病管制處提供的服務項目有預防保健服務，最主要的服務爲預防接種。預防勝於治療，接種疫苗可防止許多傳染性疾病的發生，衛生局所屬各市立醫院及十二區衛生所門診及指定的合約醫院診所都提供此項服務，家裡的兒童可依據預防接種卡所列的時間前往接種或就近前往指定的合約醫院診所接種，預防接種的種類有：

1.卡介苗。
2.白喉、百日咳、破傷風混合疫苗（D. P. T）。
3.B型肝炎疫苗。
4.痲疹疫苗。
5.痲疹、腮腺炎、德國痲疹混合疫苗。
6.小兒痲痺疫苗。
7.日本腦炎疫苗。
8.水痘疫苗。
9.老人流行性感冒疫苗。
10.幼兒流行性感冒疫苗。

病病管制處未來展望：第一、整合局本部、衛生所暨市立醫院公共衛生人力與資源，提升本市防疫組織之運作能力。第二、簡化防疫組織之架構，加強行政效率。第三、提高防疫人員之專業性，強化服務品質。第四、增加預防接種項目，並提升預防接種完成率，以促進國民健康，預防傳染病感染。

藥物食品管理處

藥物食品管理處負責本市藥品、食品、化粧品、醫療器材、生物學製品（簡稱藥物食品）等所有健康相關產品、產業、人員之權責行政管理。其業

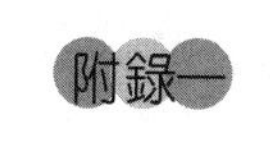

務職掌：

一、證照管理股

(一)職掌：藥商、藥局、藥事人員及營養師證照審查核發，藥物、化粧品、食品廣告審查。

(二)工作內容

1.藥師、藥劑生、營養師等執業執照之核發、登錄、繳銷等管理工作。

2.藥商、藥局許可執照之核發、登錄、繳銷等管理工作。

3.藥物、化粧品、食品等廣告之審查工作。

4.藥物許可證申請展延及驗章之審核。

5.藥師、藥劑生、營養師等執業管理（含無照處理）。

6.藥物、化粧品、食品資訊系統開發維護及統計資料分析等管理。

7.醫院督考及衛生署等上級機關督導考核及績效管考事宜。

8.其他有關藥事、食品之證照管理相關工作。

二、稽查取締股

(一)職掌：違規（不法）藥物、化粧品、食品、管制藥品（含違規廣告及標示）等之稽查、取締、違規調查。

(二)工作內容

1.不法（違規）藥物（含管制藥品）、化粧品、食品、酒類之稽查取締及調查工作。

2.違規藥物、化粧品、食品廣告之監看、監錄取締及調查工作。

3.例行之藥物、化粧品、食品業者稽查及違規抽驗。

4.不良藥物及違規食品回收處理及彙整工作。

5.違規藥物、化粧品、食品資料建檔工作。

6.其他有關藥事、食品之稽查取締相關工作。

三、違規處理股

(一)職掌：違規（不法）藥物、化粧品、食品、管制藥品等之處罰、移送法辦及後續處理。

(二)工作內容

1.不法（違規）藥物（含管制藥品）、化粧品、食品及食物中毒等涉及刑事罰之移送地檢署工作。

2.不法（違規）藥物（含管制藥品）、化粧品、食品及食物中毒等之行政罰處分工作。

3.行政罰鍰之稽催及強制執行工作。

4.行政救濟答辯事項。

5.檢舉獎金之核發。

6.其他有關藥事、食品之違規處理相關工作。

四、產業輔導股

(一)職掌：藥商、藥局、食品業、餐飲業等之管理及輔導等。

(二)工作內容

1.藥商、藥局、化粧品業者、食品業者等之管理工作。

2.藥商、藥局、化粧品業者、食品業者等之營業及衛生之輔導工作。

3.生物技術產業之輔導工作。

4.藥物製造業、食品製造業之GMP輔導工作。

5.醫藥分業之推動。

6.辦理業者衛生講習、評鑑、評比及自主管理認證。

7.輔導業者製備健康餐飲。

8.辦裡稽查人員教育訓練。

9.藥物、食品等動員及災害計畫。

10.藥物、化粧品、食品業者資料蒐集及建檔工作。

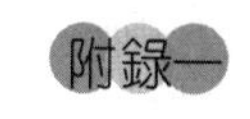

11. 中餐烹調技術士輔導及管理。

12. 其他有關藥事、食品之產業輔導相關工作。

五、衛生查驗股

(一)職掌：藥物、化粧品、食品、食品添加物、食品容器、器具、包裝標示之衛生查驗。

(二)工作內容

1. 市售藥物、化粧品、食品之品質監測及抽驗規劃、結果判定處理。

2. 市售藥物、化粧品、食品等之包裝標示檢查規劃、結果判定處理。

3. 管制藥品之管理計畫及彙整工作。

4. 酒類管理及甲醇中毒處理。

5. 食品中毒案件處理。

6. 其他有關藥事、食品之衛生查驗相關工作。

六、消費者保護股

(一)職掌：消費者有關藥物、化粧品、食品之申訴案件，藥物、化粧品、食品之安全、衛生資訊蒐集研判，消費者教育及宣導。

(二)工作內容

1. 受理消費者有關藥物、化粧品、食品之消費申訴及檢舉案件。

2. 建立藥物、化粧品、食品之安全消費檔案，提供正確之消費資訊。

3. 辦理消費者教育及宣導活動（含藥品、化妝品、食品及營養等）。

4. 辦理瘦身美容業消費爭議處理。

5. 食品、藥物等相關社會資源之運用。

6. 消費保護突發案件處理。

7. 其他有關消費者保護之相關工作。

醫護管理處

爲迎頭趕上國際發展趨勢，躋身全球國際級健康之都市，並與中央衛生機關組織再造同步，建立事權統一之責任機制，藉以提升服務效率，依「台北市政府衛生局組織規程及編制表」成立醫護管理處，統籌台北市緊急救護、醫事人員與機構管理、醫療與護理品質、心理衛生及特殊照護等業務，以達到下列事項：

1. 規劃醫事機構及醫事人力資源均衡發展，促進台北醫療區域內醫療資源合理分布。
2. 加強醫政違規案件查緝工作，淨化醫療市場，以維護醫療品質，保障市民健康。
3. 以台北市緊急醫療網（由救災指揮中心、消防局救護隊及急救責任醫院所組成），作爲緊急救護運作模式，推動一貫的災難醫療資料通報體系。
4. 依台北市政府衛生局緊急災害應變體系（ICS），建立緊急災害防救編組及任務分配（含指揮、執行、計畫、行政財務、後勤等部門），作爲災害應變運作模式，以正確、迅速掌握災情及有效指揮調度。
5. 強化「平時」加強防災「整備」，因應「災時」救災能力之各項知能。
6. 強化醫療安全作業環境（含：制定「醫療安全提案改善實施要點」、籌組「醫療安全委員會」、建置「醫療安全百寶箱」網頁、研議「醫療安全通報系統」等），以維護市民醫療安全之權益。
7. 規劃與整合醫療、公衛等相關資訊，推動社區醫療群服務，並提升社區醫療品質，以促進社區醫療之可近性、協調性、整合性。
8. 整合心理衛生與精神醫療資源，強化本市心理健康促進、心理壓力調適、心理危機處理、精神疾病防治、精神醫療與精神復健資源，以提供連續性、完整性的心理衛生服務。
9. 整合長期照護各項資源，提升長期照護服務之涵蓋率；推動全責照顧制度，改變民眾陪病文化，降低住院病患陪病率，以減輕家屬負擔。

10.推動發展遲緩兒童早療服務資訊系統之應用與管理，及強化兒童醫療補助審核機制，以維護兒童就醫權益與醫療品質。

醫護管理處組織架構下設五股，含：醫事管理股、品質管理股、緊急救護股、心理衛生股、特殊照護股，編制內員額共四十七人，組織系統如圖三：

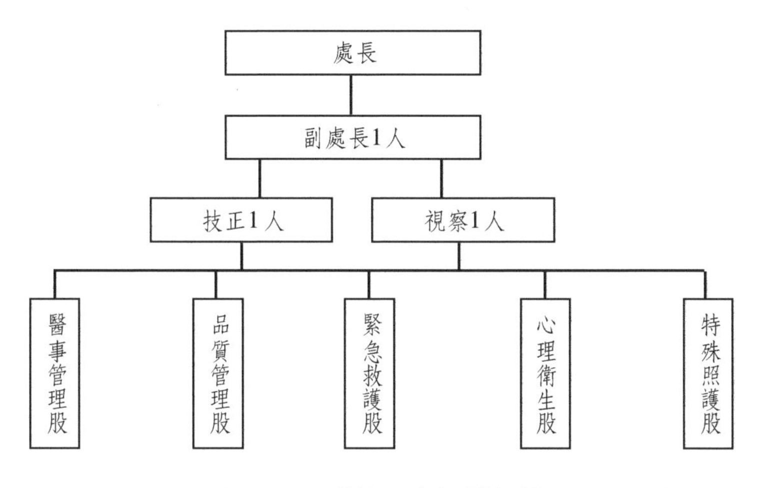

圖三　醫護管理處組織架構

健康管理處

一、健康管理處之理念

近十年來台北人口結構改變，老年人口比率提高，加上慢性疾病中惡性腫瘤、心臟血管疾病、糖尿病、高血壓等共七項均列入台北市十大死因中，如何做好預防保健是新世紀民眾健康的重要課題。健康管理處的組織架構是對應行政院衛生署國民健康局，衛生局各科之保健業務，以功能性分工、全人照顧、網絡合作及強化保健服務。其主軸任務為促進市民健康及預防保健，分別整合原有第一科之保健業務（含優生保健及癌症防治）及衛生所（修編後為健康服務中心）管理、第二科之職業衛生、第五科之婦幼衛生及中老年疾病防治、第六科之衛生教育及社區健康營造、第七科之菸害防制等任務，以提供更佳的服務品質。

社區民眾健康管理爲健康服務的第一線，因而將衛生所修編爲「健康服務中心」，依據公共衛生「三段五級」觀念，從事與市民有關之各種保健服務業務，建構優質的預防保健推動網路，並落實社區健康管理工作。

預防保建工作的落實，是最爲符合經濟效益的公共衛生疾病防治工作，健康管理處以整體性的規劃及推動台北市市民之健康促進策略及網絡，以建構健康台北城市。

二、健康管理處之任務

1.落實健康管理之功能及角色，提升爲市民健康服務品質。
2.加強市民健康管理，以達早期發現、早期治療之目的。
3.掌握市民的健康狀況及健康需求，以落實健康促進之目的。

三、健康管理處之主要工作內容

1.社區市民健康之推動。
2.癌症防治之推動。
3.婦幼健康、優生保健之推動。
4.兒童及青少年保健之推動。
5.中老年人保健之推動。
6.特殊傷病防治之推動。
7.市民健康業務之國內、外合作與交流。
8.菸害防制之推動。
9.其他有關市民健康促進事項。

四、健康管理處之各股業務分工

(一)健康促進股

1.推動社區健康營造。

(1)社區健康營造：社區健康促進與維護。

(2)推動健康職場：職場健康促進與維護。

(3)市府員工健康促進與維護。

(4)職業衛生保健、職業病防治。

(5)輻射屋醫療照顧計畫。

(6)癌症患者醫療照顧計畫。

2. 十二區健康服務中心管理。

3. 推動衛生教育。

(1)各類衛生教育媒體傳播平台之開發與建置。

(2)民眾衛生教育宣導服務。

(3)推動醫療院所衛生教育。

(4)衛生教育教材與模式之研發。

(5)整合性行銷。

(6)廣播及媒體宣導。

(7)圖書財產管理。

4. 其他交辦事項。

(二)婦幼及優生保健股。

1. 婦幼衛生。

(1)孕婦及嬰幼兒保健。

(2)母乳哺育指導。

(3)母嬰親善醫院。

(4)哺集乳室、母乳庫設置輔導。

(5)準爸爸陪產制度。

(6)婦女健康政策及婦女保健。

2. 優生保健。

(1)婚前健康檢查（新婚婦女）。

(2)產前遺傳診斷。

(3)周產期醫療網。

(4)出生通報。

3.新生兒篩檢。

(1)新生兒代謝異常篩檢。

(2)先天性缺陷兒管理。

(3)罕見疾病防治。

4.特殊群體

(1)原住民配偶（新婚、懷孕、生育子女）個案管理。

(2)已婚婦女個案管理。

(三)兒童及青少年保健股。

1.兒童保健（除預防接種與傳染病）。

(1)學齡前聽力篩檢。

(2)學齡前兒童視力及斜弱視篩檢。

(3) 零至六歲兒童發展檢核。

(4)學齡前兒童口腔保健。

＊台北市幼稚園、托兒所兒童口腔檢查。

＊學齡前兒童餐後潔牙教育及預防奶瓶性齲齒宣導。

＊含氟漱口水預防齲齒推廣工作。

＊身心障礙學童氟漆防齲示範工作。

＊溝隙封填防齲。

(5)健康學園。

2.青少年保健。

(1)青少年兩性教育。

(2)健康促進學校。

3.健康體能。

4.菸害防制。

(1)職場菸害防制（無菸職場）。

(2)菸害防制志工招募及宣導。

(3)無菸校園（青少年菸害防制）。

(4)無菸餐飲場所。

(5)轄區菸害防制特色化。

(6)戒菸班及戒菸門診。

(7)女性菸害計畫。

(8)拒絕二手菸支持環境。

(9)菸害研討營（案情分析、協助訴訟）。

(10)各項稽查處分、訴願訴訟等。

(11)戒菸個案管理系統專案。

(12)戒菸教育

(四)癌症防治股業務內容。

1.五大癌症篩檢及防治宣導。

(1)普及防癌宣導教育，避免癌症危害因子。

(2)整合資源提供乳癌、子宮頸癌、口腔癌、肝癌及大腸直腸癌之預防及篩檢服務。

(3)建立篩檢計畫之轉介追蹤服務體系，培訓癌症防治相關醫事人員。

(4)辦理癌症篩檢獎勵計畫。

2.各項癌症管理：包含子宮頸癌、乳癌、口腔癌、大腸直腸癌、肝癌之篩檢陽性個案追蹤管理。

3.癌症醫療網。

4.檳榔防制：推動檳榔危害防制工作。

5.整合性預防保健服務：提供社區整合性篩檢服務。

(五)成人及中老年保健業務內容。

1.老人保健醫療服務。

(1)老人保健門診就醫部分負擔補助。

(2)老人免費健康檢查。

(3)老人口腔檢查。

(4)獨居長者健康照護。

2.心血管疾病防治網。

(1)心血管疾病防治網認證機構醫事人員繼續教育。

(2)心血管疾病防治網醫療院所暨醫事人員認證作業。

(3)社區三合一篩檢服務。

(4)心血管疾病衛生教育宣導活動。

3.糖尿病共同照護網。

(1)糖尿病共同照護網醫事人員繼續教育。

(2)糖尿病共同照護網醫療院所暨醫事人員認證作業。

(3)糖尿病共同照護網衛生教育宣導活動。

(4)新陳代謝疾病防治與保健。

4.慢性病防治。

(1)腎臟病防治宣導。

(2)氣喘防治宣導。

(3)更年期婦女保健。

(4)慢性病個案管理。

5.心理衛生預防宣導。

(1)校園心理衛生教育宣導。

(2)社區心理衛生教育宣導。

(3)職場心理衛生教育宣導。

縣、市衛生局業務職掌簡介

我國縣、市衛生局業務職掌因地方制度法授權各縣市政府衛生局編制而略有差異，其組織架構圖見圖四，簡介如下：

疾病管制課業務

疾病管制課業務如下：

1.預防接種：老人流感、B型肝炎、白喉、百日咳、破傷風混合疫苗、小兒痲痺、痲疹、德國痲疹、腮腺炎混合疫苗、日本腦炎等嬰幼兒、國小學童預防接種。

2.傳染病防治：四十項急、慢性傳染病（愛滋病、登革熱、腸病毒、結核病、B及C型肝炎防治、流行性腦脊髓膜炎、性病等）及新興感染疾病疫情之監測、通報、管控、宣導與民眾衛生教育。

3.營業衛生管理：旅館業、理髮美髮美容業、浴室業、娛樂游泳業、電影業、衛生設備管理輔導。

4.外籍勞工健康管理：健康檢查核備工作、聘僱外勞工廠衛生輔導及健檢 指定醫院品質之輔導。

5.生命統計：死因資料彙整、統計報表及審核。

企劃課業務

企劃課業務如下：

1.資訊管理。

2.衛生企畫。

3.法制業務。

4.研考業務。

5.爲民服務業務。

醫政課業務

醫政課業務如下：

1.醫療機構及醫事人員管理。

2.醫療品質管制。

3.長期照護。

4.殘障鑑定。

5.緊急醫療網。

藥政課業務

藥政課業務如下：

1.藥商、藥局管理。

2.藥物管理。

3.管制藥品管理。

4.輔導藥廠品管理。

5.推動醫藥分業相關工作。

6.化粧品衛生管理。

保健課業務

保健課業務如下：

1.婦幼及優生保健。

2.兒童保健。

3.青少年保健。

4.中老年病防治。

5.癌症防治。

6.職業衛生保健。

7.菸害防制。

8.衛生教育。

9.社區健康營造。

10.衛生所業務管理。

檢驗課業務

檢驗課業務如下：

1.食品衛生檢驗。

2.性病檢驗。

3.愛滋病檢驗。

4.B型肝炎檢驗。

5.瘧疾血片檢驗。

6.尿液菸毒甲基安非他命檢驗。

7.游泳池水質檢驗。

8.衛生所檢驗管理。

食品衛生課業務

食品衛生課業務如下：

1.食品廠商衛生管理。

2.查緝不良食品（含標示、抽驗檢查）。

3.餐飲衛生管理。

4.食品違規廣告之取締。

5.肉品衛生管理。

6.改善國民營養業務。

7.食品衛生宣導教育。

8.消費者服務中心。

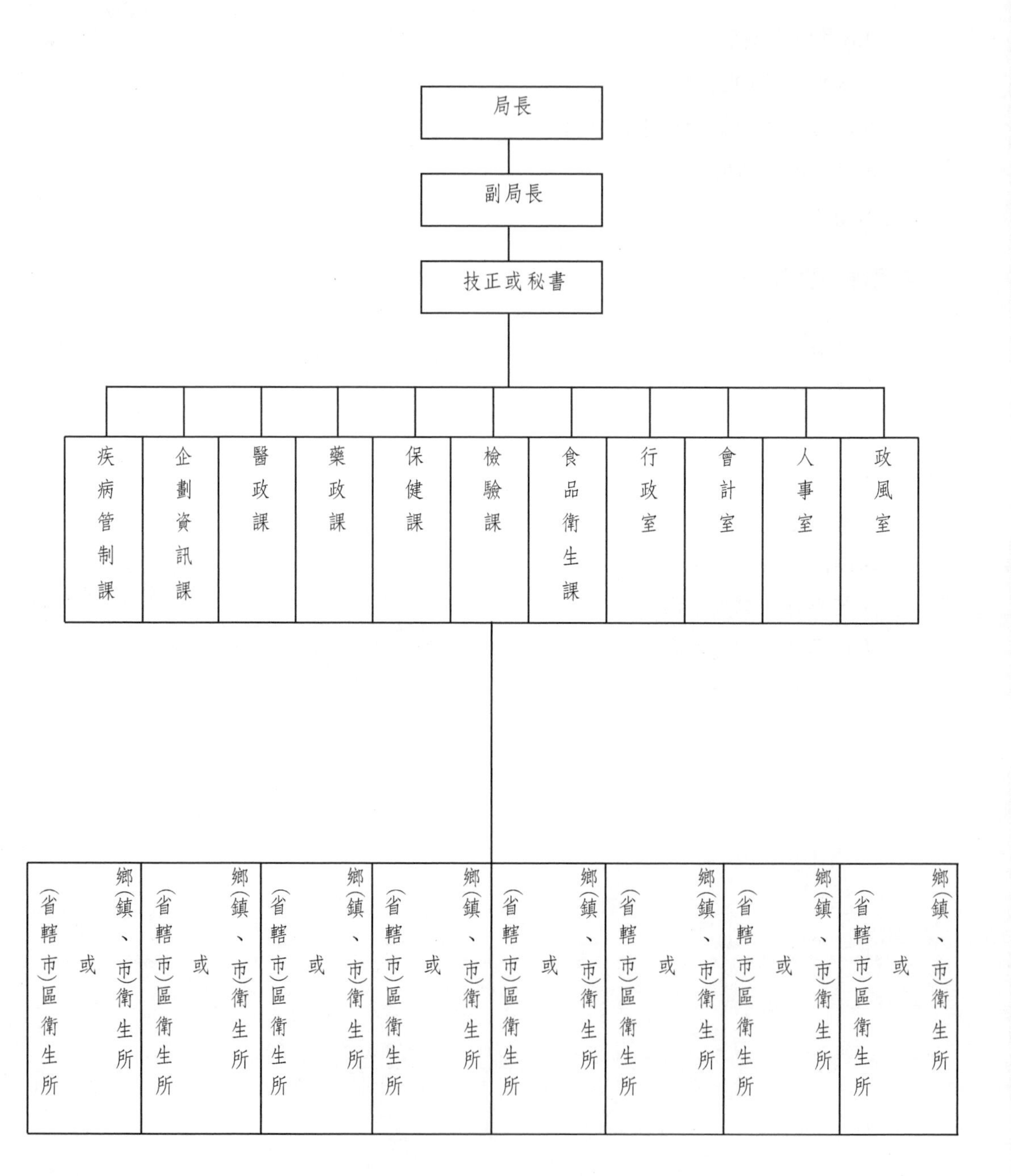

圖四　縣、市衛生局組織架構表

附錄二　食品良好衛生規範

壹　總則

一、本規範依食品衛生管理法（以下簡稱本法）第二十條第一項規定訂定之。

二、本規範適用於本法第七條所定之食品業者。
食品工廠之建築與設備之設置除應符合食品工廠之設廠標準外，並應符合本規範之規定。

三、本規範爲食品業者製造、加工、調配、包裝、運送、貯存、販賣食品或食品添加物之作業場所、設施及品保制度之管理規定，以確保食品之衛生、安全及品質。

四、本規範用詞定義如下：

(一)原材料：係指原料及包裝材料。

(二)原料：係指成品可食部分之構成材料，包括主原料、副原料及食品添加物。

(三)主原料：係指構成成品之主要材料。

(四)副原料：係指主原料和食品添加物以外之構成成品的次要材料。

(五)食品添加物：係指食品在製造、加工、調配、包裝、運送、貯存等過程中，用以著色、調味、防腐、漂白、乳化、增加香味、安定品質、促進發酵、增加稠度、增加營養、防止氧化或其他用途而添加或接觸於食品之物質。

(六) 應：係指所陳述者爲必要條件。

(七)內包裝材料：係指與食品直接接觸之食品容器，如瓶、罐、盒、袋等，及直接包裹或覆蓋食品之包裝材料，如箔、膜、紙、蠟紙等。

(八)外包裝材料：係指未與食品直接接觸之包裝材料，包括標籤、紙箱、包材料等。

(九)半成品：係指產品再經後續之製造或包裝、標示等過程，即可製成成品者。

(十) 成品：係指經過完整的製造過程並包裝標示完成之產品。

(十一)食品作業場所：包括食品之原材料處理、製造、加工、調配、包裝及貯存場所。

(十二)清潔：係指去除塵土、殘屑、污物或其他可能污染食品之不良物質之清洗或處理作業。

(十三)消毒：係指以符合食品衛生之有效殺滅有害微生物方法，但不影響食品品質或其安全之適當處理作業。

(十四)外來雜物：係指在製程中除原材料外，混入或附著於原料、半成品、成品或內包裝材料之物質，使食品有不符衛生及安全之虞者。

(十五)病媒：係指會直接或間接污染食品或媒介病原體之小動物或昆蟲，如老鼠、蟑螂、蚊、蠅、臭蟲、蚤、蝨及蜘蛛等。

(十六)有害微生物：係指造成食品腐敗、品質劣化或危害公共衛生之微生物。

(十七)防止病媒侵入設施：以適當且有形的隔離方式，防範病媒侵入之裝置，如陰井或適當孔徑之柵欄、紗網等。

(十八)衛生管理專責人員：係指依本法第二十二條公告指定之食品工廠依規定應設置之衛生管理人員及其他食品業者依本規範規定應設置負責衛生管理之人員。

(十九)檢驗：包括檢查與化驗。

(二十)食品接觸面：包括直接或間接與食品接觸的表面，直接的食品接觸面係指器具及與食品接觸之設備表面；間接的食品接觸面係指在正常作業情形下，由其流出之液體會與食品或食品直接接觸面接觸之表面。

(二十一)適當的：係指在符合良好衛生作業下，為完成預定目的或效果所必須的（措施等）。

(二十二)水活性：係指食品中自由水之表示法，為該食品之水蒸汽壓與在同溫度下純水飽和水蒸汽壓所得之比值。

(二十三)標示：係指於食品、食品添加物或食品用洗潔劑之容器、包裝或說明書以及食品器具、食品容器、食品包裝之本身或外表用以記載品名或說明之文字、圖畫或記號。

(二十四)隔離：係指場所與場所之間以有形之方式予以隔開者。

(二十五)區隔：係指較廣義的隔離，包括有形及無形之區隔手段。食品作業場所之區隔得以下列一種或多種方式予以達成，如場所區隔、時間區隔、控制空氣流向、採用密閉系統或其他有效方法。

(二十六)食品製造業者：係指具有工廠登記證之食品工廠及免辦工廠登記證之食品製造業。

(二十七)食品工廠：係指具有工廠登記證之食品製造業者。

貳　食品業者良好衛生規範一般規定

五、食品業者建築與設施

(一)食品作業場所之廠區環境應符合下列規定：

1.地面應隨時清掃，保持清潔，不得有塵土飛揚。

2.排水系統應經常清理，保持暢通，不得有異味。

3.禽畜、寵物等應予管制，並有適當的措施以避免污染食品。

(二)食品作業場所建築與設施應符合下列規定：

1.牆壁、支柱與地面：應保持清潔，不得有納垢、侵蝕或積水等情形。

2.樓板或天花板：應保持清潔，不得有長黴、成片剝落、積塵、納垢等情形；食品暴露之正上方樓板或天花板不得有結露現象。

3.出入口、門窗、通風口及其他孔道：應保持清潔，並應設置防止病媒侵入設施。

4.排水系統：排水系統應完整暢通，不得有異味，排水溝應有攔截固體廢棄物之設施，並應設置防止病媒侵入之設施。

5.照明設施：光線應達到一百米燭光以上，工作台面或調理台面應保持二百米燭光以上；使用之光源應不致於改變食品之顏色；照明設備應保持清潔，以避免污染食品。

6.通風：應通風良好，無不良氣味，通風口應保持清潔。

7.配管：配管外表應保持清潔，並應定期清掃或清潔。

8.場所區隔：凡清潔度要求不同之場所，應加以有效區隔及管理。

9.病媒防治：不得發現有病媒或其出沒之痕跡，並應實施有效之病媒防治措施。

10.蓄水池：蓄水池（塔、槽）應保持清潔，每年至少清理一次並做成紀錄。

(三) 凡設有員工宿舍、餐廳、休息室及檢驗場所或研究室者，應符合下列規定：

1.應與食品作業場所隔離，且應有良好之通風、採光及防止病媒侵入或有害微生物污染之設施。

2.應有專人負責管理，並經常保持清潔。

(四)廁所應符合下列規定：

1.廁所之設置地點應防止污染水源。

2.廁所不得正面開向食品作業場所，但如有緩衝設施及有效控制空氣流向以防止污染者，不在此限。

3.廁所應保持整潔，不得有不良氣味。

4.應於明顯處標示「如廁後應洗手」之字樣。

(五) 用水應符合下列規定：

1.凡與食品直接接觸及清洗食品設備與用具之用水及冰塊應符合飲用水水質標準。

2 .應有足夠之水量及供水設施。

3.使用地下水源者，其水源應與化糞池、廢棄物堆積場所等污染源至少保持十五公尺之距離。

4.蓄水池（塔、槽）應保持清潔，其設置地點應距污穢場所、化糞池等污染源三公尺以上。

5.飲用水與非飲用水之管路系統應完全分離，出水口並應明顯區分。

(六)洗手設施應符合下列規定：

1.洗手及乾手設備之設置地點應適當，數目足夠，且備有流動自來水、清潔劑、乾手器或擦手紙巾等設施。必要時，應設置適當的消毒設施。

2.洗手消毒設施之設計，應能於使用時防止已清洗之手部再度遭受污染，並於明顯之位置懸掛簡明易懂的洗手方法標示。

(七)凡設有更衣室者，應與食品作業場所隔離，工作人員並應有個人存放衣物之箱櫃。

六、食品業者衛生管理

(一)設備與器具之清洗衛生應符合下列規定：

1.食品接觸面應保持平滑、無凹陷或裂縫，並保持清潔。

2.用於製造、加工、調配、包裝等之設備與器具，使用前應確認其清潔，使用後應清洗乾淨；已清洗與消毒過之設備和器具，應避免再受污染。

3.設備與器具之清洗與消毒作業，應防止清潔劑或消毒劑污染食品、食品接觸面及包裝材料。

(二)從業人員應符合下列規定：

1.新進從業人員應先經衛生醫療機構檢查合格後，始得聘僱。僱用後每年應主動辦理健康檢查乙次。

2.從業人員在A型肝炎、手部皮膚病、出疹、膿瘡、外傷、結核病或傷寒等疾病之傳染或帶菌期間，或有其他可能造成食品污染之疾病者，不得從事與食品接觸之工作。

3.新進從業人員應接受適當之教育訓練，使其執行能力符合生產、衛生及品質管理之要求，在職從業人員應定期接受有關食品安全、衛生與品質管理之教育訓練，各項訓練應確實執行並作成紀錄。

4.食品作業場所內之作業人員，工作時應穿戴整潔之工作衣帽（鞋），以防頭髮、頭屑及夾雜物落入食品中，必要時應戴口罩。凡與食品直接接觸的從業人員不得蓄留指甲、塗抹指甲油及佩戴飾物等，並不得使塗抹於肌膚上之化粧品及藥品等污染食品或食品接觸面。

5.從業人員手部應經常保持清潔，並應於進入食品作業場所前、如廁後或手部受污染時，依標示所示步驟正確洗手或（及）消毒。工作中吐痰、擤鼻涕或有其他可能污染手部之行為後，應立即洗淨後再工作。

6.作業人員工作中不得有吸菸、嚼檳榔、嚼口香糖、飲食及其他可能污染食品之行為。

7.作業人員若以雙手直接調理不經加熱即可食用之食品時，應穿戴消毒清潔之不透水手套，或將手部徹底洗淨及消毒。

8.作業人員個人衣物應放置於更衣場所，不得帶入食品作業場所。

9.非作業人員之出入應適當管理。若有進入食品作業場所之必要時，應符合前列各目有關人員之衛生要求。

10.從業人員於從業期間應接受衛生主管機關或其認可之相關機構所辦之衛生講習或訓練。

(三)清潔及消毒等化學物質及用具之管理

1.病媒防治使用之藥劑，應符合相關主管機關之規定方得使用，並應明確標示，存放於固定場所，不得污染食品或食品接觸面，且應指定專人負責保管。

2.食品作業場所內，除維護衛生所必須使用之藥劑外，不得存放使用。

3.清潔劑、消毒劑及有毒化學物質應符合相關主管機關之規定方得使用，並應予明確標示，存放於固定場所，且應指定專人負責保管。

4.有毒化學物質應標明其毒性、使用方法及緊急處理辦法。

5.清潔、清洗和消毒用機具應有專用場所妥善保管。

(四)廢棄物處理應符合下列規定：

1.廢棄物不得堆放於食品作業場所內，場所四周不得任意堆置廢棄物及容器，以防積存異物孳生病媒。

2.廢棄物之處理，應依其特性，以適當容器分類集存，並予清除。放置場所不得有不良氣味或有害（毒）氣體溢出，並防止病媒之孳生，及造成人體之危害。

3.反覆使用的容器在丟棄廢棄物後，應立即清洗清潔。處理廢棄物之機器設備於停止運轉時應立即清洗，以防止病媒孳生。

4.凡有直接危害人體及食品安全衛生之虞之化學藥品、放射性物質、有害微生物、腐敗物等廢棄物，應設專用貯存設施。

(五)食品業者應指派衛生管理專責人員針對建築與設施及衛生管理之情形填報衛生管理紀錄，內容包括當日執行的前列各項工作之衛生狀況等。

參　食品製造業者良好衛生規範

七、食品製造業者除應符合本規範第貳章食品業者良好衛生規範一般規定外，並應符合下列相關專業規定。

八、食品製造業者製程及品質管制

(一)使用之原材料應符合相關之食品衛生標準或規定，並可追溯來源。

(二)原材料進貨時，應經驗收程序，驗收不合格者，應明確標示，並適當處理，免遭誤用。

(三)原材料之暫存應避免使製造過程中之半成品或成品產生污染，需溫溼度管制者，應建立管制基準。冷凍原料解凍時，應在能防止品質劣化之條件下進行。

(四)原材料使用應依先進先出之原則，並在保存期限內使用。

(五)原料有農藥、重金屬或其他毒素等污染之虞時，應確認其安全性或含量符合相關法令之規定後方可使用。

(六)食品添加物應設專櫃貯放，由專人負責管理，並以專冊登錄使用之種類、食品添加物許可字號、進貨量、使用量及存量等。

(七)食品製造流程規劃應符合安全衛生原則，避免食品遭受污染。

(八)製造過程中所使用之設備、器具及容器，其操作、使用與維護應避免食品遭受污染。

(九)食品在製造作業過程中不得與地面直接接觸。

(十)應採取有效措施以防止金屬或其他外來雜物混入食品中。

(十一)非使用自來水者，應針對淨水或消毒之效果指定專人每日作有效餘氯量及酸鹼值之測定，並作成紀錄，以備查考。

(十二)製造過程中需溫溼度、酸鹼值、水活性、壓力、流速、時間等管制者，應建立相關管制方法與基準，並確實記錄。

(十三)食品添加物之使用應符合「食品添加物使用範圍及用量標準」之規定。秤量與投料應建立重複檢核制度，確實執行，並作成紀錄。

(十四)食品之包裝應確保於正常貯運與銷售過程中不致於使產品產生變質或遭受外界污染。

(十五)不得回收之包裝材質使用過者不得再使用；回收使用之容器應以適當方式清潔，必要時應經有效殺菌處理。

(十六)每批成品應經確認程序後，方可出貨；確認不合格者，應訂定適當處理程序，並確實執行。

(十七)製程與品質管制如有異常現象時，應建立矯正與防止再發措施，並作成紀錄。

(十八)成品為包裝食品者，其成分應確實標示。

九、食品製造業者倉儲管制

(一)原材料、半成品及成品倉庫應分別設置或予適當區隔，並有足夠之空間，以供物品之搬運。

(二)倉庫內物品應分類貯放於棧板、貨架上，或採取其他有效措施，不得直接放置地面，並保持整潔及良好通風。

(三)倉儲作業應遵行先進先出之原則，並確實記錄。

(四)倉儲過程中需溫溼度管制者，應建立管制方法與基準，並確實記錄。

(五)倉儲過程中應定期檢查，並確實記錄。如有異狀應立即處理，以確保原材料、半成品及成品之品質及衛生。

(六)有造成污染原料、半成品或成品之虞的物品或包裝材料，應有防止交叉污染之措施，否則禁止與原料、半成品或成品一起貯存。

十、食品製造業者運輸管制

(一)運輸車輛應於裝載前檢查其裝備，並保持清潔衛生。

(二)產品堆疊時應保持穩固，並能維持適當之空氣流通。

(三)裝載低溫食品前，所有運輸車輛之廂體應能確保產品維持有效保溫狀態。

(四)運輸過程中應避免日光直射、雨淋、激烈的溫度或濕度變動與撞擊及車內積水等。

(五)有造成污染原料、半成品或成品之虞的物品或包裝材料，應有防止交叉污染之措施，否則禁止與原料、半成品或成品一起運輸。

十一、食品製造業者檢驗與量測管制

(一)凡設有檢驗場所者，應具有足夠空間與檢驗設備，以供進行品質管制及衛生管理相關之檢驗工作。必要時，得委託具公信力之研究或檢驗機構代為檢驗。

(二)凡設有微生物檢驗場所者，應與其他檢驗場所適當隔離。

(三)用於測定、控制或記錄之測量器或記錄儀，應能發揮功能且須準確，並定期校正。

(四)檢驗中可能產生之生物性與化學性之污染源，應建立管制系統，並確實執行。

(五)檢驗所用之方法如係採用經修改過之簡便方法時，應定期與原有檢驗方法核對，並予記錄。

十二、食品製造業者客訴與成品回收管制

(一)對消費者申訴案件之處理應作成紀錄，以供查核。

(二)對成品回收之處理應作成紀錄，以供查核。

十三、食品製造業者紀錄保存：食品製造業者對本規範所規定之有關紀錄至少應保存至該批成品之有效日期後六個月。

肆　食品工廠良好衛生規範

十四、食品工廠除應符合本規範第貳章及第參章規定外，並應符合下列相關專業規定。

十五、食品工廠衛生管理

(一)食品工廠應依據本規範第五點及第六點各款之規定，制定衛生管理標準作業程序，並據以執行。

(二)作業場所配置與空間應符合下列規定：

1. 凡依流程及衛生安全要求而定之作業性質不同之場所，應個別設置或加以有效區隔，並保持整潔。
2. 應具有足夠空間，供設備與食品器具之安置、衛生設施之設置、原材料之貯存、維持衛生操作及生產安全食品之需要。

十六、食品工廠製程及品質管制

(一) 食品工廠應依據本規範第八點各款之規定，制訂製程及品質管制標準作業程序 ，並據以執行。

(二) 製造過程之原材料、半成品及成品等之檢驗狀況，應予以適當標識及處理。

(三) 成品應作留樣保存，保存至有效日期，必要時應作保存性試驗，其有效日期之訂定，應有合理之依據。

(四) 製程及品質管制應作紀錄及統計。

十七、食品工廠倉儲與運輸管制

(一) 食品工廠應依據本規範第九點各款之規定，制訂倉儲管理標準作業程序，並據以執行。

(二) 食品工廠應依據本規範第十點各款之規定，制訂運輸管理標準作業程序，並據以執行。

十八、食品工廠檢驗與量測管制：食品工廠應依據本規範第十一點各款之規定，制定檢驗與量測之標準作業程序，並據以執行。

十九、食品工廠客訴與成品回收管制

(一)食品工廠應制定消費者申訴案件之標準作業程序，並確實執行。

(二)食品工廠應建立成品回收及處理標準作業程序，並確實執行。

(三)客訴與成品回收之處理應作成紀錄，以供查核。

二十、食品工廠紀錄保存：食品工廠對本規範所規定有關之紀錄至少應保存至該批成品之有效日期後六個月。

伍　食品物流業者良好衛生規範

二十一、食品物流業者除應符合本規範第貳章食品業者良好衛生規範一般規定外，並應符合下列相關專業規定。

(一)食品物流業者應制訂物流管制標準作業程序，並據以執行。

(二)物流管制標準作業程序應包括下列內容：

1.不同食品作業場所應分別設置或予適當區隔，並有足夠之空間，以供物品之搬運。

2.物品應分類貯放於棧板、貨架上，或採取其他有效措施，並保持整潔，不得直接放置地面。

3.作業應遵行先進先出之原則，並確實記錄。

4.作業中需溫溼度管制者，應建立管制方法與基準，並確實記錄。

5.貯存過程中應定期檢查，並確實記錄。如有異狀應立即處理，以確保食品或原料之品質及衛生。

6.有造成污染原料、半成品或成品之虞的物品或包裝材料，應有防止交叉污染之措施。

7.低溫食品之品溫在裝載、卸貨前，均應加以檢測及記錄。

8.低溫食品理貨及裝卸貨作業均應在攝氏十五度以下之場所進行，且作業應迅速，以避免產品溫度之異常變動。

9.食品物流業者不得任意改變製造業者原來設定之產品保存溫度條件。

(三)配送作業應符合下列規定：

1.運輸車輛應於裝載前 檢查其裝備，並保持清潔衛生。

2.產品堆疊時應保持穩固，並能維持適當之空氣流通。

3.裝載低溫食品前·所有運輸車輛之廂體應能確保產品維持有效保溫狀態。

4.運輸過程中應避免日光直射、雨淋、激烈的溫度或濕度變動與撞擊及車內積水等。

5.有造成污染原料、半成品或成品之虞的物品或包裝材料，應有防止交叉污染之措施，否則禁止與原料、半成品或成品一起運輸。

陸　食品販賣業者良好衛生規範

二十二、食品販賣業者除應符合本規範第貳章食品業者良好衛生規範一般規定外，並應符合下列之共同專業規定：

(一)販賣、貯存食品或食品添加物之設施及場所應保持清潔，並設置有效防止病媒侵入之設施。

(二)食品或食品添加物應分別妥善保存、整齊堆放，以防止污染及腐敗。

(三)食品之熱藏（高溫貯存），溫度應保持在攝氏六十度以上。

(四)倉庫內物品應分類貯放於棧板、貨架上，或採取其他有效措施，不得直接放置地面，並 保持良好通風。

(五)應有衛生管理專責人員於現場負責食品衛生管理工作。

(六)販賣貯存作業應遵行先進先出之原則。

(七)販賣貯存作業中須溫溼度管制者，應建立管制方法與基準，並據以執行。

(八)販賣貯存作業中應定期檢查產品之標示或貯存狀態，如有異狀應立即處理，以確保食品或食品添加物之品質及衛生。

有造成污染原料、半成品或成品之虞的物品或包裝材料，應有防止交叉污染之措施，否則禁止與原料、半成品或成品一起貯存。

(九)販賣場所之光線應達到二百米燭光以上，使用之光源應不至改變食品之顏色。

二十三、販賣、貯存冷凍、冷藏食品之業者除應符合本規範第二十二點之良好衛生規範外，並應符合下列相關專業規定：

(一)販賣業者不得任意改變製造業者原來設定之產品保存溫度條件。

(二)冷凍食品之中心溫度應保持在攝氏負十八度以下；冷藏食品之中心溫度應保持在攝氏七度以下凍結點以上。

(三)冷凍（庫）櫃、冷藏（庫）櫃應定期除霜，並保持清潔。

(四)冷凍食品應有完整密封之基本包裝。冷凍冷藏食品不得使用金屬材料釘封或橡皮圈等物固定，包裝袋破裂時不得出售。

(五)冷凍食品應與冷藏食品分開貯存及販賣。

(六)冷凍（藏）食品陳售於冷凍（藏）櫃內時，均不得超越最大裝載線，以維持櫃內冷氣之良好循環及保護食品品質。

(七)冷凍庫（櫃）、冷藏庫（櫃），均應於明顯處設置溫度指示器，並予適當記錄。庫（櫃）溫度必須能使冷凍或冷藏食品的中心溫度均符合本條第二款之規定，且不得有劇烈的溫度變動，以保持冷凍或冷藏食品之品質及衛生安全。

二十四、販賣、貯存烘焙食品之業者除應符合本規範第二十二點之良好衛生規範外，並應符合下列相關專業規定：

(一)未包裝之烘焙食品販賣時應使用清潔之器具裝貯，分類陳列，並應有防止污染之措施及設備，且備有清潔之夾子及盛物籃（盤）供顧客選購使用。

(二)以奶油、布丁、果凍、餡料等裝飾或充餡之蛋糕、派等，應貯放於攝氏七度以下冷藏櫃內。

(三)有造成污染原料、半成品或成品之虞的物品或包裝材料，應有防止交叉污染之措施，否則禁止與原料、半成品或成品一起貯存。

(四) 烘焙食品之冷卻作業應有防止交叉污染之措施與設備。

二十五、販賣畜水產食品之業者除應符合本規範第二十二點之良好衛生規範外，並應符合下列相關專業規定：

(一)畜水產食品之陳列檯面及四周，應以無毒、不易透水、耐腐蝕材質製造，並應有適於洗滌及排水之設施。

(二)工作台面、砧板或刀具應保持平整清潔，凡供應生食鮮魚或不經加熱即可食用之魚、肉 製品類應另備專用刀具、砧板。

(三)使用絞肉機及切片機等機具應保持清潔並避免污染。

(四)生鮮水產食品應使用水槽，以流動自來水處理，並避免污染販售之成品。

(五)畜水產食品之貯存、陳列、販賣應以適當之溫度、時間管制，以保持產品之品質及衛生安全。

(六)販賣冷凍或冷藏之畜水產食品，應具有冷凍(藏)之櫃(箱)或設施，並符合本章第二十三點相關規定。

(七)畜水產食品以冰藏方式陳列、販賣者，使用冰塊應符合飲用水水質標準，並保持畜水產品之冰藏效果。

二十六、攤販、小型販賣店兼售食品者，應視其實際情形適用本規範之部分規定。

柒　餐飲業者良好衛生規範

二十七、餐飲業者除應符合本規範第貳章食品業者良好衛生規範一般規定外，並應符合下列相關專業規定。

二十八、餐飲業者作業場所

(一)凡清潔度要求不同之場所應加以有效區隔。

(二)洗滌場所應有充足之流動自來水，並具有洗滌、沖洗及有效殺菌之三槽式餐具洗滌殺菌設施；水龍頭高度應高於水槽滿水位高度，以防水逆流污染；若無充足之流動自來水，必須供應用畢即行丟棄之餐具。

(三)前款之有效殺菌，係指下列任一之殺菌方式：

1.煮沸殺菌法：以溫度攝氏一百度之沸水，煮沸時間五分鐘以上（毛巾、抹布等）或一分鐘以上（餐具）。

2.蒸汽殺菌法：以溫度攝氏一百度之蒸汽，加熱時間十分鐘以上（毛巾、抹布等）或二分鐘以上（餐具）。

3.熱水殺菌法：以溫度攝氏八十度以上之熱水，加熱時間二分鐘以上（餐具）。

4.氯液殺菌法：氯液之有效餘氯量不得低於百萬分之二百，浸入溶液中時間二分鐘以上（餐具）。

5.乾熱殺菌法：以溫度攝氏一百一十度以上之乾熱，加熱時間三十分鐘以上（餐具）。

6.其他經中央衛生主管機關認可之有效殺菌方法。

(四)廚房應設有截油設施，並經常清理維持清潔。

(五)油煙應有適當之處理措施，避免造成油污及油煙污染不同場所及環境。

(六)廚房應維持適當之空氣壓力及合適之室溫。

(七)不設座之餐飲業者，其販賣櫃台應與調理、加工及操作場所有效區隔，以防制污染。

二十九、餐飲業者衛生管理

(一)凡以中式餐飲經營且具供應盤菜性質之觀光旅館之餐廳、承攬學校餐　飲之餐飲業、供應學校餐盒之餐盒業、承攬筵席之餐廳、外燴飲食業、中央廚房式之餐飲業、伙食包作業、自助餐飲業等，其雇用之烹調從業人員，自本規範公佈後一年起應具有中餐烹調技術士證，其持證比例如下：

1.觀光旅館之餐廳：百分之八十。

2.承攬學校餐飲之餐飲業：百分之七十。

3.供應學校餐盒之餐盒業：百分之七十。

4.承攬筵席之餐廳：百分之七十。

5.外燴飲食業：百分之七十。

6.中央廚房式之餐飲業：百分之六十。

7.伙食包作業：百分之六十。

8.自助餐飲業：百分之五十。

(二)前述需持有中餐烹調技術士證之從業人員，應加入當地縣、市之餐飲相關公（工）會，並由當地衛生主管機關認可之公（工）會發給廚師證書。

(三)餐飲相關公（工）會辦理廚師證書發證事宜，應接受當地衛生主管機關之督導，如有違反事宜，當地衛生主管機關得終止認可。

(四)廚師證書有效期限爲四年，期滿每次展延四年。申請展延者，應在該證書有效期限內接受各級衛生機關或其認可之餐飲相關機構辦理之衛生講習每年至少八小時。

(五)製備過程中所使用之設備與器具，其操作與維護應避免食品遭受污染，必要時，應以顏色區分。

(六)使用之竹製、木製筷子或其他免洗餐具，限用畢即行丟棄。共桌分食之場所應提供分食專用之匙、筷、叉。

(七)製備流程規劃應避免交叉污染。

(八)製備之菜餚，應於適當之溫度分類貯存及供應，並應有防塵、防蟲等貯放食品及餐具之衛生設施。

(九)餐飲業外購即食菜餚，應確保其衛生安全。

(十)廚房內所有之機械與器具應保持清潔。

(十一)供應生冷食品者應於專屬作業區調理、加工及操作。

(十二) 生鮮原料蓄養場所應與調理場所有效區隔。

(十三) 製備時段內廚房之進貨作業及人員進出，應有適當之管制。

(十四) 外燴業者另應符合下列規定：

1.烹調場所及供應之食物應避免直接日曬、雨淋、接觸污染源，並應有遮掩設施。

2.應有適當冷藏設備或措施。

3.烹調食物時，應符合新鮮、清潔、迅速、加熱與冷藏之原則。

4.烹調食物時，應避免交叉污染。

5.餐具應確實保持乾淨。

6.辦理逾二百人以上餐飲時，應於辦理前三日透過其所屬公（工）會向衛生局（所）報備，內容應包括委辦者、承辦者、辦理地點、參加人數及菜單。

(十五)伙食包作業者另應符合下列規定：

包作伙食前應透過其所屬公（工）會向衛生局（所）報備，內容應包括委包者、承包者、包作場所、供應人數。

附錄三　餐具清洗良好作業指引

壹　總則

一、為協助推動免洗餐具限制使用政策，提供業者於餐具清洗及相關機關輔導之依據，特制定本指引。

二、本指引適用於自行清洗餐具之大型餐飲場所或提供餐飲業者清洗餐具服務之業者。

三、本指引用詞定義如下：

(一)餐具：係指符合食品衛生標準供消費者用餐之碗、盤、托盤、碟、筷子、刀、叉及湯匙等。

(二)清潔：係指去除塵土、殘屑、廚餘、污物、或其他可能污染餐具之不良物質之清洗或處理作業。

(三)有效殺菌：係指有效殺滅有害微生物之方法，但不影響餐具品質或食品安全之適當處理作業。

(四)病媒：係指會直接或間接污染餐具或媒介病原體之小動物或昆蟲，如老鼠、蟑螂、蚊、蠅、臭蟲、蚤、蝨、及蜘蛛等。

(五)防止病媒入侵設施：以適當且有形的隔離方式，防範病媒入侵之裝置，如空氣簾、陰井、正壓、暗道、適當孔徑之柵欄、紗網等。

(六)隔離：係指場所與場所間以有形之方式予以隔間者。

貳　衛生管理一般規定

四、清洗作業場所

(一)污染區：係指餐具未經洗滌前之貯存場所及廚餘之暫時存放場所。

(二)洗滌區：係指餐具之洗滌場所。

(三)清潔區：係指餐具經洗滌、乾燥後之貯存場所。

五、人員衛生

(一)從業人員除應符合食品良好衛生規範中有關人員衛生之規定外，進入清潔區前，應徹底洗淨雙手，以防止傳播病原菌，工作時，不可有二次污染的行為發生。

(二)不慎手指外傷時，應立即包紮，如需繼續工作，應穿戴乳膠手套，方可繼續工作。

六、用水應符合食品良好衛生規範有關用水之規定外，如使用地下水者，應具水源水質證明備查。

七、自有設施設備

(一)提供餐飲業者清洗餐具服務之業者，除應具有符合食品良好衛生規範之建築與設施外，並應備有至少一套輸送帶式或類似型式具洗滌、沖洗、有效殺菌功能之高溫自動洗滌設施。大型餐飲場所若未購置自動洗滌設施而以人工洗滌時，其清洗設施亦應具有洗滌、沖洗、有效殺菌三項功能。

(二)足夠之餐具貯存架。

(三)足夠之密閉容器以運送餐具。

(四)足夠貯放餐具之箱型可密閉之運送車。

(五)清潔區與其他區域應有效隔離，區內具有正壓系統以防由外部環境污染。

(六)清洗作業場所應有防止病媒入侵設施。

(七)提供餐飲業者清洗餐具服務之業者應以密閉容器收取餐具，再置於密閉車運送，運至處理場所後應集中貯存於污染區，運輸車輛之廂體及密閉容器應立即以加壓水洗淨並維持乾燥狀態，必要時應予消毒。

參　清洗操作衛生一般規定

八、廚餘蒐集處理

(一)廚餘應以有效並符合廢棄物清理有關規定之方法處理，並不可污染工作場所。

(二)無污水處理系統者，不得以粉碎式廚餘處理機處理廚餘排放至下水道。

(三)提供餐飲業者清洗餐具服務之業者應具備污水處理系統。

九、清洗作業高溫自動洗滌設施及人工三槽式餐具洗滌設施應具有洗滌、沖洗、有效殺菌之功能且高溫自動洗滌設施水壓應在二十三磅／平方英吋（23lbs／psi）以上，相關作業要求如下：

(一)洗滌槽：具有攝氏四十五度以上含洗潔劑之熱水。

(二)沖洗槽：具有充足流動之水，且能將洗潔劑沖洗乾淨。

(三)有效殺菌槽：得以下列方式之一達成：

1. 水溫應在攝氏八十度以上（人工洗滌應浸二分鐘以上）。

2. 攝氏一百一十度以上之乾熱（人工洗滌加熱時間三十分鐘以上）。

3. 餘氯量二百ppm（百萬分之二百）氯液（人工洗滌浸泡時間二分鐘以上）。

4. 攝氏一百度以上之蒸氣（人工洗滌加熱時間二分鐘以上）。

(四)水溫、水壓未達標準時，不得洗滌。

十、高溫自動洗滌設施應設有溫度計、壓力計及洗潔劑偵測器，溫度計及壓力計每三月應作校正並保存紀錄一年備查。

十一、洗滌設施所使用之洗潔劑、殺菌劑、乾燥劑應符合食品衛生之要求。

十二、洗滌、沖洗、有效殺菌三種功能外之其他附加於自動洗滌機之設施，應具有功能加成之效果（例如：超音波）。

十三、乾燥處理經洗淨之餐具如未經乾燥處理者，不得重疊放置，乾燥處理得以下列方式之一爲之：

(一)乾熱法：以攝氏一百一十度以上之乾熱，加熱時間三十分鐘以上（木質及低耐熱材質塑膠不適用）。

(二)乾燥劑處理法：應使用食用性安全之乾燥劑，其安全性之資料應提供行政院衛生署備查。

(三)除濕機法：於密閉室內開啓除濕機，以達乾燥效果。

(四)自然晾乾法：應於具通風良好且有防止病媒及塵埃入侵設施之場所以適當容器或櫥櫃盛放。

(五)其他經行政院衛生署認可之乾燥法。

經洗淨乾燥之餐具置於暫存區不得超過三十分鐘，應立即送至清潔區放置。

十四、設施維護

(一)洗滌設施用畢後，應立即將殘渣取出，並以加壓水洗淨內部、輸送帶及防水簾。

(二)洗滌設施及防水簾停止使用時，應保持通風、乾燥狀態，使用前應再以加壓水沖洗內部。

(三)提供餐飲業者清洗餐具服務之業者之自動洗滌機，應置有維護人員或合約維護人員隨時進行故障排除。

肆　其他

十五、清潔區人員進出應予有效管制，凡進入清潔區之人員應符合食品良好衛生規範從業人員操作衛生規定。

十六、清潔之餐具從清潔區至用餐場所之過程，皆應有良好之防止病媒入侵設施。

十七、清潔之餐具如若七十二小時內未送至用餐場所，應予重新洗滌。

十八、筷子、刀、叉及湯匙等較尖銳之餐具，於洗滌時，應先置於適當之多孔圓柱筒內，且與口部接觸之一端應朝上，置於自動洗滌機內至少洗滌二次以上。

十九、提供餐飲業者清洗餐具服務之業者應備有簡易餐具檢驗試劑，每日檢驗洗靜後之餐具脂肪、澱粉、蛋白質及洗潔劑殘留情形，必要時應進行病原性微生物之檢測，並將紀錄保存一年備查。

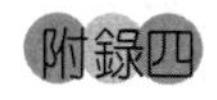

附錄四　學校餐廳廚房員生消費合作社衛生管理辦法

第一條　本辦法依學校衛生法（以下簡稱本法）第二十二條第三項規定訂定之。

第二條　本法第二十二條第一項所稱餐廳、廚房、員生消費合作社（以下簡稱餐飲場所）及本辦法所稱餐飲從業人員之定義如下：

一、餐廳：指提供食品供教職員工、學生進食之固定場所。

二、廚房：指具烹飪設施及進行食品原材料驗收、洗滌、切割、貯存、調理、加工、烹飪、配膳、包裝行爲之固定場所或移動設施。

三、員生消費合作社：指各級學校（以下簡稱學校）教職員工、學生依合作社法成立之法人組織。

四、餐飲從業人員：指廚房內參與食品製作，與食品直接接觸之人員。

第三條　學校餐廳、廚房、員生消費合作社之飲食衛生（以下簡稱餐飲衛生）管理項目如下：

一、餐飲衛生、營養之規劃、教育及宣導事項。

二、餐飲衛生安全之維護事項。

三、餐飲場所之衛生管理事項。

四、餐飲從業人員及督導人員之訓練進修及研習事項。

五、其他有關餐飲衛生管理事項。

第四條　學校辦理餐飲衛生業務，應指定專人擔任督導人員。

前項督導人員，應具下列資格之一：

一、領有營養師執業執照者。

二、大專校院餐飲、食品、營養、生活應用、醫事、公共衛生等相關科、系、所畢業，並曾修習餐飲衛生相關課程至少二學分者。

三、大專校院畢業或具同等學力，並具烹調技術士技能檢定監評人員資格者。

四、大專校院畢業，曾接受主管教育、衛生行政機關或其認可機構所舉辦之餐飲衛生講習課程達三十二小時以上，持有證明者。

本辦法施行前學校已指定之督導人員，未具前項資格者，應自本辦法施行之日起一年內取得資格。

第五條　學校餐飲從業人員應於每學年開學前二週內或新進用前接受健康檢查，合格者始得從事餐飲工作；每學年並應參加衛生（營養）講習至少八小時。

第六條　各級主管機關應督導學校建立餐飲衛生自主管理機制，落實自行檢查管理。

學校每週應至少檢查餐飲場所一次，並予記錄；其紀錄應保存一年。前項檢查項目，由主管機關定之。

第七條　學校餐飲衛生管理，應符合食品衛生管理法第二十條第一項所定食品良好衛生規範。

第八條　學校餐廳業務採外製方式、外購盒餐食品或團體膳食者，廠商應聘僱具第四條第二項第一款或第二款資格之一者，擔任餐飲衛生督導工作。

第九條　學校餐廳之供餐方式應儘量採分食方式，若採合菜進食方式，應提供公筷公匙。

學校採盒餐供餐者，應保留盒餐樣本至少一份；採非盒餐供餐者，每餐供應之菜式，屬高水活性、低酸性之菜餚應至少各保留一份。

保留之食品應標示日期、餐別，置於攝氏七度以下，冷藏保存四十八小時，以備查驗。

第十條　學校炊、餐具管理，應遵行下列事項：

一、餐具應洗滌乾淨，並經有效殺菌，置於餐具存放櫃，存放櫃應足夠容納所有餐具，並存放在清潔區域。

二、凡有缺口或裂縫之炊、餐具，應丟棄，不得存放食品或供人使用。

三、使用全自動高溫洗碗機洗滌餐具者，應使用洗碗機專用之洗潔劑；該洗碗機並應具備溫度及壓力指示器。

四、採用人工洗滌炊、餐具時，應具合乎標準之三槽式人工餐洗滌設備，並依三槽式洗滌餐具流程，使用符合食品衛生相關洗滌規定之食品用洗潔劑。

五、每週應抽檢各餐廳餐具之澱粉性及脂肪性殘留，並記錄之，不合格者應改善及追蹤管理。

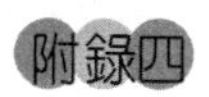

六、設置截油設施。

第十一條　學校食品製作，應遵行下列事項：

一、製備、烹調、配膳等區域之地板應保持乾燥清潔。

二、禁止在室溫下解凍。

三、所有用具、刀具、砧板、容器、冷凍冷藏庫，應依生、熟食完全區隔。其中刀具及砧板須明顯標示顏色，以利區分。

四、刀具及砧板使用後，應立即清洗消毒。

五、生、熟食食品嚴禁交互污染。

六、熟食食品應立即加蓋熱存或迅速冷藏。加蓋熱存食品中心溫度在攝氏六十度以上，迅速冷藏食品溫度在攝氏七度以下。

七、剩餘沾料禁止再供應使用。剩菜、剩飯未於三十分鐘內妥善冷藏貯存者，禁止隔餐食用。隔餐食用者應再復熱。非當日製作之菜餚應丟棄。

八、備有足夠且經殺菌消毒完全之抹布，不得用同一條抹布擦拭二種以上之用具或物品。

九、食品驗收、洗滌、餐具洗滌及殘餘物回收作業等區域，應與食品製備、烹調、配膳等區域有效區隔。

第十二條　學校廚房出入口應設置防止病媒侵入之紗窗、紗門、空氣簾、正壓系統設施或其他設施。

第十三條　高級中等以下學校供售之食品，以正餐、飲品、點心、水果爲限。每份零售單位包裝僅限一份供應量，每份供應之熱量應適當。

前項所稱飲品及點心，應符合食品衛生管理法等相關法令及下列規定：

一、具有營養成分及含量標示。

二、使用鮮度良好之天然食材。

三、不得使用代糖或代脂。

四、取得中國農業標準（CAS）或良好作業規範（GMP）標誌認證。但新鮮、當日供應之麵包、饅頭，不在此限。第一項所稱飲品及點心之範圍，由中央主管機關會同中央衛生主管機關公告之。

第十四條　學校辦理外購盒餐食品或團體膳食，應遵行下列事項：

一、注意食品暫存保管之場所衛生，不得直接置於地面、太 陽直接照射、病媒出沒或塵污、積水、濕滑等處。

二、於每學年開學後半個月內或訂購之廠商資料異動時，將廠商名稱、地址、電話、負責人及訂購份量等資料，送當地主管機關及當地衛生主管機關，並由當地衛生主管機關加強稽查。

三、將當日訂購之食品各隨機抽存一份，包覆保鮮膜，標示日期，餐別及廠商名稱，立即置於攝氏七度以下，冷藏四十八小時，以備查驗，並應防範遭受污染。

四、指導學生如發現所進食之食品有異味或異樣時，應立即向學校行政人員報告，俾採必要措施。

第十五條　學校外購盒餐食品或團體膳食之廠商，應取得政府機關優良食品標誌認證或經衛生主管機關稽查、抽驗、評鑑爲衛生優良者。學校得隨時派員或委託代表到廠瞭解食品衛生管理作業，發現有衛生不良之情形，應立即通知當地衛生主管機關處理。

第十六條　學校應提供二家以上外購盒餐食品之廠商，以利學生選擇。但情形特殊報經當地主管機關核准提供一家者，不在此限。

第十七條　學校供售食品應依相關法令與供應食品之廠商訂定書面契約，載明供應之食品應安全衛生及違約罰則。外購盒餐食品及團體膳食之廠商，並應依規定投保產品責任險。

第十八條　學校供售食品之盈餘，得用於協助辦理下列事項：

一、推動餐飲衛生安全教育。

二、推動營養教育。

三、改善餐飲設施。

四、其他有關推動餐飲衛生事項。

第十九條　學校發現有疑似食品中毒跡象時，應採緊急救護措施，必要時，將患者送醫檢查治療，並儘速通知其家屬或緊急聯絡人。同時應聯繫及協助當地衛生主管機關處理，並儘速向主管機關提出處理報告。

第二十條　本辦法自發布日施行。

附錄五　食品衛生管理法

中華民國六十四年一月二十八日總統令公布

中華民國七十二年十一月十一日總統令修正公布

中華民國八十六年五月七日總統令修正公布第十七條及第三十八條條文

八十七年八月一日施行

中華民國八十九年二月九日總統令修正公布

中華民國九十一年一月三十日總統令增訂第二十九條之一條文；修正公布第十四條、第二十七條、第二十九條至第三十三條、第三十五條及第三十六條

第一章　總則

第 一 條　爲管理食品衛生安全及品質，維護國民健康，特制定本法；本法未規定者，適用其他有關法律之規定。

第 二 條　本法所稱食品，係指供人飲食或咀嚼之物品及其原料。

【解釋】

有關蘆薈系列產品管理，衛生署同意以Aloe perryi，Aloe barbadensis，Aloe africana，Aloe ferox，Aloe spicata等五種品種爲原料，且係「天然榨汁」之製品，以食品管理，此類市售品之標示內容除依照食品衛生管理法第十七條之規定外，並須明顯加註「本品勿長期或大量食用，孕婦忌食」字樣。至於「蘆薈粉」「蘆薈茶」，已超出「天然榨汁」之範圍，不得以食品名義製售。（73.4.25.衛署食字第475124號）罐頭食品係指在製造過程中經過脱氣、密封、殺菌等步驟而能防止外界微生物之再污染且可達到保存目的之食品。（74.2.19.衛署食字第564515號）

罐頭食品，係指封裝於密閉容器內，並且在封裝前或封裝後施行商業殺菌，可於正常無冷藏狀況下，長期保存之食品。

低酸性罐頭食品：

係指其內容物達到平衡後pH>4.6，且水活性>0.85之非酒精飲料或罐頭食品。

酸性罐頭食品：

係指其內容物達到平衡後pH≦4.6，且水活性>0.85之罐頭食品。

酸化罐頭食品：

係指以低酸性食品爲原料，添加酸化劑或酸性食品，其最後平衡pH≦4.6，且水活性>0.85之罐頭食品。

非低酸性罐頭食品：

係指其內容物達到平衡後，水活性<0.85之罐頭食品。

密閉容器：

係指密封後，可防止微生物入侵而保持內容物商業無菌性之容器，包括有金屬容器，玻璃容器，殺菌容器及無菌包裝用容器（塑膠容器除外）。

商業殺菌（Commercial Sterilization）：

係指其殺菌程度必須達到商業無菌性（Commercial Sterility），使殺菌後之罐頭食品在常溫無冷藏狀況之商業貯運過程中，不得有微生物再繁殖，並且無有害人體健康之活微生物或孢子存在。（78.6.30.衛署食字第811133號公告）

Oligo Saccharide係由大豆中分離得之，應屬一般食品原料。（78.9.7.衛署食字第2701號）

「TARA GUM」可屬一般食品原料管理。（80.9.11.衛署食字第4347號）

食品加工所使用之Codliver Oil成分，係以食品原料管理，不需事先向衛生署辦理登記或核備手續。（82.3.31.衛署食字第8224249號）

人參等中藥材原料因其使用方式可爲單味或複方使用，且依其藥性分有不同之使用限制，所產製出之產品型態、包裝及加工方式，如爲粉狀、粒狀或茶包、罐頭型態等，於衛生管理要求程度不同，故均需視最終產品之相關資料予以個別研議究屬食品或藥品。（82.5.25.衛署食處字第1759號）

產品所用之金絲草原料，如查確係Pogonatherum crinitum，則該以金絲草、檸檬、葡萄柚、青茶葉所製成之茶包類得以食品管理。（84.10.30.衛署食字第84066068號）

「歸元草」倘查係以Ludwigia octovalvis（JACQ.）raven.水丁香製得，且經煎煮後

供人飲用者，得爲食品茶類原料。（86.1.30.衛署食字第86004586號）

有機食品係指食品在生產過程中，不使用任何化學合成之肥料或農藥，純以有機方式產製之食品，期以達成「地球物種永續生存」之目的。有機食品原料之生產，係屬農業生產之範疇，宜由農業委員會輔導。至於其市售產品，則仍與一般農業生產方式所得之食品，同樣受到食品衛生管理法之規範。（87.11.11.衛署食字第251號）

藤黃果僅得供爲調味用，限量0.5%以下。（88.7.9衛署食字第8026798號）

杜仲葉業經衛生署評估認定得供爲茶包、飲品原料，請轉知貴轄業者。（88.8.24衛署食字第87060710號）

第 三 條　本法所稱食品添加物，係指食品之製造、加工、調配、包裝、運送、貯存等過程中用以著色、調味、防腐、漂白、乳化、增加香味、安定品質、促進發酵、增加稠度、增加營養、防止氧化或其他用途而添加或接觸於食品之物質。

第 四 條　本法所稱食品器具，係指生產或運銷過程中，直接接觸於食品或食品添加物之器械、工具或器皿。

第 五 條　本法所稱食品容器、食品包裝，係指與食品或食品添加物直接接觸之容器或包裹物。

第 六 條　本法所稱食品用洗潔劑，係指直接使用於消毒或洗滌食品、食品器具、食品容器及食品包裝之物質。

第 七 條　本法所稱食品業者，係指經營食品或食品添加物之製造、加工、調配、包裝、運送、貯存、販賣、輸入、輸出或經營食品器具、食品容器、食品包裝、食品用洗潔劑之製造、加工、輸入、輸出或販賣之業者。

【解釋】

餐廳以傳統供膳食用之中藥材與食品原材料，經烹調後之產品供消費者食用，如不涉及以製成完整包裝標示醫療效能產品，向非特定對象銷售，得以「藥膳」型態經營，且受食品衛生管理法之規範。反之，則應受藥事法規範。

如欲向顧客建議食用何項藥膳，其內容若涉及營養師法第十二條第四款所稱之營養諮詢與指導時，該項業務因屬營養師之專業範圍，依營養師法之規定，應由營養師親自執行是項業務，否則將依營養師法第十七條第二項之規定處罰。

至於在餐廳內裝置電傳視訊設備，由顧客與開業中醫師透過影像或交談接獨了解顧客之身體狀況後，建議食用何種「藥膳」，已涉及醫師之診斷、處方行為，自應依醫師法規定辦理。醫師法第十一條規定「醫師非親自診察，不得施行治療、開給方劑或交付診斷書」。中醫師經由電傳視訊設備診治病人，執行醫療業務，核與上揭醫師法第十一條規定不合。（82.12.23.衛署食字第8267926號）

各級學校自辦午餐倘若由員生消費合作社、公辦民營、民辦民營、外包等方式辦理，均應列屬食品業者，其如違反食品衛生管理法之相關規定，悉依該規定罰則處分。如若由團體膳食委員會（或性質相同之組織）管理，則宜加強教育訓練及輔導，並經常將衛生稽查結果，函知當地教育主管機關，以達行政監督效果。（86.4.29.衛署食字第86019017號）

航空公司係以經營航空客、貨運輸為其主要業務，並無包含以製造、調配、加工、販賣、貯存、輸入或輸出食品為其經營目的之業務行為，於客運途中附帶提供食品，如未以之為營業而另為收費，無須增列餐飲服務項目業務，故航空公司之本質顯有別於食品業者所經營之餐飲內容，應非屬食品衛生管理法第七條所稱之食品業者，故亦不受依該法所訂「標準」之規範。（86.10.8.衛署食字第86057577號）

第 八 條　本法所稱標示，係指於下列物品用以記載品名或說明之文字、圖畫或記號：
一、食品、食品添加物、食品用洗潔劑之容器、包裝或說明書。
二、食品器具、食品容器、食品包裝之本身或外表。

第 九 條　本法所稱主管機關：在中央為行政院衛生署；在直轄市為直轄市政府；在縣（市）為縣（市）政府。

第 二 章　食品衛生管理

第 十 條　販賣之食品、食品用洗潔劑及其器具、容器或包裝，應符合衛生安全及品質之標準；其標準，由中央主管機關定之。

【解釋】

塑膠筷檢出法定外色素鹽基性桃紅精（Rhodamine），不符合「食品器具、容器、包裝衛生標準」有關著色劑規定中「但書」之要件。（73.5.2.衛署食字第482345號）

果汁或果菜汁之易開罐及鋁箔無菌包裝產品，可比照罐頭食品類進行保溫試驗。（74.4.30.衛署食字第527131號）

「低乳糖特級鮮乳」係於製造過程中利用乳醣酵素分解生乳中之乳糖以利消化、吸收，仍應以鮮乳衛生之有關規定管理。（74.7.25.衛署食字第545375號）

各食品業及食品用塑膠容器製造廠商自即日起凡使用塑膠做爲食品容器包裝材料時，應使用食品級塑膠爲材料。食品級塑膠係謂：「經聚合加工後之塑膠，其衛生狀況符合食品器具、容器、包裝衛生標準者。」於進行稽查時，應要求業者提出所使用食品級塑膠之上游工廠有關證明文件，如有任何存疑時，應立即取樣送驗。回收之塑膠經熱熔後極易造成單體大量溶出，應嚴禁業者使用回收之塑膠（亦即廢料）再加工做爲食品包裝材料。（76.11.24.衛署食字第700816號）

含天然碳酸之天然氣泡礦泉水，其酸鹼值可不適用於飲用水水質標準之規定。（80.4.9.衛署食字第937160號）

「食品器具、容器、包裝衛生標準」並未就乙烯醋酸乙烯酯共聚物、聚丁二烯及聚異甲基丁二烯橡膠特別規定其衛生標準，該類製品之試驗標準適用於「食品器具、容器、包裝衛生標準」內塑膠類之一般規定，其如係使用於酒類，則應再以乙醇爲浸出液進行溶出試驗。（80.7.3.衛署食字第3100號）

罐頭食品係指在製造過程中，經過脫氣、密封、殺菌等步驟，而能防止外界微生物再污染，且可達到保存目的之食品。爲確保其殺菌及密封完全，應進行保溫試驗，以37℃保溫十天後不得有膨罐現象發生。罐頭食品因屬密封包裝，在正常貯存狀況下，爲無氧狀態，所稱可繁殖之微生物係指在該狀態下可生長繁殖之厭氧性微生物（如：肉毒桿菌），而國家標準「食品微生物之檢驗法生菌數之檢驗」係用於好氧性微生物之檢驗，並不適用於罐頭類食品中厭氧性微生物之培養。（81.1.10.衛署食字第1001227號）

綠豆湯檢出小碎石塊，非屬食品衛生管理法第十一條第三款所稱之有毒或含有害人體健康之物質或異物。案內產品所含碎石可能爲由原料綠豆所帶來之夾雜物，

應依同法第十條通知製造廠商切實改進。(81.6.10.衛署食字第8134009號)

食品中檢出黴菌，應視其原料特性及製造流程判斷是否違反食品衛生管理法，如爲正常現象，則並不違反食品衛生管理法之規定。如經查核其製造場所發現環境衛生不符規定即可逕行處置。(81.8.18.衛署食字第8159168號)

依農政與衛生機關之分工原則，稻米在市面販售前，包括生長之稻作及收穫後貯藏中之產品等，係由農政機關主管，而上市後在市場流通販售之食米，則由衛生機關依食品衛生管理法規範其衛生。稻米如有重金屬或農藥等污染之情事發生，應以追查並清除污染源爲重點，而抽樣檢驗因受天候條件、污染時間之久暫、污染之方式、污染物之含量、稻作之蓄積能力、抽樣之代表性等等客觀因素影響並無法確實反證稻米未受污染。(81.8.26.衛署食字第8158849號)

膠囊食品之衛生應符合「一般食品類衛生標準」之規定，其檢出生菌數並不違反該衛生標準。惟若檢出大量生菌數時，應同時注意是否有大腸桿菌群及其他生產過程污染之情事。(81.9.1.衛署食字第8161251號)

衛生機關如經抽驗發現已盛裝食品或將盛裝食品之容器，有不符「食品器具、容器、包裝衛生標準」之規定者，該食品及其容器之製造業者均負有改正之責任，應通知食品容器之製造業者及使用該容器之食品業者，依違反食品衛生管理法第十條規定限期改善，並依法處辦。(81.9.9.衛署食字第8143992號)

天然花粉檢出抗生素，應以違反食品衛生管理法第十條規定處理。(81.10.3.衛署食字第8163740號)

依本署公告之「食品輻射照射處理標準」，乾燥山藥粉可依照乾燥或脫水之調味用植物（包括香草、種子、香辛料、茶、蔬菜調味料），爲達防治蟲害及殺菌目的准予照射處理，惟最高照射劑量不得超過三十千格雷。(82.4.14.衛署食字第8224636號)

乾燥香菇得依乾燥或脫水之調味用植物，爲達防治蟲害及殺菌目的准予照射處理，其最高照射劑量不得超過三十千格雷。(83.8.16.衛署食字第83049235號)

蜂王漿等類似產品均不得檢出抗生素四環素系，凡經檢出該抗生素者，均應依違反食品衛生管理法第十條規定論處。(82.10.13.衛署食字第8266760號)

冷凍濃縮果汁應視其係供消費者直接稀釋飲用，或爲供食品工廠使用，需經再加熱加工之半成品，而分別以「冷凍食品類衛生標準」內之「其他不需加熱調理即可供食之冷凍食品類」或「其他需加熱調理始得供食之冷凍食品類」規範。前項食品如屬「其他需加熱調理始得供食之冷凍食品類」，應再視其原加工過程中是否加熱達可殺菌之溫度，以判定其爲「凍結前已加熱處理者」，或「凍結前未加熱處理者」。(82.12.8.衛署食字第82078682號)

礦泉水所含棉絮狀及顆粒狀物質，若經檢驗棉絮狀物質爲黴菌Phoma，而顆粒物質係該黴菌Phoma之Pycnidia，爲該菌生活史過程中之一階段，非屬有害人體之病原菌。(83.1.22.衛署食字第83001501號)

包裝飲用水之黑色懸浮雜質，若檢出屬袋狀動物門（Phylumaschelminthes）輪蟲綱（Class Rotifera）之輪蟲（Rotifer)。該生物廣泛存在於水源處，非屬有害人體之病原菌。惟輪蟲個體大、於經過處理之飲用水中不應有其存在，且又含黑色懸浮異物，均已違反食品衛生標準。(83.4.12.衛署食字第83017714號)

未開封之「茶」罐頭產品檢出可繁殖之青黴菌，已明顯違反罐頭食品類衛生標準，在正常貯存狀態下，不得有可繁殖之微生物存在，儘速命令廠商立即回收可疑產品並依法處辦。(83.5.6.衛署食字第83023974號)

紙製容器、器具應符合食品器具、容器、包裝衛生標準中器具、容器、包裝項下之一般規定，紙製容器若含有螢光增白劑，但並非或未能確立係前條之有毒物質，依違反衛生標準處理。(84.2.21.衛署食字第83079127號)

速食餐飲店使用盛裝熱食之紙製容器管理除依本署一九九五年二月二十一日衛署食字第83079127號原則調查處理外，若該含螢光增白劑之容器、包裝有溶出或浸出而混入食品之虞者，得依食品器具容器包裝衛生標準中「著色劑應符合食品添加物使用範圍及用量標準之規定」乙節，以違反食品衛生管理法第十條規定處辦。(84.5.30.衛署食字第84018245號)

「草莓優酪冰淇淋」產品之衛生應符合「冰類及飲料類衛生標準」，惟其生菌數之限量標準，則係指除供作發酵用細菌之外之雜菌數限量。(84.9.6.衛署食字第84054914號)

以熱固性環氧樹脂塗佈之鐵筒，作爲貯放高粱酒之容器應符合我國現行「食品器具、容器、包裝衛生標準」中金屬罐之標準。(85.1.16.衛署食字第85000547號)

食品衛生管理法所訂之各類食品衛生標準，係就正常生產、製造或加工情況下無法避免之污染或有害物質，予以限量規定，作爲衛生管理上之一管制點，以提升食品衛生水準，並確保國人長期食用之安全性。據此，各類食品衛生標準之重金屬限量，乃分別針對食品衛生管理之需要而訂定，且如經檢驗發現有不符規定者，即以違反衛生標準而依法沒入銷毀；至於未訂衛生標準之產品，若經監視調查發現少數特定來源食品有重金屬偏高之異常現象時，則須立即協調環保及農政等有關機關追查原因，以清除污染源。（85.12.27.衛署食字第85065936號）

果凍非屬飲料產品，依使用茶、咖啡等原料之調味性質及消費者一般食用習性而言，如非違規另添加咖啡因，並無迫切需要針對其天然存有之咖啡因含量及其標示，比照茶、咖啡及可可等飲料類衛生標準予以規範。（86.5.8.衛署食字第86019912號）

國際間對於水產品含汞之標準皆以含水狀態制訂，故乾燥魚翅復水後其甲基汞含量應符合「魚蝦類衛生標準」中迴游性魚類甲基汞含量之規定。（86.7.30.衛署食字第86037665號）

食品中檢出一般酵母菌及黴菌，應視其原料特性及製造流程判斷是否違反食品衛生管理法，如其爲正常現象（如發酵食品）則並不違反食品衛生管理法之規定。食品經抽驗若確認係不正常之發霉，依違反食品衛生標準之「十、一般食品類衛生標準」辦理。

食品如有嚴重霉敗現象（指黴菌已大量繁殖長出大量霉斑且肉眼可見食品敗壞者），表示食品已腐敗變質，乃違反食品衛生管理法第十一條第一款規定，通常發生此等現象時，其黴菌之檢出值非常高。（86.8.4.衛署食字第86035527號）

「食品中黃麴毒素限量標準」中列名之食品種類應以該類之限量標準規範外，餘者皆以「其他食品」之限量標準規範。非屬單純原料之各類加工產品應以「其他食品」限量標準規範之（85.7.17.衛署食字第85040026號）。花生、花生醬、花生糖所含黃麴毒素限量標準均爲15ppb以下。（86.8.5.衛署食字第86042397號）

人心果依其特徵及現行殘留農藥安全容許量表中農作物之分類原則應歸「梨果類」。柿子應歸小漿果類。（86.10.29.衛署食字第86058208號）

「生食用食品類衛生標準」對生食用蔬菜類之生菌數、大腸桿菌及性狀均訂有標準，至於未訂標準（空白部分）之項目（如：大腸桿菌群）係若經監視調查發現有異常偏高之現象時，即追查其原因，以清除污染來源。（86.11.13.衛署食字第86065516號）

作爲食品容器、器具或包裝用玻璃瓶應符合「食品器具、容器、包裝衛生標準」之規定，且食品工廠更需考慮玻璃容器之包裝安全性，故玻璃瓶是否適合回收後再使用，係由食品工廠自行判斷，並無使用年限之規定。（87.4.29.衛署食字第87018532號）

業者所販賣之包裝水或盛裝水其水源水質不符規定，除違反飲用水管理條例而應停止使用外，亦違反食品衛生管理法第十條規定，請即依法處辦。（87.9.5.衛署食字第87050902號）

飲用水之管理係屬行政院環境保護署之職掌。本署公告之「包裝飲用水及盛裝飲用水標準」係用以規範市售包裝飲用水及盛裝飲用水。惟包裝飲用水及盛裝飲用水中若發現有水污染菌（Cryptosporidium parvum）存在，應與原料用水遭到污染有關，而非一般食品加工、製造或調配過程所致。

前項標準中規定：「包裝飲用水及盛裝飲用水之水源水質應符合飲用水水源水質標準」，基於源頭管理之原則，若已對飲用水水源中之污染菌加以管制，即可達到預防之目的。（88.2.5.衛署食字第88002578號）

進貨品管檢驗係生產廠商之責任，業者所購買裝酒用各類玻璃瓶須確保其符合「食品器具、容器、包裝衛生標準」之規定，至於如何執行進貨檢驗工作，由業者自行決定。（88.3.4.衛署食字第88009474號）

消費者以塑膠桶至加水站購買之盛裝水，大都經加熱煮沸後飲用，與包裝飲用水立即飲用之情形不同。衛生機關抽驗市售盛裝水時，可視業者是否於販賣地點明顯標示「不得直接生飲」或「本加水站之水須加熱煮沸後飲用」等相關字樣，再決定是否檢驗盛裝飲用水衛生標準中之微生物項目。（88.4.8.衛署食字第88019501號）

食品所含原料成分之種類、加工過程及是否遭受污染，均會影響最終產品之鉛含量，因此若擬判斷產品鉛含量是否偏高（遭受污染所致），需先查明案內產品之原料成分及其配方比例。（88.4.13.衛署食字第88020255號）

「一般食品類衛生標準」規定：食品應具原有之良好風味及色澤。冰品飲料檢出含「氯」氣味，應已違反「一般食品類衛生標準」。（88.10.22衛署食字第88067010號）

礦泉水標準判定：依據現行「一般食品類衛生標準」，食品應具原有之良好風味及色澤。不得有腐敗、不良變色、異臭、異味、污染、發霉或含有異物、寄生蟲。已包裝礦泉水中倘發現有異物，係違反上述該標準規定。如再經確認該異物為有毒或有害人體健康者，該產品係違反食品衛生管理法第十一條規定。（89.3.2衛署食字第89009607號）

抽驗免洗餐具（紙及塑膠製品），檢出規定外紅色、橙色等色素，是否違反食品衛生管理法第十條或第十一條規定：依食品衛生管理法第十條「食品器具、容器、包裝衛生標準」規定：「著色劑應符合食品添加物使用範圍及用量標準之規定；但著色劑無溶出或浸出而混入食品之虞者不在此限」。衛生局倘以溶出試驗檢出規定外色素，應以此標準判定並做處分。（89.4.18衛署食字第89018279號）

酸性罐頭以培養方式檢出生菌數，不以違反衛生標準論處。

酸性罐頭（pH<4.5）係以其高酸性（即低 pH）之特性抑制微生物之生長，故其殺菌條件一般均低於低酸性罐頭之殺菌條件，罐頭類衛生標準規定：正常貯存條件狀態下，不得有可繁殖之微生物存在。但以培養基培養，則因培養環境與罐頭之環境已有所不同，故若檢驗出有生菌數，係罐頭商業殺菌之正常現象，故酸性罐頭以培養方式檢出生菌數，不以違反食品衛生標準論處。（92.09.25 衛署食字第0920402113號）

食品如欲以輻射照射處理應符合本署所訂「食品輻射照射處理標準」規定凡未列該標準「限用照射食品品目」之食品不得以輻射照射處理否則即違反食品衛生管理法第十條有關規定。（92.11.12 衛署食字第0920059698號）

第十一條　食品或食品添加物有下列情形之一者，不得製造、加工、調配、包裝、運送、貯存、販賣、輸入、輸出、贈與或公開陳列：

一、變質或腐敗者。

二、未成熟而有害人體健康者。

三、有毒或含有害人體健康之物質或異物者。
四、染有病原菌者。
五、殘留農藥含量超過中央主管機關所定安全容許量者。
六、受原子塵或放射能污染，其含量超過中央主管機關所定安全容許量者。
七、攙僞或假冒者。
八、逾有效日期者。
九、從未供於飲食且未經證明爲無害人體健康者。

一、變質或腐敗者

【解釋】

如查獲食品業者以屠宰前斃死之雞、鴨等家禽加工供食用者，得認定食品變質，依違反食品衛生管理法第十一條第一款規定處理。（78.10.9.衛署食字830480號）

食品中檢出一般酵母菌及黴菌，應視其原料特性及製造流程判斷是否違反食品衛生管理法，如其爲正常現象則並不違反食品衛生管理法之規定。此時應再進一步稽查該食品製造場所之衛生，如有不符規定者，得依有關規定逕處。食品如已有發霉現象（指已大量繁殖長出霉斑肉眼可見者），且該現象非屬正常之加工過程，表示食品已腐敗變質，乃違反食品衛生管理法第十一條第一款規定，通常發生此現象時，其黴菌之檢出值非常高。

食品檢出昆蟲、蛆等異物，如係因食品腐敗變質致使生蛆者，乃違反食品衛生管理法第十一條第一款規定，但如異物係因衛生不良而自外界污染而來，乃不符「一般食品類衛生標準」之規定，應以違反食品衛生管理法第十條規定論處。(81.9.7.衛署食字第8159251號)

供製造豬瘟疫苗兔隻，不論是否檢出病毒，均不得供爲食用，若經查獲，除違反「優良藥品製造標準（GMP）」外，亦違反食品衛生管理法第十一條第一款所謂變質食品不得販賣之規定。本案疫苗兔，類似病死豬肉，無論能否藉科學方法分辨檢測，均屬所稱變質食品，不得販賣供爲食用。（84.3.9.衛署食字第84009635號）

病、死豬肉本質上即屬變質物品，不得供爲食品原料使用，毋需再行檢驗其是否含有病原菌，故如以該等物品作爲食品原料，係屬食品衛生管理法第十一條第一款所稱之「變質」或腐敗者。以病、死豬肉充爲食品原料，尚涉及飼養人未依

「家畜傳染病防治條例」第十二條規定，於其家畜病死時，報告當地鄉（鎮、區、縣轄市）公所，以辦理驗屍、燒毀、掩埋、消毒等必要處置；屠宰時未依「屠宰牲畜管理辦法」第六條規定，在指定場所進行屠宰。（84.3.17.衛署食字第84012198號）

二、未成熟而有害人體健康者。
三、有毒或含有害人體健康之物質或異物者。
【細則第二條】
本法第十一條第三款所稱有毒，係指食品或食品添加含有天然毒素或化學物品，而其成分或含量對人體健康有害或有害之虞者。
本法第十一條第三款所稱有毒或有害人體健康之物質或異物，由中央主管機關認定之。

【解釋】
市售草蝦倘經檢出殘留孔雀綠、甲基藍時，應依違反食品衛生管理法第十條（舊法，即現行第十一條）規定辦理。（73.3.7.衛署食字第467269號）
對於違規廣告食品除應處分其廣告外，並應追蹤其來源、成分，並依法處辦。如涉嫌有害人體健康或攙僞、假冒等違反食品衛生管理法第十一條規定之嫌者，並應依法進行查封。（73.12.27.衛署食字第499728號）
以未去皮之蘆薈製售之食品，應依違反食品衛生管理法第十一條第三款處辦。（78.10.16.衛署食字第833800號）
必利美他命（Pyrimethamine）非衛生署「動物用藥殘留標準」規定准予殘留之藥品且具致癌性，故食品中凡經檢出此類藥品應以違反食品衛生管理法第十一條第三款規定處辦。（79.6.14.衛署食字第879744號）
依食品衛生管理法第二十五條（舊法，即現行第二十四條）規定抽樣檢驗之米粉，如經公告之檢驗方法正確檢驗後檢出甲醛，應以違反同法第十一條第三款規定辦理。（83.6.22.衛署食字第83032702號）
硼砂進入人體會轉變爲硼酸，連續攝食在體內蓄積，會妨害消化酵素作用，食慾減退、消化不良、抑制營養素吸收；當食用多量硼酸導致中毒時，則有嘔吐、腹瀉、紅斑、循環系統障礙等現象，嚴重時甚至發生休克、死亡。因此硼砂屬有毒或有害人體健康之物質，於食品中加入硼砂，係違反食品衛生管理法第十一條第三款規定。（83.9.15.衛署食字第83056751號）

Orange係爲C. I. Acid Orange 14之商品名。該品乃供染布及染紙用，在世界各國均不供食用色素使用，應屬食品衛生管理法第十一條第三款所稱之有毒或含有害人體健康之物質或異物。（84.3.2.衛署食字第84009726號）

豆乾發現內含「鐵絲」，應依違反食品衛生管理法第十一條第三款規定論處。（86.4.30.衛署食字第86020504號）

Metanil Yellow係工業用色素而非衛生署公告准用之食用色素，該品係供紙、肥皂、毛、油漆、皮革之染色使用，食品添加該品係違反食品衛生管理法第十一條第三款規定。（87.6.16.衛署食字第87025632號）

請加強輔導及管理漁民，勿以捕撈或養殖之河豚魚供食品加工及餐飲業者爲原料：

一、近來屢有民眾誤食河豚魚及由其製得含有毒素之香魚片製品，導致生命及健康之危害。

二、食品衛生管理法第十一條第三款規定「有毒或含有害人體健康之物質或異物者」，不得製造、加工、調配、包裝、運送、貯存、販賣、輸入、輸出、贈與或公開陳列，違反該條者，依同法第三十一條第一項規定，處新台幣四萬元以上二十萬元以下罰鍰，產品並應沒入銷毀，若因而導致危害人體健康者，得依同法第三十四條，處三年以下有期徒刑、拘役或科或併科新台幣十八萬元以上九十萬元以下罰金。

三、爲避免漁民觸法並造成他人生命及健康之危害，請加強輔導及管理漁民，勿再捕撈河豚魚或供應河豚原料供食品加工及餐飲業者。（89.4.6衛署食字第89017005號）

四、染有病原菌者。

【細則第三條】

本法第十一條第四款所稱染有病原菌者，係指食品或食品添加物受病因性微生物或其產生之毒素污染，致對人體健康有害或有害之虞者。

前項病因性微生物，由中央主管機關認定之。

依據行政院衛生署1991年九月十七日衛署食字第971990號公告污染食品或食品添加物食品中毒原因菌或食品中毒原因微生物名稱：
腸炎弧菌（Vibrio parahaemolyticus）、病原性葡萄球菌（Pathogenic Staphylococcus）、A群鏈球菌（Streptococcus Group A）、布魯氏桿菌（Brucella）、產氣莢膜桿菌（Clostridium perfringens）、肉毒桿菌（Clostridium botulium）、病原性沙門氏菌（Pathogenic Salmonella）、志賀氏桿菌（Shigella）、病原性大腸桿菌（Pathogenic Escherichia coli）、曲狀桿菌（Campylobacter jejuni / coli）、仙人掌桿菌（Bacillus cereus）、耶辛尼氏腸炎菌（Yersinia enterocolitica）、李斯特菌（Listeria monocytogenes）、其他病原性微生物（Other Pathogenic microorganisms），但產孢性細菌包括產氣莢膜桿菌及仙人掌桿菌之最大容許量每公克應在一百個以下等規定。

【解釋】

食品中毒事件，倘無檢驗結果印證，而依患者之筆錄及合格醫師之診斷，足認與某廠商食品有因果關係，涉有違反食品衛生管理法第十條（舊法，即現行第十一條）之嫌疑者，可移送該管轄檢察機關偵辦。（71.8.11.衛署食字第385974號）

蜂蜜產品偶爾檢出肉毒桿菌孢子之原因，非屬生產過程不當所致，實係無法完全避免之現象，故蜂蜜若不標示專供嬰兒食用，則不因上述事實而被禁售。（79.4.20.衛署食字第864746號）

依中國國家標準「食品微生物之檢驗法，仙人掌桿菌之檢驗」規定，檢體中仙人掌桿菌如可疑菌落培養皿計數量低於100CFU / g或10CFU / ml時，應再採用最確數法推算其仙人掌桿菌之最確數（MPN / g），但無論爲計數可疑菌落或最確數法檢驗之結果，均代表單位食品中所含微生物之個數，均可作爲認定之依據。（79.11.4.衛署食字第909401號）

金黃色葡萄球菌（Staphylococcus auerus）爲葡萄球菌（Staphylococcus）中特定之一種細菌，廣泛分佈於自然界。根據文獻記載，雖有部分金黃色葡萄球菌未發現具產毒能力，然因甚多之金黃色葡萄球菌可產生腸毒素，引起食品中毒，故係本署公告「污染食品或食品添加物中毒原因菌或食品中毒原因微生物名稱表」內所稱之病原性葡萄球菌，至於其他種之葡萄球菌則不具此特性，不會造成食品中毒。衛生單位對於食品中金黃色葡萄球菌之檢驗，在例行性之衛生檢查中，通常僅鑑定其菌種及菌量，而不繼續鑑定是否具有產生毒素之能力及其毒素型。但若涉及食品中毒案件時，則通常再進一步鑑定其毒素型。金黃色葡萄球菌常存在於人體皮膚、毛髮、鼻腔及咽喉等黏膜，特別是化膿之傷口，極易經由食品製造人員之不良操作或不良衛生習慣而污染食品，故由加工食品中測得金黃色葡萄球菌，雖非必定引起食品中毒，但可做爲其衛生狀況不良之指標，必須改進，爲確保國民飲食安全，食品衛生之管理應以預防爲重，所有可能造成健康危害之因素應儘量排除，故食品製造業者必須保持良好之操作及衛生習慣，避免金黃色葡萄球菌污染於食品。（80.8.30.衛署食字第963599號）

有關食品中毒病因物質判定標準中，組織胺毒素之判定標準有二項：自一百克嫌疑魚肉、乾酪及其他食品中檢出組織胺含量大於五十毫克；或曾經攝食過敏性魚類（如鮪魚、鯖魚、竹莢魚等）而有臨床症狀者。

前述標準中第一項所述，如以濃度（ppm，百萬分之一）換算組織胺含量，則爲自嫌疑魚肉、乾酪及其他食品中檢出組織胺濃度大於500ppm。（85.7.16.衛署食字第85036794號）

五、殘留農藥含量超過中央主管機關所定安全容許量者。

【解釋】

地方衛生機關抽驗之蔬菜，經檢出殘留農藥超過安全容許量之規定時，應查明來源並依農藥管理法之規定，處分使用農藥者，對於明知其含有超過農藥安全容許量規定之蔬菜，仍公開陳列並販賣者，應依食品衛生管理法之規定處罰。(76.10.28.衛署食字第695133號)

市售蔬果之殘留農藥容許量超過規定，係違反食品衛生管理法之行爲，適用以食品衛生管理法處辦，惟如涉嫌刑事責任進入司法審理程序後其處分對象當視稽查與舉證情況而定。（78.3.8.衛署食字第713340號）各地方衛生機關對抽驗市售蔬果檢出殘留農藥容許量與規定不符時，對可追蹤到行爲人時，均依違反食品衛生法處理，並副知行政院農業委員會，惟請農委會督促地方農業主管單位對該行為人違反農藥管理法部分，並依法取締，落實地方衛生機關之抽驗工作。（78.11.4.衛署食字第824664號）

蔬果經檢出殘留農藥超過安全容許量時，對於明知該情節而仍公開陳列並販賣者，應依違反食品衛生管理法第十一條第五款規定處置；對於該批蔬果之涉嫌來源應轉請農政單位督導改進。（81.1.30.衛署食字第8103119號）

市售蔬果經檢驗有殘留農藥不符規定者，應就其販賣商做成完整之談話紀錄，儘量追查該蔬果之正確來源，並將資料轉請農政主管機關，以利其清查確實來源並督導改進。蔬果經檢出殘留農藥超過安全容許量時，對於明知該情節而仍繼續公開陳列並販賣者，應依違反食品衛生管理法第十一條第五款規定處辦。蔬果於抽樣檢驗農藥殘留量時，宜一併記錄其來源，以避免於處辦違規案件時因日久致使販售者無法提供正確來源。（81.5.27.衛署食字第8131291號）

田間蔬果之農藥殘留量，非以食品衛生管理法規範；惟對於已開放民眾摘食之觀光果園，因民眾已可直接取食該果實，故如係依食品衛生管理法第二十五條（舊法，即現行第二十四條）規定所為之抽驗，經檢驗其農藥殘留量不符衛生署所訂規定，自應依食品衛生管理法處辦，並應立即將該資料送請農政主管機關依有關規定處辦。（82.4.3.衛署食字第8213682號）

果汁類之農藥殘留量，如在本署公告之「殘留農藥安全容許量」範圍以內者，則既不違反食品衛生管理法之規定，亦無安全之顧慮。（82.4.26.衛署食字第8227323號）

混合果汁檢出之殘留農藥，如係來自殘留農藥符合衛生署規定之原料，則並不違反食品衛生管理法第十一條第五款之規定。故該產品應依不同果汁混合之配方比例計算其殘留農藥安全容許量。（83.10.24.衛署食字第83063688號）

二氧化硫由行政院農業委員會認定不列入農藥管理，故衛生署無法受理其殘留農藥安全容許量之訂定。惟二氧化硫用於葡萄之收穫後處理時，如依美國規定使用二氧化硫，致其殘留量在10ppm以下者，已不具功能作用，並不違反我國食品衛生管理法規定。（83.12.21.衛署食字第83070231號）

市售蔬果經檢出其農藥殘留量不符合規定，如經調查無法確定行為人時，得移請農會之主管機關依農會法第四十一條之規定處理；並儘速通知該目的事業主管機關加強指導、監督。（87.4.29.衛署食字第87014065號）

蔬菜檢出不得含有之農藥之判定：

一、食品衛生管理法於二〇〇〇年二月九日修正公布，依修正前之食品衛生管理法第十一條第五款及第三十三條第一項第一款規定，食品中殘留農藥含量超過中央主管機關所定安全容許量者，即應處三年以下有期徒刑、拘役或科或併科一萬元以上四萬元以下罰金，並得吊銷其營業或設廠之許可證照。惟該違法情節未必危害人體健康，如均以刑事罰處分，似屬過重。故修正公布之食品衛生管理法，乃將罰則修正爲視違規情節是否危害人體健康，而以先行政後刑事之方式處辦，故對於檢出不符規定者，並不會因其不致危害人體健康而不予處罰。

二、修正後之食品衛生管理法第三十四條所稱「致危害人體健康」，係指同法第三十一條至第三十三條行爲，經科學性之危害評估認定會危害人體健康者而言。

三、蓋普丹爲行政院農業委員會公告禁止使用之農藥，依本署所定「殘留農藥安全容許量」，應不得檢出殘留量。惟查該品在世界各國多准許使用，國際標準Codex對蓋普丹所定每日可接受攝取量（ADI, Acceptable Daily Intake）爲0.1mg/kg body weight，據此案內芥菜檢出農藥蓋普丹0.091ppm，應尚不致危害人體健康。（89.3.10衛署食字第89011167號）

六、受原子塵或放射能污染，其含量超過中央主管機關所定安全容許量者。
七、攙僞或假冒者。
八、逾有效日期者。

【解釋】

在販賣場所發現食品有逾保存期限者，其處分對象應爲違反上述條款之行爲人（販賣商或製造廠）。如製造廠在保存期限內將食品售與販賣商，而因販賣商將該食品陳列過久而逾保存期限，則應處分該行爲人販賣商。（73.9.22.衛署食字第4307號）

走私食品如有販賣、贈與或標售拍賣之情形，應符合食品衛生管理法之有關規定

辦理，惟過期者不得標售。（78.8.4.衛署食字第739597號）

九、從未供於飲食且未經證明爲無害人體健康者。

第十二條　食品添加物之品名、規格及其使用範圍、限量，應符合中央主管機關之規定。

【解釋】

有關飲料粉或濃縮飲料添加維他命C之用量計算方法，應以沖調或稀釋成飲料後之型態，作爲計算基準，其沖調或稀釋方法，應於包裝上顯著標示。（73.3.22.衛署食字第467550號）

食品中檢出不得添加之食品添加物之處理原則：一、所檢出不得添加之食品添加物，如係來自合法之原料（即該等食品添加物在該原料中係准許使用且用量亦符合規定）者，並不違反食品衛生管理法第十二條之規定。

一、所檢出不得添加之食品添加物，如係來自違規之原料（即該食品添加物並未准許使用於該原料中，或雖准許使用但用量超過規定）或自行添加者，則屬違反食品衛生管理法第十二條規定之行爲。

二、由原料帶至最終產品中之食品添加物，除因含量極微，對最終產品不發生預期之實際作用者（例如：魯肉因使用醬油致含極微量之防腐劑，該極微量之防腐劑並不具防腐作用）得免標示外，仍應依食品衛生管理法第十七條之規定標示。（75.12.3.衛署食字第621926號）

天然白雲石粉末非屬食品原料，亦非食品添加物准用之品目，故不得添加於食品中。（77.12.7.衛署食處字第4320號）

香豆素（Coumarin）爲天然存在於香豆（Tonka Bean）中之香味物質，依據文獻記述具有致癌性，故香豆素及香豆均不得添加於任何食品；惟飲料中因使用天然香料，致有香豆素殘留時，其香豆素含量仍應在2.0mg／kg以下。（78.2.10.衛署食處字第0318號）

臭氧係屬天然物，可用於食品及食品工廠之殺菌，惟其來源應以臭氧發生器製造者爲限。（78.8.7.衛署食處字第2407號）

速食麵均不得添加防腐劑。（78.10.24衛署食處字第3408號）

氧化亞氮非爲准用之食品添加物，依規定不得作壓力罐裝食品之推進氣體使用。

（79.9.3.衛署食字第899654號）

世界各國因居住環境、生活習慣及風土民情等之不同，致所發展出准用之食用色素亦有不同。糖果食品中檢出規定外之人工色素，如確屬有害人體健康之物質如工業用色素等，則應以違反食品衛生管理法第十一條論處，但該色素如係其他先進國家通用而我國未准使用之食用色素，則應以違反食品衛生管理法第十二條論處。（79.12.3.衛署食字第916313號）

雙十二烷基硫酸硫胺明係屬防腐劑，不得以營養添加劑之名義使用。食品中如需補充不足之營養素維生素B1，可添加衛生署公告准用之營養添加劑鹽酸硫胺明、硝酸硫胺明、苯硫胺明或鹽酸苯硫胺明。（80.1.4.衛署食字第923411號）

日本所謂之青色一號，係屬我國的食用藍色一號。（80.11.4.衛署食字第986519號）

「規定外煤焦色素」係指未准用爲食品添加物之色素，故不得添加於食品。至於其是否爲食品衛生管理法第十一條第三款所稱之有毒或含有害人體健康之物質，應再鑑定其究係何種色素，始得判定。（81.5.25.衛署食字第8132082號）

豆豉係以黑豆醱酵製成，並非煮熟豆，不得添加防腐劑；豆瓣醬爲調味醬之一種，得依「食品添加物使用範圍及用量標準」之規定添加防腐劑。另以豆豉爲原料製成之調味醬，得依調味醬之規定添加防腐劑。（81.8.28.衛署食字第8160696號）

「倫敦糕」如以再來米、糖及水爲主原料製成，則並非麵粉製品，其檢出二氧化硫0.030g / kg並未違反「食品添加物使用範圍及用量標準」規定。（81.9.2.衛署食字第8161489號）

膠囊食品檢出之防腐劑如係來自於膠囊，仍違反食品衛生管理法第十二條規定，該製造業者使用不符食品衛生管理法規定之膠囊爲其原料，自應依法論處。（81.9.9.衛署食字第8162279號）

饅頭非屬糕餅類，依規定不得添加防腐劑。饅頭之肉餡依規定亦不得添加防腐劑，惟該肉餡如以可添加防腐劑之食品爲原料，且其防腐劑含量在規定範圍之內者，得依原料之比例計算肉餡中之防腐劑含量。（81.9.16.衛署食字第8144123號）

「有黃蟹肉」如係以調理加工後之蟹漿爲原料製成，自屬加工食品，得添加食用黃色五號，惟其標示不得虛僞或引人錯誤。（81.12.24.衛署食字第8187853號）

以亞硫酸鈉爲鍋爐之驅氧劑，與食品添加物之使用目的不同；若鍋爐蒸氣係食品加工中與食品直接接觸者，則亦不符合「食品添加物使用範圍及用量標準」之規定，應不得使用；惟其如非用於食品加工之過程，則不以食品衛生管理法規範。(81.12.24.衛署食字第8187995號)

有關濃縮果汁之食品添加物含量，應依其所指示之稀釋倍數稀釋爲終產品後計算；至於市售稀釋果汁所含之食品添加物，則應逕依「食品添加物使用範圍及用量標準」規範。(82.2.5.衛署食字第8203638號)

碳酸飲料之發泡錠，得依碳酸飲料之規定添加人工甘味料，惟其用量應以沖泡成飲料後之含量計量。(82.5.25.衛署食字第2334號)

紙盒裝茶類飲料係屬不含碳酸飲料之一種，且係冷藏保存販售，非屬罐頭食品，依「食品添加物使用範圍及用量標準」規定，得添加防腐劑對羥苯甲酸酯，用量以p-hydroxybenzoic acid計應在0.1g / kg以下。(82.7.14.衛署食字第8249262號)

食品添加物己二烯酸鉀之使用範圍及用量標準所稱「糕餅」，包括中式傳統糕餅及西式糕餅，其中中式傳統糕餅主要爲主食以外之輔助性食品，供作特定節日具有特殊代表意義或飯餘茶點零食使用食品之統稱，如：年糕、蘿蔔糕、含餡之月餅、太陽餅、鳳梨酥及不加餡之桃酥、狀元餅等均屬之；西式糕餅則統稱爲烘焙食品，如：麵包、蛋糕及西餅均屬之。據此麵包、蘋果麵包、蛋糕、蘿蔔糕均爲糕餅之一種，但包子、饅頭、叉燒包等，目前並未認屬爲糕餅。(83.6.30.衛署食字第83037055號)

規定外人工色素Carmoisine於歐洲國家准許使用，非屬食品衛生管理法第十一條所列情形之一。果凍檢出該色素，應依同法第十二條規定辦理。(83.8.29.衛署食字第83051759號)

糕點原料預拌粉(Pre-mix)係針對工業化生產糕點而將多種原料事先混合，其經加水攪拌後可直接製作成糕餅，若於預拌粉包裝上清楚標示其操作方法，依其方法不致造成最終糕餅產品中食品添加物包括防腐劑、抗氧化劑等之超量添加，得將糕點原料預拌粉視爲糕餅類產品，並以其擬製作烘焙完成之成品衡量其食品添加物限量。(86.4.14.衛署食字第86022960號)

鹼粿、粉粿類食品係蕃薯粉、太白粉或糯米粉等原料蒸熟，再加工成形而得，與

蘿蔔糕製造材料、加工方式類似。其防腐劑之含量標準應比照糕餅類。（86.7.14.衛署食字第86041313號）

所謂滷味食品若係指滷蛋、滷海帶、滷牛肉、滷豬肉、滷雞塊、滷豆干等即食性調理食品，則其所含防腐劑可來自醬油或調味醬（Carry-over），並不違反規定。

該類產品屬中式餐點，其在調理過程中無需添加防腐劑。（86.7.14.衛署食字第86034279號）

進口食用級乳清粉產品之苯甲酸含量如係加工過程之衍化物，非為產品之保存而添加，且其係屬大包裝（二十五公斤／袋）之食品原料，進口後尚需再經加工程序，其加工後供售一般消費者之市售產品應符合衛生署公告「食品添加物使用範圍及用量標準」有關之規定。且產品除苯甲酸之含量外，若無其他不符食品衛生管理相關法令規定，則衛生署原則同意准予進口，惟應提供原產國官方得供為食用之衛生證明文件以供檢驗單位審核。（86.11.24.衛署食字第86067190號）

我國果汁及蔬菜汁之定義，依中國國家標準「水果及蔬菜汁飲料」，二者並不相同。我國「食品添加物使用範圍及用量標準」中，使用之食品範圍雖未明列蔬菜汁，惟蔬菜汁係屬不含碳酸飲料之一種，故其許可使用之食品添加物與果汁所須遵守之規範相同。（86.12.27.衛署食字第86074500號）

「麻糬」應屬以傳統米漿蒸熟之方式加工而成類似年糕、蘿蔔糕，均屬中式糕餅之一種。（87.4.16.衛署食字第87018503號）

我國「食品添加物使用範圍及用量標準」之第（四）類漂白劑中，使用之食品範圍雖未明列馬鈴薯粉，惟依馬鈴薯粉之原料來源及加工過程，該品使用漂白劑得比照脫水蔬菜類所須遵守之用量標準規範。（87.10.20.衛署食字第87061622號）

市售糖漬果實、蜜餞及脫水水果等食品，因加工技術之多樣化，現行國家標準相關定義無法涵蓋實際需要，然依其實際之加工狀況及保存需要而言，凡此類產品之加工經高糖分醃漬產製者，可確定為糖漬果實，如經脫水產製者，可認定為脫水水果。市售情人果，得視為糖漬果實，依本署公告「食品添加物使用範圍與用量標準」規定，其得添加防腐劑己二烯酸及鉀、鈉、鈣鹽類、苯甲酸及其鈉、鉀鹽類，其用量分別以Sorbic acid計為1.0g／kg以下、以Benzoic acid計為1.0g／kg以下。市售情人果，如其水分含量在25%以下，得添加糖精及其鈉鹽、環己基（代）

磺醯胺酸鈉及其鈣鹽，其用量分別以Saccharin計爲2.0g／kg以下，以Cyclamate計爲1.0g／kg以下。（88.2.11.衛署食字第88007118號）

矽藻土於食品製造或加工必須時，可使用於各類食品，於食品中之殘留量應在5g／kg以下。該品如使用於穀類之貯存，應注意穀類加工爲食品之後，其矽藻土之殘留量須符合前述之限量。（89.1.5衛署食字第88078531號）

乳化劑E476之成分爲Polyglycerol esters of interesterified ricinoleic acid，係列屬本署公告准用之食品添加物第（十六）類乳化劑編號021交酯化蓖麻酸聚合甘油酯，可於各類食品中視實際需要適量使用。（89.2.8衛署食字第89005254號）

市售供調理素食用之蒟蒻製食品，其使用防腐劑，得比照豆皮、豆乾類等豆製品之標準。（89.2.8衛署食字第89006196號）

市售元宵湯圓、芋圓、涼圓及蕃薯圓等食品，基於生產方式及產品特性考量，其添加防腐劑之種類及含量，得比照糕餅類。如該類食品中檢出微量之防腐劑，係來自合法之原料（即該等防腐劑在該原料中係准許使用，且用量亦符合規定）者，則並未違反食品衛生管理法第十二條規定。（89.2.22衛署食字第89009939號）

亞硫酸鹽類可使用於蔬果之加工食品，並未准許使用於生鮮蔬果（包括麻竹筍）。消費大眾選購生鮮蔬果係爲攝取天然及豐富營養之食品，並依據其外觀、色澤及氣味來判斷其品質好壞，因此如僅爲避免生鮮麻竹筍切口氧化外觀變差，而特別加以浸漬高濃度（以水稀釋二百倍，換算濃度爲五公克／每公斤）之食品添加物亞硫酸鈉溶液，應非屬必要。（89.3.22衛署食字第89013483號）

Metanil Yellow係工業用色素，非爲本署公告准用之食用色素，該品係供紙、肥皂、毛、油漆、皮革之染色使用，在世界各國均不得供爲食用色素使用。依據相關之科學研究報告，Metanil Yellow會引起肝臟細胞之損害、促進肝癌發展。

orangeⅡ非爲本署公告准用之食用色素，美國FDA於西元一九六八年禁止該色素作爲內服用途，在世界各國均不得供爲食用色素使用。有關該品對生物體機能之影響，檢附本署一九九一年二月印行之「毒性物質手冊」中有關資料影本乙份供參，另近來有研究顯示大白鼠靜脈注射orangeⅡ劑量 80mg／kg body weight三天後即發現對肝臟細胞造成損害現象及以濃度12nM之orangeⅡ對人體淋巴細胞會誘發

突變產生。（89.5.22衛署食字第89022183號）

「無蛋沙拉」產品以水、乳清蛋白、乾酪素鈉、三仙膠、沙拉油、酢、糖及鹽所打發攪拌製成，係屬沙拉醬類製品，非屬人造奶油，得比照「其他調味醬」，添加己二烯酸及其鹽類（用量以Sorbic Acid計爲1.0g／kg以下）或苯甲酸及其鹽類（用量以Benzoic Acid計爲0.6g／kg以下）。（89.7.13衛署食字第89036341號）

「藍莓醬」原料檢出規定外色素Amaranth，該色素在許多國家均准許使用，故係違反食品衛生管理法第十二條規定。（89.8.17衛署食字第0890007939號）

市售以香菇爲原料，佐以調味料、香辛料，製成仿肉乾之香菇素肉條（乾）產品，基於生產方式及產品特性考量，其添加防腐劑之種類及用量，得比照醃漬蔬菜類。另市售供調理素食用之大豆蛋白製品，如素火腿、素雞等，其使用防腐劑，得依豆皮、豆乾類等豆製品之標準。（89.12.18衛署食字第0890035613號）

市售粉圓及芋圓等產品，基於生產方式及產品特性考量，其添加防腐劑之種類及限量，得比照糕餅類。（89.12.28衛署食字第0890038351號）

Polylysine非列屬本署公告「食品添加物使用範圍及用量標準」准用之食品添加物品目，因此不得添加於食品中。（90.6.8衛署食字第0900034967號）

製售添加維生素之膠囊狀、錠狀食品應標示「多食無益」等類似意義詞句於產品包裝上。（90.8. 9衛署食字第0900055038號）

市售之米台目、仙草、愛玉及杏仁露等食品，依本署所公告現行之「食品添加物使用範圍及用量標準」規定，該等食品未准許添加防腐劑。（90.8.24衛署食字第0900051558號）

以水果等原料烹煮後裝罐，封罐後以85至86°C十五分鐘熱處理，成品貯存溫度不超過25°C，並供爲食品業者加工製造使用之水果餡產品，得比照糖漬果實類，准許使用己二烯酸鉀，用量以Sorbic Acid計爲1.0g／kg以下。（90.10.11衛署食字第0900059736號）

粉末狀以加水沖泡方式食用之飲品產品（Drink Mix），得比照飲料類，准許使用甜菊萃作爲調味劑。（90.11.13衛署食字第0900068245號）

產品所含咖啡因成分如由其原料所帶入，而非直接添加純化之咖啡因者，尚無違反食品添加物使用範圍及用量標準有關規定。粉末產品，依其產品標示「使用建議」係以水沖調飲用，並含有茶萃取物，因此檢出咖啡因，應比照飲料類衛生標準中「茶飲料」之規定，按照該等產品食用情形計算咖啡因含量並就咖啡因含量作有關之標示。（90.12.13衛署食字第0900076044號）

「巧克力餡」產品，係以砂糖、水、麵粉及可可粉（依用量多寡順序）爲主要原料，並佐以白油、乳化劑、鹽及香料，攪拌混合所製成含高糖度之稠狀產品，用途供爲糕餅之內餡、調味。如欲使用防腐劑，得比照「調味糖漿」類，使用己二烯酸、苯甲酸及其鹽類。（91.2.4衛署食字第0910003981號）

「沙嗲魚」、「紅燒卷」及「紅蟳片」等產品，以魚肉爲主原料，添加澱粉、鹽、糖、調味料，以多種原料混合後製成爲薄片或長條狀，其食用方式類似休閒零食豆干，該類食品添加己二烯酸及其鹽類，得比照「魚肉煉製品」，限量爲2.0g／kg以下（以sorbic acid計）。（91.2.5衛署食字第0910013951號）

β-carotene如添加於食品中，同時供爲維生素A之前驅物，則其用量換算爲維生素A，不得超過本署所公告食品添加物使用範圍及用量標準中維生素A之限量規定。（91.2.6衛署食字第0910004548號）

「冬瓜醬」製品中SO_2殘留限量疑義乙案，經核案內製品之加工流程、使用原料及其供爲內餡用途，得比照「糖漬果實類」之限量標準，其SO_2殘留量計爲0.10g／kg以下。（91.3.25衛署食字第0910017623號）

糖精准許使用於瓜子、蜜餞、碳酸飲料、代糖及特殊營養食品，尚未准許使用於「開心果」類產品。（91.4.24衛署食字第0910026528號）

「食品添加物使用範圍及用量標準」中，針對多項磷酸鹽類所訂定「可使用於各類食品；用量以phosphate計爲3g／kg以下」規定，其中phosphate係指PO_4（分子量爲94.97）。（91.5.10衛署食字第0910028936號）

醃漬芒果產品如非屬商業殺菌之罐頭食品，依現行「食品添加物使用範圍及用量標準」規定，該類產品列屬糖漬果實，得添加防腐劑苯甲酸，其用量應在1.0g／kg以下。（91.4.29衛署食字第0910026301號）

經查Environmental Health Criteria No.103、International Agency for Research on Cancer 及工業技術研究院工業安全衛生中心物質安全資料網站等資料庫，有關研究報告表示過量攝入異丙醇所引起之中毒症狀主要爲噁心、嘔吐、腹痛、胃黏膜炎、低血壓、體溫過低、昏迷等，惟尚未有足夠之證據顯示異丙醇（Isopropanol）對人體具有致癌性，而該等資料未特別指出異丙醇具有肝毒性。另查環保署網站毒理資料庫所列資訊，亦未指出該品具有致癌性，惟對人體毒性之症狀學中，述及會引起肝腎之異常。

異丙醇在食品製造加工上，常供爲溶劑及香料。依據Joint FAO / WHO Expert Committee on Food Additive評估資料，異丙醇供爲香料（Flavoring agent）在目前攝食程度並無安全上顧慮。而美國、歐盟、日本及我國均准許異丙醇用爲食品溶劑，並訂有其使用範圍及殘留限量標準。因此異丙醇如依有關規定適當使用，並使殘留量盡量降至最低，尚屬安全。

另查環保署網站毒理資料庫所列資訊，人類口服最低中毒劑量爲5840mg / kg bw，因此以六十公斤成人估算，攝食異丙醇而引起中毒之最低劑量約三百五十公克。依據公平交易委員會所提供案內V公司產品異丙醇殘留量1050-3190ppm，每日食品產品四至六湯匙（約二十至三十公克），取其異丙醇殘留量最高量3190ppm及食用產品三十公克計算，則每日食入異丙醇約爲○．一公克，與前述引起中毒之最低劑量相比，尚屬微量，因此單次食用，尚不致引起急性中毒症狀。至於長期食用之影響，並未有相當明確之資料可供判斷，建議仍宜避免。（91.5.10衛署食字第0910029914號）

原料所含食品添加物含量超出食品添加物使用範圍及用量標準規定者，如非直接售予消費者且須進一步加工者，其所含之食品添加物之種類及含量使用於最終產品中亦符合食品添加物使用範圍及用量標準者，則該品尚符規定。（91.6.10衛署食字第0910033427號）

得不以藥品管理之維生素製劑擬改爲食品名義販售之管理：

一、維生素產品，如擬供爲食品，其生產製程衛生、原料成分、標示及廣告等之管理均應符合食品衛生相關法令規定。除應由食品廠或藥廠兼製食品之食品生產線產製，衛生應符合食品良好衛生規範外，其所含之添加物成分，包括其種類、用量及規格標準，均應符合「食品添加物使用範圍及用量標準」及「食品添加物規格標準」之規定，其中如使用單品（方）添加物者並需辦理食品添加物查驗登記。

二、該等產品如供爲食品，其標示或廣告，不得宣稱藥品之適應症或涉及醫療效能，錠狀及膠囊狀產品並應於產品包裝上標示明確的攝取量限制及「多食無益」等類似意義之詞句。如欲進一步對產品所含營養素加以宣稱，則2002年九月一日產製者，亦必須符合本署公告之「市售包裝食品營養標示規範」及「市售包裝食品營養宣稱規範」規定。

三、原登記藥品之產品，如擬註銷藥品許可證而改採食品類別者，請於生產食品前向當地衛生局報告備查，俾利衛生機關了解公司食品維生素製劑產品生產之狀況。另外，除非公司對產品配方成分是否得屬食品有所疑義，否則無須向本署食品衛生處申請國產食品產製前配方審查。惟原已生產之藥品維生素製劑，若有不符食品相關管理規定者，則仍不得以食品名義販售。（91.6.18衛署食字第0910029160號）

第十三條　屠宰場內畜禽屠宰及分切之衛生檢查，由農業主管機關依畜牧法之規定辦理。
運出屠宰場之屠體、內臟或分切肉，其製造、加工、調配、包裝、運送、貯存、販賣、輸入或輸出之衛生管理，由主管機關依本法之規定辦理。

【解釋】

依家畜傳染病防治條例第十二條之規定，病、死豬應予燒毀、掩埋、消毒或其他必要之處理。任何情況下均不得將其屠宰甚或打算供爲食用，違反者，農政機關即應依該條例逕予處罰。

病死豬肉係食品衛生管理法第十一條第一款所稱變質或腐敗者，故若於肉品加工業者處查獲病、死豬肉時，應依同法第三十二條將該業者移送法辦。

食品衛生管理法第十三條所規範之對象係正常供食用之豬隻，與前述應銷毀之病、死豬完全不同，其法律之適用甚爲明確，不可混爲一談。（83.8.16.衛署食字第83049800號）

依食品衛生管理法第十三條（舊法）規定，屠宰供食用之家畜及其屠體，應實施衛生檢查，而經衛生檢查之屠體如不符合「屠宰衛生檢查規則」之規定，乃屬違反同法第十一條第八款規定。

病死豬肉本質上即屬變質物品，不得供爲食品原料使用，並毋需再另作檢驗，若販售、使用該等物品作爲食品原料，則涉嫌詐欺，且亦違反食品衛生管理法第十一條第一款所稱之「變質」之限制規定。

以病、死豬肉充爲食品原料，尚涉及動物所有人、管理人或運輸業者未依「動物傳染病防治條例」第十二條規定，於其家畜病死時，報告當地動物防疫機關，以辦理驗屍、燒毀、掩埋、消毒等必要處置，屠宰時未依「屠宰牲畜管理辦法」第六條規定，在指定場所進行屠宰；及未依食品衛生管理法第十三條規定進行屠宰衛生檢查。（85.10.3.衛署食字第85054785號）

查獲不肖業者進行死廢畜肉品之加工、利用，應如何加速沒入銷毀處置乙節：業者處理、貯存、販賣之肉品爲死廢畜肉，此種事實，明顯違反動物傳染病防治條例，宜由農政單位逕送化製廠銷毀。（85.10.14.衛署食字第85055448號）

查獲將未經屠宰衛生檢查之屠肉販售供人食用之案件，而當事人拒不到案之處理疑義乙節：依據食品衛生管理法之規定，違反第十三條第一項規定者，依同法第三十三條第二款規定係處罰行爲負責人，而非該項屠肉之販售商或所有者。

前段之處罰方式，係行政秩序罰而非行政刑罰，是以無由適用刑法總則之規定，而現行法或實務見解，亦無行政秩序罰得適用刑法總則有關「共同正犯」、「教唆犯」、「幫助犯」、「間接正犯」之特別規定。因此，依本法第三十三條第二款規定對於違反第十三條第一項之負責人予以處罰時，並無罰及所謂「共同正犯」、「教唆犯」、「幫助犯」、「間接正犯」之可能性。（86.6.16.衛署食字第86026729號）

第十四條　經中央主管機關公告指定之食品、食品添加物、食品用洗潔劑、食品器具、食品容器及食品包裝，其製造、加工、調配、改裝、輸入或輸出，非經中央主管機關查驗登記並發給許可證，不得爲之。登記事項有變更者，應事先向中央主管機關申請審查核准。

前項許可證，其有效期間爲一年至五年，由中央主管機關核定之；期滿仍需繼續製造、加工、調配、改裝、輸入或輸出者，應於期滿前三個月內，申請中央主管機關核准展延。但每次展延，不得超過五年。

第一項許可之廢止、許可證之發給、換發、補發、展延、移轉、註銷及登記事項變更等管理事項之辦法，由中央主管機關定之。

第一項之查驗登記，得委託其他機構辦理；其委託辦法，由中央主管機關定之。

【解釋】

公告製造、加工、調配、改裝、輸入或輸出「食品添加物使用範圍及用量標準」收載之單品食品添加物（香料例外），應辦理查驗登記。（89.9.28衛署食字第0890020449號）

公告「基因改造之黃豆及玉米」應向本署辦理查驗登記。

（90.2.22衛署食字第0900011745號）

依據：食品衛生管理法第十四條第一項

公告事項：

一、基因改造技術係指使用基因工程或分子生物技術，將遺傳物質轉移（或轉殖）入活細胞或生物體，產生基因改造現象之相關技術；但不包括傳統育種、細胞融合、原生質融合、雜交、誘變、體外受精、體細胞變異及染色體倍增等技術。

二、辦理查驗登記時應填具基因改造食品查驗登記書表，並檢附下列資料：

(一)申請者基本登記資料。

(二)基因改造食品特性基本資料。

(三)基因改造食品安全評估報告摘要。

(四)基因改造食品安全評估報告。

(五)相關研究報告文獻。

(六)樣品與審查費。

三、基因改造食品之安全評估方法及基因改造食品查驗登記申請書表。

四、實施日期：民國九十二年一月一日起，非經本署查驗登記許可並予以公告之基因改造黃豆 及玉米，不得製造、加工、調配、改裝、輸入或輸出。目前在國內販售之基因改造之黃豆及玉米，應於民國九十一年四月三十日前向本署申請辦理查驗登記。

公告特殊營養食品查驗登記相關規定。

(90.12.27衛署食字第0900080575號)

壹、前言

爲管理特殊營養食品之衛生、安全、品質及標示，爰依據食品衛生管理法第十四條及「食品暨相關產品查驗登記暨許可証管理辦法」訂定辦理特殊營養食品查驗登記之相關規定。本規定適用之特殊營養食品包括：

一、嬰兒配方食品及較大嬰兒配方輔助食品。

二、病人用食品，包括調整蛋白質、胺基酸、脂肪或礦物質之食品及低減過敏性、控制體重取代餐食品、管灌用食品。

貳、新案申請

一、申請特殊營養食品查驗登記應檢具下列書件、資料：

(一)申請書表乙份。

(二)原料成分含量表、產品規格及營養成分分析表正本、影本各乙份。

說明：

①原料成分含量表應由原製造廠於近一年內出具，其內容應列載所有原料、食品添加物之詳細名稱及含量。

②產品規格應由原製造廠於近一年內出具，其內容應列載最終產品之相關衛生及營養成分規格。

③營養成分分析表應由原製造廠或本署認可之檢驗機構於近一年內出具，其內容應列載各項營養成分之分析數據。

(三)產品在國外販售之有關證明文件正本及其販售產品乙份或相關之產品試用報告。

說明：一般配方產品之產品試用報告以產品宣稱之適用對象有效樣本人數原則上至少應有二十名；針對特殊病患（例如：洗腎患者、慢性肺病患者、短腸症患者等）調整配方之產品，其產品試用報告以產品宣稱之適用對象有效樣本人數原則上至少應有三十名。

(四)製程作業要點資料乙份。

(五)原製造廠爲合法製售工廠之官方證明文件乙份。

說明：

①原製造廠爲國內製造廠者，應檢具工廠登記證影本。

②原製造廠爲國外製造廠者，應檢具由出產國管理產品衛生安全或核發製造廠證照之政府機關近二年內出具之合法製售工廠證明文件正本，其內容包括製造廠名稱、地址、營業項目、產品種類、工廠之衛生狀況、出具證明之政府機構全銜、戳記或主管官員之簽章等事項。若所出具之合法製售工廠證明文件爲影本，則該文件需經原產國公證單位簽證。

(六)產品標籤、外盒包裝、說明書、中文標示各兩份。

說明：申請不同包裝數量之產品，每一包裝數量均需檢附本項規定之資料；其說明書之內容若均相同，則不需重複檢附。

(七)申請廠商營利事業登記證影本乙份。

說明：營利事業登記證需登記有關食品之營業項目。

(八)完整樣品乙份。

說明：申請查驗登記不同包裝數量之產品，每一包裝數量之產品應各檢附乙份。

(九)病人用調整蛋白質之高蛋白質食品應提供蛋白質測定方法；控制體重取代餐產品應檢附臨床試驗報告；其他特殊營養食品所需有關資料，應視產品性質另通知檢送之。

說明：高蛋白質食品之蛋白質測定方法可採用PER、PDCAAS或其他公認之方法爲之。

(十)申請查驗登記之產品爲須再分裝者，應同時檢附下列文件：

1.授權分裝同意書正本乙份。

2.國內分裝工廠之同意書正本乙份，及其營利事業登記證、工廠登記證影本各乙份。

說明：

①分裝粉狀嬰兒配方食品及粉狀較大嬰兒配方輔助食品之分裝工廠，應符合經濟部工業局訂定之「粉狀嬰兒配方食品工廠良好作業規範專則」之規定。

②同意書上須載明擬分裝之原裝產品包裝規格、型態、材質及分裝後產品之包裝規格、型態、材質。

③營利事業登記證及工廠登記證須登記有關食品分裝、加工或製造等之營業項目。

3.視產品性質須進行檢驗者，檢送分裝後樣品之營養成分分析表正本乙份。

4.分裝成品之包裝、中文標籤、說明書等設計樣張各兩份。

說明：有關標示請參照食品衛生管理法暨施行細則，及本署相關公告規定。

5.輸入之原裝產品實物照片一式二張。

說明：

①應能充分顯示擬進口原裝產品之實際大小。

②照片上產品標籤之標示內容應清晰可辨。

6.分裝後樣品乙份。

二、申請案經審核符合食品衛生管理有關規定者核發許可文件，其有效期限爲五年，效期屆滿前三個月內得申請展延；逾期未申請者自動註銷。

三、申請案經通知須進行檢驗者，應於收到本署通知函後十五日內依通知函說明事項，向本署藥物食品檢驗局或本署認可之檢驗機構送繳檢驗費及足夠檢驗之原裝完整樣品檢體。逾期未送驗者由本署逕行註銷該申請案，不另行通知。該檢驗結果爲本署核發許可文件之參考。

參、許可文件展延登記

一、申請展延時限：原許可文件到期前三個月內。

二、應檢附之書件、資料如下：

(一)展延申請書乙份。

(二)原許可文件正本。

(三)原製造廠出具之續售同意文件正本乙份或產品原料成分含量表正本乙份。

(四)市售產品乙份。

說明：輸入之原裝產品，應依食品衛生管理法有關規定標示中文或加貼印製完整之中文標籤。

(五)產品標籤、外盒包裝、說明書及印製完整之中文標籤各乙份。

說明：

①包括輸入之原裝產品標籤、外盒包裝及印製完整之中文標籤或說明書。

②不同包裝數量之產品應各檢附乙份。

(六)產品爲須再分裝者，應同時檢附本管理辦法之文件。

(七)產品在國外販售之有相關證明文件正本及其販售產品乙份或相關之產品試用報告。

說明：展延申請案依規定應檢附本管理辦法之文件，並經審核符合食品衛生管理法有關規定，惟經本署八十九年三月一日前許可之產品，申請展延登記尚無法提供本管理辦法之文件者，本署同意先核發有效期限一年的許可文件，效期屆滿前欲繼續申請展延者，請檢附本管理辦法之文件，以憑辦理，逾期未申請者自動註銷。

三、展延申請案經審核符合食品衛生管理法有關規定者，由本署核發許可文件，其有效期限仍爲五年，效期屆滿前三個月內並得繼續申請展延，逾期未申請者自動註銷。

肆、許可文件變更登記

查驗登記事項之任何內容變更，除原料成分或含量之變更屬新案申請外，皆應申請變更登記，須檢附之書件、資料如下：

一、基本書件、資料：

(一)變更申請書乙份。

(二)原許可文件正本。

(三)中文標籤、外盒包裝、說明書各乙份。

說明：

①本項資料係針對登記事項變更，致須修改或重新設計中文產品標籤、外盒包裝或說明書表。

②登記事項變更，但原中文標籤、外盒包裝、說明書之標示內容不須配合修正者，則不須檢附本項資料。

二、其他書件、資料：

依變更登記事項須另檢附之書件及資料如下：

(一)產品名稱變更：

1.原製造廠出具產品名稱變更之證明文件正本乙份。

2.產品名稱修改後之原裝產品標籤、外盒包裝、說明書各兩份。

(二)申請廠商名稱變更：

1.變更完成之申請廠商營利事業登記證之影本乙份。

2.原製造廠同意繼續販售相同產品之證明文件正本乙份。

(三)申請廠商地址或負責人變更：

1.變更地址或負責人之所有許可文件字號清冊（不須檢附原許可文件）。

2.變更完成之營利事業登記證影本。

(四)原製造廠名稱變更：

1.國產產品之申請廠商應檢附變更後之製造廠工廠登記證影本乙份。

2.進口產品之申請廠商應檢附原製造廠所出具廠名變更之證明文件乙份。

3.原製造廠遷移者，應同時檢附本管理辦法之文件。

4.原製造廠名稱修改後之原裝產品標籤、外盒包裝、說明書各兩份。

註：若產品改由另一家製造廠產製，雖產品之原料成分或含量相同，仍應依新案申請查驗登記。

(五)原製造廠地址變更：

變更廠址之所有許可文件字號清冊（不須檢附原許可文件）及下列文件：

1.門牌整編變更地址： 原製造廠地址變更之官方證明文件乙份。

2.遷廠變更地址： 原製造廠爲合法製售工廠之官方證明文件乙份。

說明：

①原製造廠爲國內製造廠者，應檢具工廠登記證影本。

②原製造廠爲國外製造廠者，應檢具由出產國管理產品衛生安全或核發製造廠證照之政府機關近二年內出具之合法製售工廠證明文件正本，其內容包括製造廠名稱地址、營業項目、產品種類、工廠之衛生狀況、出具證明之政府機構全銜、戳記或主管官員之簽章等事項。若所出具之合法製售工廠證明文件爲影本，則該文件需經原產國公證單位簽證。

(六)包裝規格、型態、材質變更：

1.原製造廠出具包裝變更之證明文件正本乙份。

2.產品爲須再分裝者，應同時檢附本管理辦法之文件。

3.增列包裝規格、型態、材質者應再檢附：

(1)包裝規格、型態、材質修改後之輸入原裝產品標籤、外盒包裝、說明書各兩份。

(2)樣品乙份。

(七)營養標示變更：

1.原製造廠或本署認可之檢驗機構於一年內出具之營養成分分析表正本、影本各乙份。

2.營養標示修改後之原裝產品標籤、外盒包裝、說明書各兩份。

3.樣品乙份。

伍、許可文件之轉移登記

一、許可文件由甲公司轉移至乙公司，乙公司應備齊「新案申請」之必要書件、資料及左列文件申請轉移登記：

(一)甲公司同意許可文件轉移至乙公司之證明文件正本乙份。

(二)原製造廠出具同意乙公司銷售之證明文件正本乙份。

(三)原許可文件正本。

二、下列書件得以影本檢附：

(一)原料成分含量表及營養成分分析表。

(二)原製造廠在當地爲合法製售工廠之證明文件。

陸、許可文件遺失補發

檢附下列書件、資料向本署申請補發：

一、申請書乙份。

二、原許可文件登報聲明作廢之該頁整版報紙乙份。

柒、備註

一、外文文件或資料非屬英文者，須檢附政府立案翻譯社出具之中文或英文譯本。

二、申請特殊營養食品查驗登記所需之各類申請書表，請向本署單一窗口（台北市愛國東路102號12F）洽購。

三、申請案件時請隨案檢附審查費匯票（受款人：行政院衛生署）掛號郵寄送件，或至本署單一窗口繳交後，再交由本署食品衛生處收文掛號。

公告辦理食品添加物、輸入錠狀膠囊狀食品查驗登記相關規定。

(90.12.31衛署食字第0900080663號)

公告事項：

一、食品添加物新案申請

(一)請食品添加物查驗登記應檢具下列書件、資料：

1.食品添加物查驗登記申請書乙份。

2.原製造廠爲合法製售工廠之官方證明文件正本乙份。

說明：

①原製造廠爲合法製售工廠之官方證明應爲近五年內出產國管理產品衛生安 全或核發製造廠證照之政府機構所出具之文件正本，其內容包括製造廠名稱地址、營業項目、產品種類、工廠之衛生狀況、出具證明之政府機構全銜、戳記或主管官員之簽章等事項。

②以製造廠證照影本爲本項證明文件者，該證照若未登載有效日期，其發證日期應爲近五年之內，且需經公證機構認證文件與正本相符。

③國產者免附。

3.委託書正本乙份。

說明：

①委託書應爲原製造廠或其授權之經銷商近一年內出具委託代理或經銷、登記之證明文件。

②國產者免附。

4.產品成分含量表正本乙份。

說明：產品成分含量表應詳細載明各成分之化學名稱及其含量百分比。

5.產品規格表、檢驗方法、檢驗成績書正本各二份。

說明：

①產品規格表、檢驗方法、檢驗成績書應分別載明：鑑別、純度試驗、定量試驗等項目。

②國產者除可自行品管檢驗外，亦得委託本署指定之委託檢驗機構化驗，提具委託檢驗成績書。

6.產品包裝種類、內外包裝材質之書面資料、使用說明書及標籤、包裝彩色照片乙套。

說明：

①使用說明書應載明產品之用途、使用對象食品與用量。

②標籤包括原文標籤、中文標示樣張。

③包裝彩色照片之標示內容應清晰可辨識。

④申請商於接獲本署領證通知時，除應依核定之標示內容印就中文標籤外，應另備妥包裝彩色照片及原文標籤各二套，辦理領證手續。

⑤國產者免附原文標籤。

7.產品所使用各個原料之來源證明文件正本乙份。

說明：

①國產者應提具所使用各個原料之食品添加物許可證字號或其爲食品級之證明文件。

②輸入者免附。

8.營利事業登記證或工廠登記證影本乙份。

說明：

①輸入者檢附營利事業登記證影本。證照中須登載有關食品添加物進口之營業項目。

②國產者檢附營利事業登記證或工廠登記證影本。證照中須登載有關食品添加物製造或加工、調配、改裝之營業項目。

9.衛生管理人員畢業證書影本或經省（市）衛生主管機關核備之衛生管理人員證明文件影本乙份。

說明：

①輸入者檢附衛生管理人員畢業證書影本。

②國產者檢附經省（市）衛生主管機關核備在案之衛生管理人員證明文件影本；未領有工廠登記證者，得以衛生管理人員畢業證書影本替代之。

10.繳納審查費。

(二)申請案經審核符合食品衛生管理法有關規定者核發許可證，其有效期限爲五年，期滿仍需展延者，應於期滿前三個月內，備具申請書、許可證及相關證件，向本署申請核准展延，並繳納審查費。但每次核定展延，期間不得超過五年。逾期未申請或不准展延者，廢止其許可證。其應換發新證者，並應繳納證書費。

(三)申請案經通知須進行檢驗者，應於收到本署通知函後二個月內依通知函說明事項，向本署藥物食品檢驗局送繳檢驗費及足夠檢驗之檢體，必要時得申請延期一個月，逾期未辦視同放棄，由本署逕予結案。該檢驗結果爲本署核發許可證之參考。

(四)許可證之登記事項如有變更，應備具申請書、許可證及相關證件，向本署申請變更登記，並繳納審查費。其應換發新證者，並應繳納證書費。屬於變更品質者，應檢附樣品及繳附檢驗費。

二、食品添加物許可證有效期限展延之申請

(一)申請展延時限：原許可證有效期限期滿前三個月內辦理。

(二)申請展延應檢具下列書件、資料：

1.展延申請書乙份。

2.食品添加物許可證正本。

3.原製造廠續售同意文件正本乙份。

說明：

①續售同意文件應爲原製造廠或其授權之經銷商近一年內出具之續售同意文件正本。

②國產者免附。

4.所使用各個原料之來源證明文件正本乙份。

說明：

①國產者應提具所使用各個原料之食品添加物許可證字號或其爲食品級之證明文件。

②輸入者免附。

5.繳納審查費。

四、食品添加物許可證登記事項變更之申請

(一)名稱變更應檢具下列書件、資料：

1.變更申請書乙份。

2.食品添加物許可證正本。

3.切結書正本乙份。

說明：申請商應具結擬變更之名稱絕無仿冒或影射他人註冊商標之嫌，否則除應自負法律責任及一切損失外並逕由本署公告註銷許可證；擬變更之品名爲本署公告名稱者免附。

4.原製造廠出具英文名稱變更之證明文件正本乙份（國產者免附）。

5.繳納審查費。

(二)包裝變更應檢具下列書件、資料：

1.變更申請書乙份。

2.食品添加物許可證正本。

3.製造廠所出具包裝變更之證明文件正本乙份。

4.繳納審查費。

(三)申請商號名稱、負責人、地址變更應檢具下列書件、資料：

1.變更申請書乙份。

說明：每張許可證填乙份申請書。

2.食品添加物許可證正本。

說明：檢齊公司持有之所有食品添加物許可證，以便一次完成加註變更事項。

3.食品添加物許可證清冊乙份。

說明：清冊中應載明許可證字號、中文名稱及有效期限。

4.營利事業登記證影本乙份（輸入者免附)。

說明：檢附變更完成之工廠登記證影本；未領有工廠登記證者，須檢附變更完成之營利事業登記證影本。

(四)製造廠名稱變更應檢具下列書件、資料：

1.變更申請書乙份。

說明：每張許可證填乙份申請書。

2.食品添加物許可證正本。

說明：檢齊公司持有該廠之所有食品添加物許可證，以便一次完成加註變更事項。

3.食品添加物許可證清冊乙份。

說明：清冊中應載明許可證字號、中文名稱及有效期限。

4.營利事業登記證或工廠登記證影本乙份（輸入者免附)。

說明：檢附變更完成之工廠登記證影本；未領有工廠登記證者，須檢附變更完成之營利事業登記證影本。

5.製造廠所出具廠名變更之證明文件正本乙份（國產者免附)。

6.繳納審查費。

(五)製造廠地址變更應檢具下列書件、資料：

1.變更申請書乙份

說明：每張許可證填乙份申請書。

2.食品添加物許可證正本。

說明：檢齊公司持有該廠之所有食品添加物許可證，以便一次完成加註變更事項。

3.食品添加物許可證清冊乙份。

說明：清冊中應載明許可字號、中文名稱及有效期限。

4.工廠登記證影本及門牌整編之證明文件影本各乙份（輸入者免附）。

說明：

①檢附變更完成之工廠登記證影本；未領有工廠登記證者，須檢附變更完成 之營利事業登記證影本。

②政府機關出具之門牌整編證明文件；遷廠者可免附門牌整編之證明，但應事經本署派員查核，工廠衛生符合食品衛生管理法所訂衛生標準者，始准變更。

5.原製造廠出具廠址變更之證明文件正本乙份（國產者免附）。

說明：證明文件中應敘明廠址變更之原因係地址整編抑或工廠遷移；屬遷廠者應重新申辦查驗登記。

6.繳納審查費。

五、食品添加物許可證移轉、補發（換發）之申請

(一)申請移轉應檢具下列書件、資料：

1.食品添加物查驗登記申請書乙份。

2.食品添加物（食用香料）許可證正本。

3.許可證原持有公司同意轉讓之證明文件正本。

4.委託書正本乙份。

說明：

①委託書應爲原製造廠或其授權之經銷商近一年內出具委託代理或經銷、登記之證明文件。

②國產者免附。

5.原製造廠爲合法製售工廠之官方證明文件影本乙份。

說明：

①原製造廠爲合法製售工廠之官方證明文件影本可請許可證原持有公司提供；原持有公司未留存致無法提供者，應請原製造廠重新向出產國政府機構請領。

②國產者免附。

6.產品成分含量表、規格表、檢驗方法、檢驗成績書影本各乙

份。

說明：產品成分含量表、規格表、檢驗方法、檢驗成績書影本可請許可證原持有公司提供；原持有公司未留存致無法提供者，應由原製造廠重新出具。國產者應重新出具。

7.產品包裝種類、內外包裝材質之書面資料、使用說明書及標籤、包裝彩色照片乙套。

說明：

①使用說明書應載明產品之用途、使用對象食品與用量。

②標籤包括原文標籤、中文標示樣張。國產者免附原文標籤。

③包裝彩色照片之標示內容應清晰可辨識。

④申請商於接獲本署領證通知時，除應依核定之標示內容印就中文標籤外，應另備妥包裝彩色照片及原文標籤各二套，辦理領證手續。國產者免附原文標籤。

8.產品所使用各個原料之來源證明文件正本乙份。

說明：

①國產者應提具所使用各個原料之食品添加物許可證字號或其爲食品級之證明文件。

②輸入者免附。

9.切結書正本乙份。

說明：申請商號應具結保證爾後市售品之衛生、標示抑或廣告等應符合食品衛生管理有關法令之規定，違者願依法論處。

10.營利事業登記證或工廠登記證影本乙份。

說明：

①輸入者檢附營利事業登記證影本。證照中須登載有關食品添加物進口之營業項目。

②國產者檢附營利事業登記證或工廠登記證影本。證照中須登載有關食品添加物製造或加工、調配、改裝之營業項目。

11.衛生管理人員畢業證書影本或經省（市）衛生主管機關核備之衛生管理人員證明文件影本乙份。

說明：

①輸入者檢附衛生管理人員畢業證書影本。

②國產者檢附經省（市）衛生主管機關核備在案之衛生管理人員證明文件影本；未領有工廠登記證者，得以衛生管理人員畢業證書影本替代

之。

12.繳納審查費。

食品添加物許可證之移轉，除變更申請商號名稱地址及負責人外，其他項目應與原登載之內容相符；如擬一併申請變更或辦理有效期限之展延應分別繳納審查費並檢附有關資料供審核。

(二)申請補發（換發）應檢具下列書件、資料：

1.食品添加物查驗登記申請書乙份。

2.食品添加物許可證影本乙份（換發者檢附許可證正本）。

3.登報聲明作廢之啓事正本乙則（換發者免檢附）。

4.委託書正本乙份。

說明：

①委託書應為原製造廠或其授權之經銷商近一年內出具委託代理或經銷、登記之證明文件。

②國產者免附。

5.原製造廠爲合法製售工廠之官方證明文件影本乙份。

說明：

①原製造廠爲合法製售工廠之官方證明文件可以原留存之影本提供；公司未留存致無法提供者，應請原製造廠重新向出產國政府機構請領。

②國產者免附。

6.產品成分含量表、規格表、檢驗方法、檢驗成績書影本各乙份。

說明：產品成分含量表、規格表、檢驗方法、檢驗成績書可以原留存之影本提供；公司未留存致無法提供者，應由原製造廠重新出具。國產者應重新出具。

7.產品包裝種類、內外包裝材質之書面資料、使用說明書及標籤、包裝彩色照片乙套。

說明：

①使用說明書應載明產品之用途、使用對象食品與用量。

②標籤包括原文標籤、中文標示樣張。國產者免附原文標籤。

③包裝彩色照片之標示內容應清晰可辨識。

④申請商於接獲本署領證通知時，除應依核定之標示內容印就中文標籤外，應另備妥包裝彩色照片及原文標籤各二套，辦理領證手續。國產者免附原文標籤。

8.產品所使用各個原料之來源證明文件正本乙份。

說明：

①國產者應提具所使用各個原料之食品添加物許可證字號或其為食品級之證明文件。

②輸入者免附。

9.營利事業登記證或工廠登記證影本乙份。

說明：

①輸入者檢附營利事業登記證影本。證照中須登載有關食品添加物進口之營業項目。

②國產者檢附營利事業登記證或工廠登記證影本。證照中須登載有關食品添加物製造或加工、調配、改裝之營業項目。

10.衛生管理人員畢業證書影本或經省（市）衛生主管機關核備之衛生管理人員證明文件影本乙份。

說明：

①輸入者檢附衛生管理人員畢業證書影本。

②國產者檢附經省（市）衛生主管機關核備在案之衛生管理人員證明文件影本；未領有工廠登記證者，得以衛生管理人員畢業證書影本替代之。

11.繳納審查費。

食品添加物許可證之補發（換發），其內容應與原登載相符；如擬一併申請變更或辦理有效期限之展延應分別繳納審查費並檢附有關資料供審核。

公告事項：輸入錠狀膠囊狀食品查驗登記相關規定

壹、輸入錠狀膠囊狀食品新案申請

一、申請輸入錠狀、膠囊狀食品查驗登記應檢具下列書件、資料：

(一)輸入錠狀膠囊狀食品查驗登記申請書乙份。

(二)產品成分含量表正本、影本各乙份。

說明：

①產品成分含量表正本應由原製造廠於近一年內出具。

②產品成分含量表內容應包括所有原料及食品添加物詳細名稱及含量；屬膠囊狀食品者，尚須包括空膠囊之原料及其食品添加物詳細名稱及含量。

(三)產品檢驗成績書正本乙份。

說明：

①產品檢驗成績書正本應由原製造廠於近一年內出具。

②產品檢驗成績書內容應包括產品之特定成分、食品添加物或微生物等項目之檢驗結果。

(四)原製造廠為合法製售工廠之官方證明文件正本乙份。

說明：

①原製造廠為合法製售工廠之官方證明應為近二年內出產國管理產品衛生安全或核發製造廠證照之政府機構所出具之文件正本，其內容包括製造廠名稱地址、營業項目、產品種類、工廠之衛生狀況、出具證明之政府機構全銜、戳記或主管官員之簽章等事項。

②以製造廠證照影本為本項證明文件者，該證照若未登載有效日期，其發證日期應為近二年之內；且需經公證機構認證文件與正本相符。

(五)申請廠商營利事業登記證影本乙份。

說明：營利事業登記證須登載有關食品進口之營業項目。

(六)輸入產品之實物照片乙張。

說明：

①應能顯示產品顆粒之實際大小。

②照片上產品標籤之標示內容應清晰可辨。

(七)輸入產品之原裝完整樣品乙份。

說明：

①申請查驗登記不同包裝粒數之產品，每一不同包裝粒數之產品均須檢附其樣品乙份。

②產品為一千粒以上大包裝或散裝製品，或進口後仍須再分裝者，應檢附一份約二十粒之樣品。

二、申請案經審核符合食品衛生管理法有關規定者，核發許可文件，其有效期限為五年，期滿仍需展延者，應於期滿前三個月內，備具申請書、許可證及相關證件，向本署申請核准展延，並繳納審查費。但每次核定展延，期間不得超過五年。逾期未申請或不准展延者，廢止其許可證。其應換發新證者，並應繳納證書費。

三、申請案經通知須進行檢驗者，應於收到本署通知函後二個月內依通知函說明事項，向本署藥物食品檢驗局送繳檢驗費及足夠檢驗之檢體，必要時得申請延期一個月，逾期未辦視同放棄，由本署逕予結案。該檢驗結果為本署核發許可證之參考。

貳、輸入錠狀膠囊狀食品許可文件有效期限展延之申請

一、申請展延時限：原許可證有效期限期滿前三個月內辦理。

二、應檢附之書件、資料如下：

(一)展延申請書乙份。

(二)原許可文件正本。

(三)原製造廠續售同意文件正本或產品原料成分含量表正本乙份。

(四)市售產品乙份。

說明：

①市售產品應依食品衛生管理有關法令規定完成中文標示。

②每一不同包裝粒數之市售產品均須檢附其樣品乙份。

(五)市售產品之實物照片乙張。

說明：

①應能顯示產品顆粒之實際大小。

②照片上產品標籤之標示內容應清晰可辨。

三、展延申請案經審核符合食品衛生管理法有關規定者核發許可文件，其有效期限為五年，效期屆滿前三個月內得繼續申請展延，逾期未申請者自動註銷。

參、輸入錠狀膠囊狀食品許可文件登記事項變更登記之申請許可文件原登記事項變更者，包括產品中文或原文名稱、申請廠商名稱、地址及負責人，原製造廠（國外經銷商）名稱及地址、包裝（內包裝、外包裝或包裝粒數）等項目，應檢附下列書件及資料申請變更登記：

一、基本書件、資料：

(一)變更申請書乙份。

(二)原許可文件正本。

二、其他書件、資料：

依變更登記事項須另檢附之書件及資料如下：

(一)產品原文名稱變更：

原製造廠出具產品名稱變更之證明文件正本乙份。

(二)申請廠商名稱變更：

1.變更完成之營利事業登記證影本乙份。

2.原製造廠續售同意文件正本乙份。

(三)申請廠商地址或負責人變更：

1.變更地址或負責人之所有許可文件字號清冊。

2.變更完成之營利事業登記證影本乙份。

(四)原製造廠名稱變更：

原製造廠名稱變更之官方證明文件乙份。

註：若產品改由另一家製造廠產製，則依新案申請程序辦理查驗登記。

(五)原製造廠地址變更：

變更廠址之所有許可文件字號清冊及下列文件：

1.門牌整編變更地址：原製造廠地址變更之官方證明文件乙份。

2.遷廠變更地址： 原製造廠爲合法製售工廠之官方證明文件乙份。

說明：

①原製造廠爲合法製售工廠之官方證明應爲近二年內出產國管理產品衛生安全或核發製造廠證照之政府機構所出具之文件正本，其內容包括製造廠名稱地址、營業項目、產品種類、工廠之衛生狀況、出具證明之政府機構全銜、戳記或主管官員之簽章等事項。

②以製造廠證照影本爲本項證明文件者，該證照若未登載有效日期，其發證日期應爲近二年之內；且需經公證機構認證文件與正本相符。

(六)國外經銷商變更：

原製造廠出具委託銷售之證明文件正本乙份。

(七)包裝（內包裝、外包裝、包裝粒數）變更：

1.原製造廠出具包裝變更之證明文件正本乙份。

2.原裝完整樣品乙份。

說明：

①申請變更之產品，每一不同包裝粒數之產品均須檢附其樣品乙份。

②產品爲一千粒以上大包裝或散裝製品，或進口後仍須再分裝者，應檢附一份約二十粒之樣品。

③輸入產品實物照片乙張。

④應能顯示產品顆粒之實際大小。

⑤照片上產品標籤之標示內容應清晰可辨。

肆、輸入錠狀膠囊狀食品許可文件之轉移之申請

一、許可文件由甲公司轉移至乙公司，乙公司應備齊「新案申請」之必要書件、資料及下列文件申請轉移登記：

(一)甲公司同意許可文件轉移至乙公司之證明文件正本乙份。

(二)原製造廠出具同意乙公司銷售之證明文件正本乙份。

(三)原許可文件正本。

二、下列書件得以甲公司原申請案之影本檢附：

(一)原料成分含量表。

(二)產品檢驗成績書。

(三)原製造廠為合法製售工廠之官方證明文件。

伍、輸入錠狀膠囊狀食品許可文件補發（換發）之申請檢附下列書件、資料向本署申請補發（換發）：

一、申請書乙份。

二、原許可文件登報聲明作廢之該頁整版報紙乙份。

陸、注意事項

一、外文文件或資料非屬英文者，須檢附立案翻譯社出具之中文或英文譯本乙份。

二、申請輸入錠狀、膠囊狀食品查驗登記所需之各類申請書表，請向本署單一窗口（臺北市愛國東路102號12樓）洽購。

三、申請時請隨案檢附審查費匯票（受款人：行政院衛生署）掛號郵寄送件，或至本署單一窗口繳交後，再交由本署食品衛生處收文掛號。

第十五條　食品器具、食品容器、食品包裝或食品用洗潔劑有下列情形之一者，不得製造、販賣、輸入、輸出或使用：

一、有毒者。

二、易生不良化學作用者。

三、其他足以危害健康者。

【解釋】

食品容器如有違反食品衛生管理法第十五條規定者，除應依法處辦該食品容器之製造業者外，對於明知該情節而仍繼續使用之食品業者，應一併處辦。（81.9.9.

衛署食字第8143992號）

公告安瓿（Ampoule、Ampule）容器不得作爲食品容器使用。藥品以玻璃製安瓿裝，因係供醫療專業人員使用，並無應用安全上之顧慮。食品以安瓿爲容器，則因其使用對象爲一般消費者，基於操作時可能造成意外傷害及使用不當產生玻璃碎片污染食品，致攝食後影響健康，故安瓿容器不得作爲食品容器使用。（82.5.19.衛署食字第8225840號）

以釘書針封裝茶包，依現行加工技術及民眾飲用之習慣（無需拆封）觀之，該類產品以釘書針釘封，係食品包裝方式之一，惟應於加工時確實品管，使其不致於沖泡時有釘書針脫落之虞，倘於正常沖泡之狀況下仍產生該類危害，應立即輔導廠商改善，否則得依違反食品衛生管理法第十五條第三款規定處辦。（84.7.18衛署食字第84034169號）

第十六條　醫療機構診治病人時發現有疑似食品中毒之情形，應於二十四小時內向當地主管機關報告。

【解釋】

醫療法第二十二條規定：醫療機構應依法令規定或依衛生主管機關之通知，出報告，並接受衛生主管機關對其人員配置、構造、設備、醫療作業、衛生安全、診療紀錄等之檢查及資料蒐集，違者依同法第七十六條規定論處。（76.3.5.衛署醫字第647559號）

第三章　食品標示及廣告管理

第十七條　有容器或包裝之食品、食品添加物，應以中文及通用符號顯著標示下列事項於容器或包裝之上：

一、品名。

二、內容物名稱及重量、容量或數量；其爲二種以上混合物時，應分別標明。

三、食品添加物名稱。

四、廠商名稱、電話號碼及地址。輸入者，應註明國內負責廠商名稱、電話號碼及地址。

五、有效日期。經中央主管機關公告指定須標示製造日期、保存期限或保存條件者，應一併標示之。

六、其他經中央主管機關公告指定之標示事項。

經中央主管機關公告指定之食品，應以中文及通用符號顯著標示營養成分及含量；其標示方式及內容，並應符合中央主管機關之規定。

【細則第十三條】

有容器或包裝之食品及食品添加物之標示，應依下列規定辦理：

一、標示字體之長度及寬度不得小於二公厘。但最大表面積不足十平方公分之小包裝，除品名、廠商名稱及有效日期外，其他項目標示字體之長度及寬度得小於二公厘。

二、在國內製造者，其標示如兼用外文時，應以中文爲主，外文爲輔。但專供外銷者，不在此限。

三、由國外輸入者，應依本法第十七條之規定加中文標示，始得輸入。但需再經改裝、分裝或其他加工程序者，得於銷售前完成中文標示。

【解釋】

大包裝內之小包裝食品，凡屬可供各別零售者，仍應依食品衛生管理法規定標示。（70.4.16.衛署藥字第317572號）

包裝食品標示之管理，奉行政院核示，除食品衛生管理法未規定者，適用商品標示法之規定外，應優先適用食品衛生管理法。（73.2.22.衛署食字第470156號）

輸入包裝食品加貼之中文標示除應依食品衛生管理法規定標示項目標示外，其加貼位置不得遮蓋原廠標示之上述項目。食品衛生管理法第十七條規定包裝食品之標示應「顯著」標示，輸入食品業者如將原廠標示遮蓋，則已違反顯著之規定，應依違反同法條規定處辦。（79.12.24.衛署食字第923186號）

對於進口商、製造日期等資料不明，而由海關沒入再經銷售之食品，在業者未能提出明確之製造廠商及製造日期等有關資料前，產品衛生安全堪慮，不得於國內陳列販售。（80.1.24.衛署食字第926538號）

貿易商進口之大包裝（四．五公斤以上）食品原供食品加工用且非直接銷售予消費大眾者，可免加中文標示。（82.11.24.衛署食字第82075649號）

進口食品需再經分裝，改裝或其他加工程序者，賣方於交易過程中如能提供該產品之原文標籤及相關進口資料，以供買方（如餐飲業者）確認食品衛生管理有關法令規定應標示之訊息，因已符合該法規範圍之目的，且非直接供售一般消費大眾，得免再補貼中文標示。（85.9.17.衛署食字第85048867號）

食品衛生管理法第十七條規定，食品應標示項目，應以我國民眾普遍認識之「中文及通用符號」標示之，查簡體字並非我國使用之字型，亦非固有之中文，以此爲標示，無法使一般消費者完全了解，有損消費者權益，違反食品衛生管理法第十七條之規定。（85.9.18.衛署食字第85051086號）

大包裝食品原料若依市售小包裝食品方式標示，自可提供充分資訊供買方參考，惟賣方於交易過程若已提供該大包裝食品原料之原文標籤及相關進口資料，則不但買方得以確認食品衛生管理法規範之事項，衛生機關亦得以現場立即查證大包裝食品原料與相關進口資料，更有利於食品衛生之管理。（85.10.23.衛署食字第85058581號）

輸入食品尚須再經分裝、改裝或其他加工程序者，依相關管理規定雖得於銷售前完成中文標示，惟其進口時，該製品大外包裝上之原文標示仍須具備足夠之製造訊息，包括原料名稱、製造廠、內容量等等（尤其製造日期或有效日期），以供進口查驗單位依相關資料驗證來貨，否則即無法通關提領。

由輸入大包裝產品外箱（盒）之原文標示，配合業者提供之相關進口資料，買方或衛生機關即可據以核對，若有疑問者，衛生機關亦可依食品衛生管理法相關規定，主動採取其他必要之稽查措施，以追查來源並懲處不法。（86.1.13.衛署食字第85055441號）

有關進口供食品加工用之生鮮農產品，以麻袋或編織袋之包裝型態，非直接售予消費者，得免依食品衛生管理法第十七條規定標示有效日期。（90.08.09衛署食字第0900049888號）

進口二十五公斤裝碾壓燕麥片、快煮燕麥片與燕麥麩皮產品係需再經分裝之加工程序，始於市面販售，依法得申請免貼中文標示，惟其原文標示項目宜至少包括「品名、廠商名稱、有效日期」等三項，以供確認報驗資料與實際進口產品是否相符。而食品原文標示僅提供產品名稱、產地及淨重，今擬在每袋上噴印有效日期及批次號碼，如批次號碼能提供實際進口產品與報驗資料之關連，則應屬能確認報驗資料與實際進口產品是否相符之目的。（90.12.12衛署食字第0900076109

號）

有關食品係屬以每包約六十至七十公斤之大包裝麻袋型態進口，供食品加工使用之初級鮮奶粉農產品，非屬直接售予消費者之包裝食品，得免依食品衛生管理法第十七條規定標示所有標示項目。來函所稱要求原文標示項目至少包括「品名、廠商名稱、日期」等三項，係爲確保通關查驗貨證相符之目的，惟凡屬能達貨證相符目的所爲之原文標示項目均可接受。（91.03.18衛署食字第0910018958號）

大包裝食品係供工廠使用，非直接販售予消費者，自無需於包裝上依法中文標示，但仍宜有足以辨認之標識或原文標示以利工廠管理。（91.06.18衛署食字第0910037302號）

有關食品係屬以每包約二十至三十公斤之大包裝食品，如該品尚須經分裝、改裝或其他加工程序者，非直接售予消費者，則進口時依法得免中文標示，於銷售前完成即可。至於原文標示方面，宜包括「品名」、「廠商名稱」、「日期」等或其他能達貨證相符目的所爲之原文標示項目。大包裝原料即使可免受第十七條標示項目之規範，惟基於產品責任及追蹤管理所需，進口商本應提供下游食品加工業者有關產品特性文件或相關資訊，該等文件即可提供查驗單位參考，以避免通關爭議。（91.09.03衛署食字第0910053196號）

包裝食品如係售予食品工廠或餐飲業者加工使用，自無需於包裝上依法中文標示，但仍宜有足以辨認之標識或原文標示以利工廠或餐飲業者管理。惟爲避免造成餐飲業者對食材管理之困擾或誤用逾期食材之情事，仍建議業者於內包裝袋標示有效日期。（91.10.15衛署食字第0910065723號）

最小之販售包裝應依規定完整標示，案內產品如無小包裝單獨販售之情形，則於外包裝完整標示即可。另案內小包裝於餐飲服務時隨餐供應，於店內配餐服務消費者，得免個別標示之。（91.12.18衛署食字第0910080738號）

生鮮蔬菜類產品以透明塑膠盒、盒底打洞、盒面熱封膜封口之方式加以包裝，因其包裝並未完全密封，未具延長保存期間之作用，故非屬食品衛生管理法第十七條所稱之包裝食品，惟仍宜提供足夠之產品資訊供消費者選購之參考。（92.01.10衛署食字第0920000239號）

超級市場業者販售之生鮮商品，如以保麗龍及保鮮膜簡易包裝或其他未封口之包材所爲之臨時性包裝，目的是方便顧客拿取，且僅於該賣場現場販售爲主，非以擴大銷售範圍及延長陳售時間者，得免完全依食品衛生管理法第十七條規定標示。惟爲維護消費者權益，仍應提供充分之資訊供消費者選購之參考。（92.03.18衛署食字第0920017505號）

一、品名。

【細則第九條】

本法第十七條第一項第一款所稱之品名，其爲食品者，應使用國家標準所定之名稱；無國家標準名稱者，得自定其名稱。其爲食品添加物者，應依中央主管機關規定之名稱。

依前項規定自訂食品品名者，其名稱應與食品本質相符，避免混淆。

【解釋】

對於食品之品名應不得使用類似藥品之名稱，如：減肥錠、減肥膠囊、減肥茶等涉及醫藥效能之詞彙。（73.9.24.衛署食字第495829號）

丸、散、膏、丹係藥品專用名稱，食品不宜引用。（78.4.25.衛署食字第801943號）

以「京城川貝枇杷膏」爲食品品名之管理疑義乙案，經查案內品名中「枇杷膏」係屬古代典籍收錄之中藥原方名，食品不宜使用；川貝屬中藥材不得供爲食品原料，因此「川貝」亦不得作爲食品品名。故案內產品品名易使消費者誤解爲藥品，不符規定。（92.1.2.衛署食字第0910082725號）

以自來水爲原料產製之瓶裝水，不宜標示「天然礦泉水」。（78.8.24.衛署食字第823270號）

「解久益」三字如已經商標註冊，則該三字乃屬 「爲表彰自己所生產、製造、加工、揀選、批售或經紀之商品」之商標，其實爲一種標誌，並非食品衛生管理法所稱之品名。（81.4.17.衛署食字第8125276號）

食品品名爲「xxx『電解質』食品」，其中「電解質」名稱易與藥品名稱混淆，有使消費者誤解之情事，不符食品衛生管理法規定。（91.09.13衛署食字第0910052453號）

依習慣「無鉛皮蛋」係指在皮蛋製程中，以硫酸銅、鋅等無鉛化合物取代傳統以氧化鉛之醃漬方式所得的產品，故「無鉛皮蛋」之標示應視其加工製程是否確實未使用含鉛化合物而定，而非僅以低於衛生標準之限量來決定。（91.12.04衛署食字第0910071809號）

食品品名「消芷茶、養肝茶」，其中「消芷」、「養肝」之諧音涉及誇大，有易生誤解之情事，不符食品衛生管理法規定。（92.04.16衛署食字第0920017274號）

食品品名「開胃鹹金棗」，其中「開胃」尚無不符食品衛生管理法規定。（92.04.02衛署食字第0920018821號）

有關「蜜沙茶香魚干」食品品名標示，經查該產品以魚漿爲主原料，添加澱粉、鹽、糖、調味料，以多種原料混合後製成薄片長條狀，食用方式類似休閒零食豆干，該產品品名尚符規定。（92.02.21衛署食字第0920013318號）

二、內容物名稱及重量、容量或數量；其爲二種以上混合物時，應分別標明。

【細則第十條】

本法第十七條第一項第二款所定內容物之標示，除專供外銷者外，應依下列規定辦理：

(一)重量、容量以公制標示之。

(二)液汁與固形物混合者，分別標明內容量及固形量。

(三)內容物含量得視食品性質註明爲最低、最高或最低與最高含量。

(四)內容物爲二種或二種以上時，應依其含量多寡由高至低標示之。

【解釋】

罐頭食品罐外標示內容量及固形量之誤差範圍應依中國國家標準CNS 974食品罐頭檢驗法（罐裝測定）之規定。（78.11.8.衛署食字第840424號）

DHA非屬食品原料或食品添加物，而係原料中魚油之一種成分，不得直接標示DHA。（84.2.6.衛署食字第84001715號）

食品衛生管理法第十七條第二款有關應標示重量、容量或數量之規定，係針對產品內包裝物之重量、容量或數量而言，而非指組成產品之各原料成分必須分別標示重量、容量或數量。（84.8.22.衛署食字第84049661號）

除部分特殊營養食品外，食品衛生相關法規並未規定一般食品須標示維生素含量。惟爲避免因維生素之自然消退導致實際含量過分低於標示值，進而衍生消費爭端，業者如欲主動標示維生素含量時，應確保於產品標示之有效日期內，其所含之維生素含量不低於標示值之誤差範圍。（85.11.27.衛署食字第85043576號）。

食品衛生管理法第十七條規定，有容器或包裝之食品應標示內容物之重量、容量或數量，至於採何種方式標示，得視產品性質而定，通常固體產品係以重量標示，液體產品則以容量標示，而水果等生鮮農產品，如以數量標示能清楚示明而不致引起消費爭議時，始得以數量標示。（86.7.21.衛署食字第86033229號）

公告市售包裝食用油脂及包裝冰品兩類加工食品，自二○○四年一月一日起（以製造日期爲準）應標示營養成分及含量。（92.2.25.衛署食字第0920400373號）

有關以冬蟲夏草菌菌絲體爲原料之食品標示規定，自二○○四年五月一日起實施，其標示或廣告不得僅標示「冬蟲夏草」，需完整標示爲「冬蟲夏草菌絲體」且該七個字大小應一致。列示冬蟲夏草菌絲體之英文名稱時，可使用其無性世代之拉丁學名加上菌絲體之英文單數或複數（Mycelium或Mycelia），如“Paecilomyces sinensis mycelium”或“Hirsutella sinensis”等列示之。若其菌絲體確爲中華蟲草“Cordyceps sinensis”子實體中所分離出者，倘其無性世代尚無法確立爲何特定菌株者，其英文名稱則可以列示以“Fermented Mycelia of Cordyceps Sp.”，表示其爲發酵所生產之冬蟲夏草菌絲體；若是以固態培養所生產之菌絲體，則可列示以「Solid Cultured Mycelia Of Cordyceps Sp.」。（92.12.19 衛署食字第0920402976號）

三、食品添加物名稱。

【細則第十一條】

本法第十七條第一項第三款所定食品添加物之標示，應依下列規定辦理：

(一)食品添加物名稱應使用經依本法第十二條公告之食品添加物品名或通用名稱。

(二)屬調味劑（不含人工甘味劑、糖醇、咖啡因）、乳化劑、膨脹劑、酵素、豆腐用凝固劑、光澤劑者，得以用途名稱標示之；屬香料者，得以香料標示之；屬天然香料者，得以天然香料標之。

(三)屬防腐劑、抗氧化劑、人工甘味料者，應同時標示其用途名稱及品名或通用名稱。

【解釋】

添加阿拉伯樹膠之食品得標示含有「天然纖維」字樣。（79.8.22.衛署食字第

819956號）

依本法施行細則第十一條規定，食品添加物應依中央主管機關規定之名稱標示，亦即應參照本署公告「食品添加物使用範圍及用量標準」中收載之品名標明。就輸入食品而言，雖原製造廠係以國際色素通用碼標示，但爲使國內消費者能充分了解產品所含色素之名稱，其中文譯名仍應依規定標明。（83.5.25.衛署食字第83028688號）

椰子水罐頭之亞硫酸鹽標示，在原料椰子水製備及貯存階段添加之亞硫酸鹽，經熱交換機預熱殺菌，若最終產品之殘留量（以SO_2計）控制於10 ppm以下，因已不具功能作用，得免標示之。（83.10.17.衛署食字第83057542號）

食品成分標示「食用色素E133」，經查該名稱非屬法定收載之食品添加物品名或通用名稱，不符食品衛生管理法規定。（91.02.15衛署食字第0910015984號）

食品成分標示之「食用色素綠色B號」係爲xxx公司向本署登記之食品添加物名稱，而上開登記之產品屬複方食品添加物，複方食品添加物於申請查驗登記時得自訂品名。惟該自訂之品名非屬本署公告「食品添加物使用範圍及用量標準」中收載之品名或通用名稱，故不符食品衛生管理法規定。應請將上開「食用色素綠色B號」使用之三種原料成分，依其原料名稱及本署收載之食品添加物品名標示清楚，始符合規定。（91.03.20衛署食字第0910019841號）

四、廠商名稱、電話號碼及地址。輸入者，應註明國內負責廠商名稱、電話號碼及地址。

【解釋】

食品衛生管理法第十七條所稱「地址」，不得以郵政信箱、電話號碼或其他方式代替。（74.4.4.衛署食字第525225號）

在現今食品產、製、銷制度下，分裝亦屬加工方式之一。故食品如有違反食品衛生管理法之相關條款規定，應以其所標示之廠商名稱爲處罰對象。受處分之業者如對上述認定有所異議，應由該業者舉證其僅爲受託分裝，衛生機關再依明文件處分眞正之製造廠商。（80.11.20.衛署食字 第979947號）

爲因應食品衛生管理法之修正通過，有容器或包裝之食品應依法於容器或包裝上標明「廠商電話號碼」，庫存之容器或包裝未標示廠商電話號碼者，應即早配合

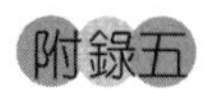

修正標明以符規定，惟基於現況之考量，原印刷之包裝，得予沿用至2000年十月三十一日止，屆期應依法標示。（89.1.21衛署食字第89004682號）

輸入食品，其進口商及經銷商兩者合併標示，其電話號碼應如何標示：有容器或包裝之食品應標示「廠商名稱、電話號碼及地址。輸入者，應註明國內負責廠商名稱、電話號碼及地址」。因此輸入食品如原文已標明國外廠商名稱、地址，並依法註明「國內負責廠商名稱、電話號碼及地址」，則符合規定。

進口食品標明「國內負責廠商名稱、電話號碼及地址」，係基於保護消費者權益之考量，故業者若擬提供消費者更多之資訊及更佳之服務，亦可併列標明進口商及經銷商之電話號碼。（89.3.31衛署食字第89015040號）

食品衛生管理法第十七條第一項第四款規定，有容器或包裝之食品應以中文及通用符號顯著標示「廠商名稱、電話號碼及地址。輸入者，應註明國內負責廠商名稱、電話號碼及地址。」故進口食品如標有國內負責廠商名稱、電話號碼及地址即屬符合規定。惟另依食品衛生管理法第十九條規定，對於食品標示不得有易生誤解之情形，故進口食品仍應標有國外廠商或原輸出國或足以說明該產品為國外製造等同義之相關訊息，以避免消費者誤解。（91.10.23衛署食字第0910066794號）

食品衛生管理法第十七條第一項第四款所稱之「廠商」，係指對該產品負責之製造者、包裝者、輸入者、輸出者或販賣者而言，故案內產品如已完整標明負責廠商名稱、地址及電話，且標示之負責廠商屬上述身分者，即屬符合規定。（92.03.18衛署食字第0920017336號）

有關違反食品標示規定之處分對象，應以標示行為人為主，如案內行為人為食品包裝業者，則應處分之，而非處分其上游蜜餞供應廠商；至有關其上游廠商提供不實訊息，導致標示行為人作錯誤標示而違反規定，應屬其商業糾紛。（93.05.03衛署食字第0930015953號）

有關進口食品之廠商名稱標示疑義，如進口食品標有國內負責廠商名稱、電話及地址即屬符合規定，如自願再於廠商名稱前加註商民之身分別，例如：進口商、製造商等，應依實標示，如有不實或誤導，則不符食品衛生管理法第十九條之規定。（93.05.24 衛署食字第0930406325號）

五、有效日期。經中央主管機關公告指定須標示製造日期、保存期限或保存條件者，應一併標示之。

【細則第十二條】

本法第十七條第一項第五款所定日期之標示，應印刷於容器或包裝之上，並習慣能辨明之方式標明年月日。但保存期限在三個月以上者，其有效日期得僅標明年月，並推定為當月之月底。

【解釋】

保存期限的訂定，應由廠商就其產品的包裝及保存狀況等而自行決定。只要在此期限內產品無變質、腐敗及其他食品衛生管理法規定之情事發生，並在此期限內負全責，縮短保存期限，自不與食品衛生管理法相悖。(72.9.10.衛署食字處第2698號)

鮮乳、脱脂乳、淡煉乳、加糖全脂煉乳、加糖脱脂煉乳、乳油(Cream)、調味乳、發酵乳、合成乳及其他液態乳製品應加標示保存期限及保存條件。(75.8.4.衛署食字第609484號)

目前一般消費大眾對於國曆或西曆均已能了解及接受，故例如民國七十五年可以1986標示而不致造成誤解。食品之標示可如原廠已標示西元年簡寫，則進口商可另行加標示說明該年份係指西元年或西曆(如「86.12.25.」另加標「西元年、月、日」)，當不致造成誤解。(75.12.30.衛署食字第633607號)

包裝冷凍、冷藏生鮮食品之製造日期係指食品經正常加工流程手續包裝完成之日。(77.2.4.衛署食字第715418號)

食品之製造日期凡以公元年月日(西曆)標示者，其年分之前兩位數字得省略之(如「1990」可標為「90」)。(79.2.7.衛署食字第857478號)

包裝之食品應由製造廠商標示製造日期，或保存期限與有效日期。進口廠商僅得翻譯外文標示內容並加註其名稱、地址。若製造廠商未標示產品保存期限而僅標示「保證期間」、「品質保持期間」等，則進口廠商所為中文標示之保存期限自不得超過上述之標示日期，否則即涉嫌虛偽之標示。(80.1.15.衛署食字第922509號)

食品之製造日期或保存期限如以「03.12.1991」表示者，由於其中「月・日」之順序易使人產生混淆，爲便於消費者瞭解，應顯著加註「月・日・年」或「日・月・年」字樣。（80.4.2.衛署食字第946621號）

食品擬標示「7℃下冷藏三十天，-18℃下冷凍九十天」乙節，依食品衛生管理法施行細則第十四條規定：製造日期得以有效日期之方式表示，基於維護消費者權益，保障食品衛生安全，請依前述規定標明單一之有效日期，如標示內容產生兩種有效日期，則與規定不符，若業者擬分別以冷藏及冷凍方式販售產品，請以不同包裝袋分別標示之。（85.5.30.衛署食字第85005449號）

食品同時標示不同保存條件及保存期限，例如同時標示：「常溫三十天、冷藏一百八十天、零下18℃以下三百六十五天」，是爲多重標示，未能明確告知消費者有效日期爲何，且產品有交叉貯存，逾期販售之可能，不符食品衛生管理法規定。（92.03.14衛署食字第0920016953號）

眞空密封包裝食品如係消費者選購後才進行包裝，可視爲方便顧客之門市現場包裝；如該包裝於消費者選購產品前即已完成，依法應於販售前完成中文標示。此外，食品標示「保存期限：常溫三十天、冷藏九十天、冷凍一百八十天」，是爲多重標示，未能明確告知消費者有效日期爲何，且產品有交叉貯存，逾期販售之可能，不符食品衛生管理法規定，應請擇一標示。另有效日期應以不褪色油墨打印於包裝上，如食品雖有打印，惟日期均模糊不清，亦不符規定。（92.04.10衛署食字第0920020655號）

業者輸入之產品，如係於逾保存期限後未盡回收之責，致被他人塗銷製造日期與保存期限而流入市售，則業者與行爲人均違反食品衛生管理法之規定，均應依該法相關規定接受處分；遭塗銷製造日期及保存期限之產品如確非業者於逾保存期限後仍繼續供售或非業者應負銷售之責者，則依違反之事實處分其行爲人。（86.1.7.衛署食字第85061746號）。

食品之保存期限受其原料、加工過程、殺（滅）菌方法、包裝材質及保存條件等因素之影響，製造廠商得依前述加工之個別情況設計保存試驗，據以自行研訂保存期限。（86.4.7.衛署食字第85073432號）

原以「製造日期」標示之食品、食品添加物，應依法改以「有效日期」標明，以符合規定。庫存之容器或包裝上同時標示有「製造日期」及「保存期間」，得以推算出有效日期者，准予繼續使用，惟仍請即早修正爲明確之有效日期，以避免消費爭議；容器或包裝上僅標明「製造日期」而無「保存期間」者，應配合修正以符規定，惟基於現況之考量，原印刷之包裝得予沿用至二○○○年十月三十一日止，屆期應依法標示。（89.1.20衛署食字第89002541號）

食品（食品添加物）之中文標示（食品衛生管理法第十七條所明定之項目），如係直接印刷於原始包裝上者，其「有效日期」應採打印方式以不褪色油墨標明，不得單獨另外以黏貼方式加附日期；如整體中文標示係以黏貼方式標明者，其所有標示項目應印刷於同一標籤上，「有效日期」亦同樣應採打印方式以不褪色油墨標明，不得單獨另外以黏貼方式附加日期。凡整體中文標示以標貼方式處理者，其貼紙應具備不脫落或不易換貼之特性。（89.2.18衛署食字第89008873號）

有關庫存之容器或包裝上原標明之「有效期限」，是否改爲「有效日期」乙事，查「有效日期」爲法定之名詞，建議即早配合修正。另產品之容器或包裝上同時標示有「製造日期」及「保存期間」，得以推算出有效日期者，准予繼續使用，惟仍請即早修正爲明確之有效日期，以避免消費爭議。至於產品之包裝外箱，是否得僅標示「製造日期」，以利物流控管乙事，仍請以「有效日期」標明。（89.3.23衛署食字第89011083號）

「有效日期」應採打印方式以不褪色油墨標明，不得單獨另外以黏貼方式加附日期。經核案內產品原廠標示之「有效日期」以黏貼方式貼於包裝上，不符規定，應予改正。（89.05.09衛署食字第89022641號）

食品「日期」的表示擬以「日期標示：日、月、西元年」說明，並且以「P23/11/00 E 23/11/02」方式直接打印於罐底，另以貼紙說明「P及E之英文字母代表意義」，應尚屬符合規定。（90.03.21衛署食字第0900016098號）

日期標示以「02MAR02」表示，其中「MAR」非習慣能辨明之方式，故不符食品衛生管理法第十七條規定。（90.04.17衛署食字第0900022427號）

食品日期標示於中文標籤上標明「保存期限：已標示（日／月／年西元）」，並於原包裝上打印「Best Before：13 / OCT / 01」並加貼各月份英文縮寫之解釋，應尚屬符合規定。（90.04.20衛署食字第0900023075號）

食品日期標示以「有效期限：如標示（日／月／西元年）」標示方式，已表達對產品之責任日期，可視同「有效日期」，惟「有效日期」爲法定之名詞，仍請依法標示免生無謂爭議。（90.05.31衛署食字第0900033797號）

有效期限之標示，應由原製造工廠依其產品製程、特性並經相關貯存試驗來制定，而有效期限除爲產品品質之保證外，仍賦有廠商對該產品負責之責任意義，故案內產品有效期限究爲二年、三年或其他，應請原製造工廠依上開原則制定，輸入者不得擅自制定或更改。（90.12.07衛署食字第0900075620號）

食品日期標示於原包裝上打印「DOM AUG 2001」及「DOE AUG 2004」，現擬於外文日期下加貼「DOM=製造日期 DOE=有效期限 AUG=八月」之標籤來解釋英文之意義，尚屬符合規定，惟該加貼之標籤應具不易脱落之特性。（91.04.15衛署食字第0910024477號）

依食品衛生管理法第十七條規定，有容器或包裝之食品應標示「有效日期」。至於「有效日期」與「保存期限」之標示意義，兩者有所不同。「有效日期」於標示上應爲「時間點」，例如標示「有效日期：年月日」；而「保存期限」則爲「時間範圍」，例如標示「保存期限：二年」。兩者均爲產品品質之保證期間，賦予廠商對該產品之責任，惟「有效日期」之標示較爲明確。案內如以「保存期限：年月日」標示方式，雖可表達對產品之責任「日期」，且應可視同「有效日期」，惟「有效日期」爲法定之名詞，仍建請依法標示免生無謂爭議。（91.05.01衛署食字第0910029162號）

鮮乳等液態乳製品除標示「有效日期」外，仍應另依據本署七十五年八月四日衛署食字第609484號公告，加標示「保存期限」及「保存條件」；鮮乳、脱脂乳、淡煉乳、加糖全脂煉乳、乳油、調味乳、發酵乳、合成乳及其他液態乳製品標示製造日期與有效日期、保存期限與有效日期均符合規定。（91.08.30衛署食字第0910039131號）

食品於中文標籤標示「有效日期（賞味期限）：如包裝上所示（西元年、月、日）」，而於包裝上打印或印刷「賞味期限 2003.12.15」，其賞味期限之標示方式已表達對產品之責任日期，應可視同「有效日期」，尚無不符食品衛生管理法規定，惟「有效日期」爲法定之名詞，仍建請依法標示免生無謂爭議。（92.04.11衛署食字第0920021794號）

六、其他經中央主管機關公告指定之標示事項。

【解釋】

食品及供四個月以上嬰兒食用之完整配方食品應加標示事項。詳述如下：

一、嬰兒配方食品

(一)於容器或包裝應加標示事項

1.應標示「嬰兒配方食品」。

2.每一百大卡熱量含鐵質在一公絲以上之產品，應標示「添加鐵質之嬰兒配方食品」之類似字句。

3.每一百大卡熱量含鐵質在一公絲以下之產品，應標示「三個月以上嬰兒食用時，應注意補充鐵質」之類似字句。

4.內容物之主要原料應按其重量多寡順序排列，維生素及礦物質可以「各類維生素及礦物質」標示；惟業者亦可以其自願詳列各種維生素或礦物質之名稱。

5.應以單位重量、容積或熱量標示蛋白質、脂肪、碳水化合物、灰分、水分及熱量等各項之含量。[1]

6.如供有特殊營養需要之嬰兒食用的產品，應標明適用對象及產品之特性。

7.標示產品開罐前後之保存方法。

8.液態產品應標示「開罐前需搖動瓶罐待溶液混合均勻後再食用」之類似字句。

9.標示「如果調配不當將對嬰兒健康造成危害」之類似警語。

10.標示「六個月以上之嬰兒使用本產品時應配合添加副食品」之類似警語。

11.標示有關以母乳餵哺嬰兒的優點聲明，並不得有「人乳化」、「母乳化」或類似優於母乳之詞句。

12.容器及標籤不得有嬰兒圖片或使用嬰兒配食品變得理想化的圖片及文字。

13.標示「使用者應遵照醫護人員、營養師的建議來決定是否需要食用嬰兒配方食品及食用方法」之類似詞句。

14.一箱裝有數瓶馬上可食用之嬰兒配方食品，應於箱上標明各項標示。

(二)於說明書內標示之事項（亦可標示於容器或包裝之上）

1.除前項第五款以外之營養成分，應以標準沖調濃度及每一百克或每一百大卡表示產品養營素之含量。[2]

2.標示一湯匙嬰兒配方食品之重量。

3.標示「調配時，水、奶瓶、奶嘴應煮沸消毒」之類似警語。

4.食用表內應加註嬰兒之體重。

5.粉狀產品應標示加水稀釋時所用產品之量和所需之水量。

6.如爲濃縮之產品，應標示「食用前需要加水」之類似字句。

二、供四個月以上嬰兒食用之完整配方食品

(一)不得使用「嬰兒配方食品」之品名。

(二)除不須標示「有關以母乳餵嬰兒的優點和聲明」及「食用表內應加註嬰兒體重」兩項外，其他均依嬰兒配方食品之規定標示。

註1、2：嬰兒配方食品及供四個月以上嬰兒食用之完整配方食品檢驗值與罐上標示值之暫定誤差允許範圍：

1.蛋白質、脂肪、碳水化合物、水分、灰分、熱量，誤差允許範圍：±20％。

2.維生素誤差容許範圍：80％～130％。

3.礦物質誤差容許範圍：±25％。

備註：嬰兒配方食品之檢驗值仍應符合中國國家標準所定之標準。

（75.12.31衛署食字第636524號）

許可之嬰兒奶粉辨識標記公告

公告經本署查驗登記許可之嬰兒配方食品及較大嬰兒配方輔助食品，應以直接印製方式顯著標示辨識標記於容器上，以利消費者辨識。（90.2.20衛署食字第0900011671號）

依據：食品衛生管理法第十七條第六款。

公告事項：

一、經本署查驗登記許可之嬰兒配方食品及較大嬰兒配方輔助食品，始得使用本辨識標記，該辨識標記之設計係以推動母乳哺育之圖樣及其宣導文字同時出現之方式呈現，見圖五。

二、辨識標記之規格如下：

(一)「餵母乳的嬰兒最健康」及「行政院衛生署關心您」文字至少為八號之字體。

(二)推動母乳哺育之圖樣使用CMYK之色彩：綠色Y100C60、橘色Y100M60。

(三)辨識標記之尺寸大小，由使用者視需要自行決定，惟不得小於三公分（高）×三公分（寬）。

三、本公告自民國九十一年三月一日起實施（以製造日期為準）。

圖五　推動母乳哺育之圖樣

以七葉膽（絞股藍）製成之飲品，應明顯加標「本品勿長期或大量飲用」字樣。（75.7.14.衛署食字第599698號）

食品添加物除應於容器或包裝之上加標示經本署查驗登記發給之許可證字號外，並應顯著標示「食品添加物」字樣。自一九八六年十一月一日起製造之食品添加物（含加工、調配、改裝及輸入產品）應依前項規定標示。（75.10.6.衛署食字620406號）

一次用量中聚糊糖精含量超過十五公克之食品應加標警語：「過量食用對敏感者易引起腹瀉」。（76.4.8.衛署食字第658293號）

冷凍食品類除應標示食品衛生管理法所規定之事項外，另應標示下列事項：

一、類別：

(一)冷凍鮮魚介類。

(二)冷凍生食用牡蠣。

(三)冷凍生食用魚介類。

(四)冷凍食用鮮肉類。

(五)冷凍蔬果類：

1.直接供食者。

2.需加熱調理後始得供食者。

二、保存方法及條件。

三、需調理後供食者，其調理方法。

（76.5.19.衛署食字第661565號）

添加阿斯巴甜之食品（包括代糖錠劑及粉末）應以中文顯著標示「苯酮尿症患者（Phenylketonur ics）不宜使用或同等義意之字樣。（77.6.2衛署食字第731556號）

自一九九○年一月一日起，生產製造有容器或包裝之膠囊或錠狀食品，應於其外包裝及標籤上顯著標示「食品」字樣，且該字體字樣不得小於商標或商品名稱之字體。（78.7.1.衛署食字第811125號）

添加阿斯巴甜之食品（包括代糖錠劑及粉末），得以「內含苯丙胺酸」標示之。（79.11.28.衛署食字第913433號）

「嬰兒配方奶水」之標示除應符合本法第十七條及本署一九八六年十二月三十一日衛署食字第636524號公告外，並應於瓶外顯著標示1.本署核備字號；2.僅供醫院使用；3.保存期限。（79.12.27.衛署食字第923260號）

添加糖精、糖精鈉鹽、環己基（代）磺醯胺酸鈉、環己基（代）磺醯胺酸鈣、阿斯巴甜、醋磺內酯鉀等調味劑之食品應以中文顯著標示「本品使用人工甘味料：○○○（人工甘味料名稱）」字樣。本署一九八六年十月九日衛署食字第620536號公告自本公告日起停止適用。（81.2.17.衛署食字第8118073號）

合成食醋應標示酸度（以醋酸計，%）及使用方法，本規定自公告後三個月施行。（86.4.18.衛署食字第86016803號）

公告國內生產包裝水及以容器盛裝並直接販售之桶裝水業者應於產品標示中明確標示「水源別」及「水源地點」：

一、販賣供人飲用之包裝（密閉容器、單位包裝）及桶裝（以容器直接盛裝）飲用水之業者，應於產品明顯處標示水源別及水源地點。

二、水源別可分爲地面水體、地下水體、自來水或其他（應具體說明）四類，水源地點以水源之實際地址爲原則，若無明確地址時，則以地籍資料標示，至於以自來水爲水源時，則以取用自來水之地址爲水源地點。

三、即日起業者應依前述規定標示，自公告日起六個月後，凡未依本公告規定辦理之業者，以違反食品衛生管理法第十七條第六款之規定，依同條第三十三條第二款規定論處。（87.10.21.衛署食字第87058227號）

衛生署公告國內生產包裝水及以容器盛裝並直接販售之桶裝水業者應於產品標示中明確標示「水源別」及「水源地點」之規定尚不適用於進口貨品。（87.10.31.衛署食字第87063482號）

國內「生產」之包裝飲用水於一九九九年四月二十一日起依規定應於產品標示內容中明確標示水源別及水源地點，凡自該日起「生產」之包裝飲用水未依規定標示者，依法處以罰鍰並須回收產品改正標示。（88.3.16.衛署食字第88010263號）

羊乳產品應依據一九八六年八月二十四日衛署食字第609484號公告中載明鮮乳、脫脂乳、淡煉乳、加糖全脂煉乳、加糖脫脂煉乳、乳油、調味乳、發酵乳、合成乳及其他液態乳製品，並應加標保存期限及保存條件之規定標示。（88.4.21.衛署食字第88021990號）

市售以番瀉葉（Cassia angustifolia）、莢製成之茶包產品，其所含番瀉（Sennoside）之每日用量在十二毫克以下者，得以食品管理。上述產品應明顯標示其番瀉含量及產品之每日用量，且應顯著標示可能危害之警語，以保護消費者健康。（89.3.23衛署食字第89016564號）

經輻射照射處理之食品，其包裝上應顯著標示輻射照射處理標章。（90.12.7衛署食字第0900074326號）

含有洋車前子殼原料之食品於食用方法中明確建議使用者以二百四十毫克牛奶、果汁或水沖泡使用，與本署公告使用洋車前子原料之產品應標示警語「請配合足量水一起食用」之意義等同，故無需再標示上開詞句。此外，食品如確實使用「洋車前子殼」而非「洋車前子」，依資料顯示引發過敏之可能性很小，本署同意免標示「對洋車前子過敏者請勿食用」警語字樣。（91.02.15衛署食字第0910003619號）

一、經衛生署查驗登記之食品，如標示衛生署許可文件文號，應完整標示：「產品經衛署食字第○○○○○○○○○號函查驗登記認定爲食品」或其他同等意義之文字。

二、其他經衛生署配方審查核屬食品者，如標示衛署復函文號，應完整標示：「本產品經衛署食字第○○○○○○○○○號函配方審查認定爲食品」或其他同等意義之文字。

三、自民國一九九九年八月一日起，市售食品之標示內容如標有衛生署相關文號，均須依上述規定，就該公文之旨意爲完整之引述。（88.4.14.衛署食字第88018254號）

國產食品配方審查之申請亦屬廠商自願行爲。目前國內一般食品於販售前，不須事先向本署辦理查驗登記或配方審查。惟若廠商對於產品之配方成分，無法確認是否屬食品管理，可向本署申請配方審查，以避免添加非屬食品管理之成分而違反相關規定。（91.02.26衛署食字第0910017580號）

依本署二○○一年八月九日衛署食字第090055038號公告製售錠狀、膠囊狀食品而添加屬營養添加劑使用之十種維生素（二十八品項），應標示「多食無益」字樣。案內錠狀、膠囊狀食品添加維生素E、維生素C之目的如係爲抗氧化劑使用，自不須依上開規定標示「多食無益」字樣，惟應依食品衛生管理法施行細則第十一條規定，於成分欄中同時標示維生素名稱及「抗氧化劑」字樣，始符合規定。（91.04.23衛署食字第0910026282號）

「請勿多食」、「請依照指示量食用」、「每日以一顆（錠）爲限」、「請每日勿超過一顆」等詞句，與「多食無益」之間似仍有些許不同，故不屬「多食無益」之等同意義詞句。（91.05.28衛署食字第0910030783號）

食品標示本署公文字號，非屬強制性規定，惟如標示本署公文字號者，應依本署一九九九年四月十四日衛署食字第88018254號公告規定（如附件），應就公文旨意完整引述。產品如欲以食品販售而無法確定其成分是否得屬食品，可向本署申請國產食品產製前配方審查，本項審查係屬自願，如自行能確定產品屬食品，自無須向本署申請確認。進口粉狀及液態食品，進口時亦無須事先向本署辦理查驗登記。（91.07.24衛署食字第0910046016號）

本署並未規定錠狀、膠囊狀食品，如自願標示本署公文文號應標示最新之許可書函字號，惟爲避免消費爭議，仍請隨許可書函之展延或變更，更新標示之文號。（91.10.18衛署食字第0910065541號）

食品如欲標示本署公文字號，除應完整引述公文旨意外，其產品、產品品名及包裝上標示之廠商名稱均應與該公文列載之內容相符，否則認屬不實標示。（92.04.25衛署食字第0920023370號）

以蘆薈原料（品種：Aloe barbadensis Miller）經去皮後加工製成之罐頭產品，如經開罐後其蘆薈固形成分確實不帶皮，則本署同意得免標示「本品勿長期或大量食用」警語；另如備有產品Aloin未檢出之檢驗報告，確認該品不含Aloin成分，本署同意免標示「孕婦忌食」警語。（92.05.08衛署食字第0920024655號）

公告市售包裝鹼粽油自二〇〇四年一月一日起實施（以製造日期爲準應顯著標示危險警告標幟與警語；鹼粉應顯著標示警語，其規範如下：

一、危險警告標幟：

(一)危險警告標幟之尺寸大小不得小於三公分（高）x三公分（寬）；但三十毫升以下之鹼粽油小包裝得小於上述尺寸，惟應大於一公分（高）x一公分（寬）。

(二)危險警告標幟之顏色至少應爲白底、紅色圖樣、黑色字體。

二、警語：

(一)勿存放於冰箱及小孩易取處。

(二)萬一誤食，請勿催吐，儘速就醫。

本公告自二〇〇四年一月一日起實施（以製造日期爲準）。

（92.11.06衛署食字第0920402341號）

市售包裝食品營養宣稱規範

一、本規範係針對市售包裝食品「營養宣稱」中，對營養素含量之高低使用形容詞句加以描述時，其表達方式應視各營養素攝取對國民健康之影響情況，分爲「需適量攝取」營養宣稱及「可補充攝取」營養宣稱二種類別加以規範：

(一)需適量攝取之營養宣稱：熱量、脂肪、飽和脂肪酸、膽固醇、鈉及糖等營養素如攝取過量，將對國民健康有不利之影響，故此類營養素列屬「需適量攝取」之營養素含量宣稱項目，其標示應遵循下列之原則，不得以其他形容詞句做「需適量攝取」營養宣稱，見表一、表二：

1.固體（半固體）食品標示表一第一欄所列營養素爲「無」、「不含」或「零」 時，該食品每一百公克所含該營養素量不得超過表一第二欄所示之量。

2.液體食品標示表一第一欄所列營養素爲「無」、「不含」或「零」時，

表一　需適量攝取營養宣稱之標示原則

第一欄	第二欄	第三欄
營養素	固體（半固體） 100公克	液體 100毫升
熱量	4大卡	4大卡
脂肪	0.5公克	0.5公克
飽和脂肪酸	0.1公克	0.1公克
膽固醇	5毫克（且飽和脂肪酸須在1.5公克以下，飽和脂肪酸之熱量須在該食品總熱量之10%以下）	5毫克（且飽和脂肪酸須在0.75公克以下，飽和脂肪酸之熱量須在該食品總熱量之10%以下）
鈉	5毫克	5毫克
糖	0.5公克	0.5公克

註：1.第一欄所列營養素標示「無」、「不含」或「零」時，該食品每一百公克之固體（半固體）或每一百毫升之液體所含該營養素量分別不得超過本表第二欄或第三欄所示之量。

2.糖係指單醣與雙醣之總和。

食品每一百毫升所含該營養素量不得超過表一第三欄所示之量。

3.固體（半固體）食品標示表二第一欄所列營養素爲「低」、「少」、「薄」或「略含」時，該食品每一百公克所含該營養素量不得超過表二第二欄所示之量。

4.液體食品標示表二第一欄所列營養素爲「低」、「少」、「薄」　或「略含」時，該食品每一百毫升所含該營養素量不得超過表二第三欄所示之量。

5.食品標示表二第一欄所列營養素爲「較……低」或「較……少」時，該固體（半固體）或液體食品所含該營養素量與同類參考食品所含該

表二　需適量攝取營養宣稱之標示原則

第一欄	第二欄	第三欄
s	固體（半固體） 100公克	液體100毫升
熱量	40大卡	20大卡
脂肪	3公克	1.5公克
飽和 脂肪酸	1.5公克（且飽和脂肪酸之熱量須在該食品總熱量之10%以下）	0.75公克（且飽和脂肪酸之熱量須在該食品總熱量之10%以下）
膽固醇	20毫克（且飽和脂肪酸須在1.5公克以下，飽和脂肪酸之熱量須在該食品總熱量之10%以下）	10毫克（且飽和脂肪酸須在0.75公克以下，飽和脂肪酸之熱量須在該食品總熱量之10%以下）
鈉	120毫克	120毫克
糖	5公克	2.5公克

註：1.第一欄所列營養素標示「低」、「少」、「薄」或「略含」時， 該食品每一百公克之固體（半固體）或每一百毫升之液體所含該營養素量分別不得超過本表第二欄或第三欄所示之量。

2.糖係指單醣與雙醣之總和。

3.第一欄所列營養素標示「較……低」或「較……少」時，該固體（半固體）或液體食品中所含該營養素量與同類參考食品所含該營養素量之差距必須分別達到或超過本表第二欄或第三欄所示之量，且須標明被比較的同類參考食品之品名及其減低之量或其減低之比例數。

營養素量之差距必須分別達到或超過表二第二欄或第三欄所示之量，且須標明被比較的同類參考食品之品名及其減低之量或其減低之比例數。

(二)可補充攝取之營養宣稱：膳食纖維、維生素A、維生素B1、維生素B2、維生素C、維生素E、鈣、鐵等營養素如攝取不足，將影響國民健康，故此類營養素列屬「可補充攝取」之營養素含量宣稱項目，其標示應遵循下列之原則，不得以其他形容詞句做「可補充攝取」營養宣稱，見表三、四：

1.固體（半固體）食品標示表三第一欄所列營養素爲「高」、「多」、「強化」或「富含」時，該食品每一百公克中所含該營養素量，必須達到或超過表三第二欄所示之量。惟表六所列之食品應以每三十公克（實重）做爲衡量基準，其所含該營養素必須達到或超過表三第二欄所示之量；表六所列之食品應以每一公克（乾貨）做爲衡量基準，其所含該營養素（膳食纖維除外）必須達到或超過表三第二欄所示之量，方得使用「高」、「多」、「強化」或「富含」之標示文字於表三第一欄所列之營養素。

2.液體食品標示表三第一欄所列營養素爲「高」、「多」、「強化」或「富含」時，該食品每一百毫升所含該營養素量必須達到或超過表三第三欄所示之量或該食品每一百大卡所含該營養素量必須達到或超過表三第四欄所示之量。

3.固體（半固體）食品標示表四第一欄所列營養素爲「來源」、「供給」或「含有」時，該食品每一百公克所含該營養素量必須達到或超過表四第二欄所示之量。

惟表五所列之食品應以每三十公克（實重）做爲衡量基準，其所含該營養素必須達到或超過表四第二欄所示之量；表六所列之食品應以每一公克（乾貨）做爲衡量基準，其所含該營養素必須達到或超過表四第二欄所示之量，方得使用「來源」、「供給」或「含有」之標示文字於表四第一欄所列之營養素。

4.液體食品標示表四第一欄所列營養素爲「來源」、「供給」或「含有」時，該食品每一百毫升所含該營養素量必須達到或超過表四第三欄所示之量或該食品每一百大卡所含該營養素量必須達到或超過表四第四欄所示之量。

5.食品標示表四第一欄所列營養素爲「較……高」或「較……多」時，該固體（半固體）或液體食品所含該營養素量與同類參考食品所含該營養素量之差距必須分別達到或超過表四第二欄、第三欄或第四欄所示之量，且須標明被比較的同類參考食品之品名及其增加之量或其增加之比例數。

6.表七所列之食品不得標示「高、多、強化、富含、來源、供給及含有」等營養宣稱。

(1)再經復水才可供食用之食品（例如：奶粉、果汁粉、發泡錠、咖啡等），得以一百公克固體或以依產品標示建議量調製後之一百毫升液體之營養素含量作爲「需適量攝取」及「可補充攝取」衡量基準。

表三　可補充攝取營養宣稱之標示原則

第一欄	第二欄	第三欄	第四欄
營養素	固體（半固體）100公克	液體100毫升	液體100大卡
膳食纖維	6公克	3公克	3公克
維生素A	180微克	90微克	60微克
維生素B1	0.42毫克	0.21毫克	0.14毫克
維生素B2	0.48毫克	0.24毫克	0.16毫克
維生素C	18毫克	9毫克	6毫克
維生素E	3.6毫克	1.8毫克	1.2毫克
鈣	240毫克	120毫克	80毫克
鐵	4.5毫克	2.25毫克	1.5毫克

註：第一欄所列營養素標示「高」、「多」、「強化」或「富含」時，該食品每一百公克之固體（半固體）、每一百毫升之液體或每一百大卡之液體所含該營養素量必須分別達到或超過本表第二欄、第三欄或第四欄所示量。

(2)當一產品有兩項或以上之營養素符合營養含量宣稱之條件時，得同時做此等營養宣稱，例如：「本產品爲低脂高纖維」、「本產品爲低脂肪○○，較一般○○低75%之脂肪」。

(3)凡本署未公告規範「需適量攝取」及「可補充攝取」的營養素，不得做「需適量攝取」及「可補充攝取」營養宣稱。

(4)凡本署公告規範「可補充攝取」之營養素，欲敘述該營養素之生理功能時，其所含該營養素之量應符合「可補充攝取之營養宣稱」規範中第三點及第四點之規定。

(5)本規範不適用於「型態屬膠囊狀、錠狀且標示有每日食用限量之食品」、「健康食品」及「特殊營養食品」。

表四　可補充攝取營養宣稱之標示原則

第一欄	第二欄	第三欄	第四欄
營養素	固體（半固體）100公克	液體100毫升	液體100大卡
膳食纖維	3公克	1.5公克	1.5公克
維生素A	90微克	45微克	30微克
維生素B1	0.21毫克	0.11毫克	0.07毫克
維生素B2	0.24毫克	0.12毫克	0.08毫克
維生素C	9毫克	4.5毫克	3毫克
維生素E	1.8毫克	0.9毫克	0.6毫克
鈣	120毫克	60毫克	40毫克
鐵	2.25毫克	1.13毫克	0.75毫克

註：1.第一欄所列營養素標示「來源」、「供給」或「含有」時，該食品每一百公克之固體（半固體）、每一百毫升之液體或每一百大卡之液體所含該營養素量必須分別達到或超過本表第二欄、第三欄或第四欄所示之量。

2.第一欄所列營養素標示「較……高」或「較……多」時，該固體（半固體）或液體食品中所含該營養素量與同類參考食品所含該營養素量之差距必須分別達到或超過本表第二欄、第三欄或第四欄所示之量，且須標明被比較的同類參考食品之品名及其增加之量或其增加之比例數。

表五　標示可補充攝取之營養宣稱時，應以每三十公克（實重）作為衡量基準之食品。

-起司、起司粉、乳油（Cream）、奶精
-肉鬆、肉醬、肉燥、肉酥、肉脯、肉絨、醃燻肉品
-魚鬆、魚醬、醃漬水產類、海苔醬
-豆豉、豆腐乳、素肉鬆、素肉醬、拌飯料
-果醬、花生醬、芝麻醬、花生粉、醃漬醬菜類
-西式烘焙食品（不包括蛋糕類、麵包類、披薩）
-中式糕餅
-其他經本署公告指定之食品

表六　標示可補充攝取之營養宣稱時，應以每1公克（乾貨）作為衡量基準之食品。

-蝦皮、蝦米、海菜、髮菜、柴魚、海帶芽、海苔片、紫菜、洋菜、海蜇皮、其他經本署公告指定之食品

表七　不得宣稱「高」、「多」、「強化」、「富含」、「來源」、「供給」及「含有」之食品

-額外使用食品添加劑之零食類食品	
	米果、膨發及擠壓類（例如：仙貝、海苔捲、玉米捲、起司棒、洋芋片、蝦味先、金牛角、玉米花及其他同類產品） 蜜餞及脫水蔬果類（例如：無花果、木瓜絲醃漬及其他同類產品） 種子類（例如：瓜子、葵瓜子、南瓜子、芝麻、松子及其他同類產品） 核果類（例如：花生、開心果、杏仁果、夏威夷豆、腰果及其他同類產品） 豆類製品（例如：五香豆乾、大溪豆乾、蠶豆酥、豌豆仁、土豆丁香及其他同類產品） 水產休閒食品（例如：魚塊、鱈魚絲、魷魚片、魷魚絲、魷魚頭、蟳味絲、昆布、蝦片、干貝、魚刺（骨）、杏仁小魚及其他同類產品） 其他零食類食品

（續）表七　不得宣稱「高」、「多」、「強化」、「富含」、「來源」、「供給」及「含有」之食品

-汽水、可樂

-額外使用食品添加劑之糖果類食品

硬糖 軟糖類（例如：牛奶糖、瑞士糖、棉花軟糖、咀嚼性軟糖及其他同類產品）
冬瓜糖、木瓜糖、蜜甘薯、巧克力、口齒芳香糖（例如：口香糖及其他同類產品）
其他糖果

-調味料類

乾粉類（例如：太白粉、蕃薯粉、麵包粉、油炸粉及其他同類產品）
味增、豆豉
調味油類〔例如：胡麻油（香油）、辣油及其他同類產品〕
調味醬（用量較大）（例如：沙茶醬、蕃茄醬、甜麵醬、甜辣醬、烤肉醬、牛排醬、醬油、宮保醬及其他同類產品）
沾醬（用量較小）（例如：山葵醬、薑泥、辣椒醬、醬油膏、醬油、醋及其他同類產品）

蘑菇醬、黑胡椒醬
義大利麵醬
糖類
　固體（例如：方糖、糖粉、砂糖、糖包及其他同類產品）
　液體（例如：楓糖漿、果糖糖漿、蜂蜜及其他同類產品）
鹽
味精、鮮味劑
蒜頭酥、紅蔥頭
八角粒、粉狀香料（例如：紅椒粉、花椒粉、胡椒粉、香草粉及其他同類產品）
桂花醬
其他調味料

-其他經衛生署公告指定之食品

市售包裝食品營養標示規範

近年來國民營養知識提升，健康意識抬頭，且許多先進國家業已實施包裝食品營養標示制度，爲因應國內消費大眾之需求，並建立消費者對營養標示之正確認識及提供其選購包裝食品之參考資訊，爰公告我國營養標示規範。

基於業者主動標示及漸進推展營養標示制度之原則，凡標有營養宣稱之市售包裝食品，即需提供其營養標示。所謂營養宣稱係指任何以說明、隱喻或暗示之方式，表達該食品具有特定的營養性質（例如：富含維生素A、高鈣、低鈉、無膽固醇、高膳食纖維等），惟對食品原料成分所爲之敘述（例如：該食品成分爲麥芽糊精、玉米油、卵磷脂、碳酸鈣、維生素A、棕櫚酸、維生素B2、維生素D3等），則並不屬營養宣稱。另外即使未標有營養宣稱之市售包裝食品，如擬提供營養標示，則亦應遵循衛生署公告營養標示規範。

市售乳品及飲料兩類加工食品自二○○三年一月一日起（以完成製造之日期爲準）應標示營養成分及含量。（衛署食字第0900080655號）

市售食用油脂及冰品兩類加工食品自二○○四年一月一日起（以完成製造之日期爲準）應標示營養成分及含量草案（91.11.14衛署食字第0910073950號

公告市售包裝烘焙及穀類兩類加工食品自二○○五年一月一日起（以完成製造之日期爲準）應標示營養成分及含量。（93.01.05衛署食字第0920402991號）

有關市售包裝食用罐頭及糖果兩類加工食品自二○○六年一月一日起（已完成製造之日期爲準）應標示營養成分及含量（93.02.09 衛署食字第0930401153號）

目前行政院衛生署已陸續公告應標示營養成分及含量，例如市售乳品及飲料兩類加工食品自二○○三年一月一日起（以完成製造之日期爲準）應標示營養成分及含量，市售食用油脂及冰品兩類加工食品自二○○四年一月一日起（以完成製造之日期爲準）應標示營養成分及含量，市售包裝烘焙及穀類兩類加工食品自二○○五年一月一日起（以完成製造之日期爲準）應標示營養成分及含量、市售包裝食用罐頭及糖果兩類加工食品自二○○六年一月一日起（已完成製造之日期爲準）應標示營養成分及含量。

其食品營養標示方式，需於包裝容器外表之明顯處提供以下標示之內容：

一、標示項目

(一)「營養標示」之標題。

(二)熱量。

(三)蛋白質、脂肪、碳水化合物、鈉之含量（註：此碳水化合物包括膳食纖維)。

(四)其他出現於營養宣稱中之營養素含量。

(五)廠商自願標示之其他營養素含量。

二、對熱量及營養素含量標示之基準：固體（半固體）須以每一百公克或以公克爲單位之每一份量標示，液體（飲料）需以每一百毫升或以毫升爲單位之每一份量標示，但以每一份量標示者須加註該產品每包裝所含之份數。

三、對熱量及營養素含量標示之單位：食品中所含熱量應以大卡表示，蛋白質、脂肪、碳水化合物應以公克表示，鈉應以毫克表示，其他營養素應以公克、毫克或微克表示。

四、每日營養素攝取量之基準值：各營養素亦得再增加以每日營養素攝取量之百分比表示，惟應依據並擇項加註下列數值做爲每日營養素攝取量之基準值。

五、數據修整方式：營養素以有效數字不超過三位爲原則。每一份量、熱量、蛋白質、脂肪、碳水化合物及鈉得以整數標示或標示至小數點後一位；另熱量、蛋白質、脂肪、碳水化合物、鈉、飽和脂肪酸、糖等營養素若符合表9之條件，得以「0」標示。

每日營養素建議量之基準值

每日營養素建議量之基準值爲熱量兩千大卡、蛋白質六十公克、脂肪五十五公克、碳水化合物三百二十公克、鈉二千四百毫克。標示事項及方法之範例如表十、十一、十二、十三、十四、十五：

表八　每日營養素攝取量

熱量	2000大卡
蛋白質	60公克
脂肪	55公克
碳水化合物	320公克
鈉	2400毫克
飽和脂肪酸	18公克
膽固醇	300毫克
膳食纖維	20公克
維生素A	600微克
維生素B1	1.4毫克
維生素B2	1.6毫克
維生素C	60毫克
維生素E	12毫克
鈣	800毫克
鐵	15毫克

表九　營養素得以0標示之條件

營養素	得以「0」標示之條件
熱量	該食品每一百公克之固體（半固體）或每一百毫升之液體所含該營養素量不超過四大卡
蛋白質 脂肪 碳水化合物	該食品每一百公克之固體（半固體）或每一百毫升之液體所含該營養素量不超過〇．五公克
鈉	該食品每一百公克之固體（半固體）或每一百毫升之液體所含該營養素量不超過五毫克
飽和脂肪酸	該食品每一百公克之固體（半固體）或每一百毫升之液體所含該營養素量不超過〇．一公克
糖	該食品每一百公克之固體（半固體）或每一百毫升之液體所含該營養素量不超過〇．五公克

表十　營養素標示範例（一）

營養標示	
每一份量	公克（或毫升）
本包裝含	份
熱量	大卡
蛋白質	公克
脂肪	公克
碳水化合物	公克
鈉	毫克
宣稱之營養成分含量	
其他營養成分含量	

表十一　營養素標示範例（二）

營養標示	
每100公克（或每100毫升）	
熱量	大卡
蛋白質	公克
脂肪	公克
碳水化合物	公克
鈉	毫克
宣稱之營養成分含量	
其他營養成分含量	

表十二　營養素標示範例（三）

營養標示	
每一份量　公克（或毫升）	本包裝含　份
每份	每100公克（或每100毫升）
熱量	大卡
蛋白質	公克
脂肪	公克
碳水化合物	公克
鈉	毫克
宣稱之營養成分含量	
其他營養成分含量	

表十三　營養素標示範例（四）

營養標示			
每一份量 本包裝含	份	公克（或毫升）	每人每日建議 攝取量百分比
熱量	大卡		%
蛋白質	公克		%
脂肪	公克		%
碳水化合物	公克		%
鈉	毫克		%
宣稱之營養成分含量			
其他營養成分含量			

表十四　營養素標示範例（五）

營　養　標　示		
	每100公克	每人每日建議
	（或每100毫升）	攝取量百分比
熱量	大卡	%
蛋白質	公克	%
脂肪	公克	%
碳水化合物	公克	%
鈉	毫克	%
宣稱之營養成分含量		
其他營養成分含量		

表十五　營養素標示範例（六）

營　養　標　示		
每一份量	公克（或毫升）	本包裝含　　份
每份	每100公克	每人每日建議
	（或每100毫升）	攝取量百分比
熱量	大卡	%
蛋白質	公克	%
脂肪	公克	%
碳水化合物	公克	%
鈉	毫克	%
宣稱之營養成分含量		
其他營養成分含量		

基因改造食品與非基因改造食品標示解釋

公告基因改造黃豆及基因改造玉米爲原料之食品標示事宜。(90.2.22衛署食字第0900011746號)

食品如確有使用非基因改造之黃豆及玉米爲原料，則標示「本產品使用『非基因改造』黃豆及玉米製品原料」屬符合規定。(91.5.20衛署食字第0910031572號)

如黃豆或玉米爲非基因改造且僅爲產品原料之一，則其標示之行爲應指原料成分中之黃豆或玉米，故「非基因改造」或「不是基因改造」字樣應標示於成分欄中黃豆或玉米原料之後；食品如不是或不含黃豆、玉米原料，不得標示「非基因改造」或「不是基因改造」字樣，惟如有黃豆、玉米以外之已商品化之基因改造食品原料存在，則得標示上述字樣。所以，食品如果使用該項原料且非爲基因改造，得依前述原則標示「非基因改造」或「不是基因改造」字樣。(92.1.9衛署食字第0910065718號)

食品成分欄標示「非基因改造大豆蛋白」，應有文件證明該原料係非基因改造。(92.4.10衛署食字第0920020479號)

第十八條　食品用洗潔劑及經中央主管機關公告指定之食品器具、食品容器、食品包裝，應以中文及通用符號顯著標示下列事項：

一、廠商名稱、電話號碼及地址。輸入者，應註明國內負責廠商名稱、電話號碼及地址。

二、其他經中央主管機關公告指定之標示事項。

第十九條　對於食品、食品添加物或食品用洗潔劑所爲之標示、宣傳或廣告，不得有不實、誇張或易生誤解之情形。

食品不得爲醫療效能之標示、宣傳或廣告。

接受委託刊播之傳播業者，應自廣告之日起二個月，保存委託刊播廣告者之姓名（名稱）、住所、電話、身分證或事業登記證字號等資料，且於主管機關要求提供時，不得規避、妨礙或拒絕。

【解釋】

食品之廣告，食品衛生管理法並無規定，需先經核准，惟爲配合廣播電視法第三十四條「廣告內容涉及……食品……，應先送經衛生主管機關核准，取得證明文件」之規定，衛生機關基於前述原因，受理食品之廣播、電視廣告申請核備案件時，將就該廣告品是否確爲合法廠商出產之食品出具證明文件，俾應行政院新聞局執行廣播電視法三十三條審查作業之需要，並同時通知廠商切實遵守食品衛生管理法規定。如有違反者，一經發現當即依法處理。（74.4.29.衛署食字第527519號）

病人用食品標示適用對象並不違反第十九條規定。病人用食品得以「療養食品」稱之，但不得加寫「醫治病症」。（75.2.4.衛署食字第575739號）

有關「○○○薄鹽醬油」標示純釀造，如經抽驗結果係屬「化學加釀造」者，應依食品衛生管理法第十九條之規定處辦。（76.11.6.衛署食字第696264號）

食品者，宜使用「食用」二字；「服用」二字之文詞易與藥品混淆，故不宜使用。（78.6.1.衛署食字第806356）

抽驗之產品經檢驗完畢或毋須檢驗，而欲判定究屬藥品或食品管理時，應優先依藥物藥商管理法（舊法）審核，確定是否涉屬藥品管理，如確定非屬藥品管理時，再行研判是否以食品管理。（78.8.14.衛署食字第823056號）

食品標示中之「主治」二字涉及治療疾病之意味，核與食品衛生管理法第十九條規定不符。（79.6.7.衛署食字第878849號）

坊間販售諸如以魚漿製成之仿蟹肉、以動物膠製成之仿魚翅等產品，若其販售方式未誤導消費者爲眞品者，則並不違反食品管理法之規定。（79.6.8.衛署食字第879625號）

食品不得標示「聲音沙啞、口乾、口臭」等字樣，因其可能係疾病所引起之症狀抑或由非疾病因素所造成之現象。另其載明「功能」字樣，有誤導消費大眾該品具有療效之嫌。（79.11.14.衛署食字第909322號）

食品業者申請食品之委託檢驗，其結果係就特定之送驗樣品對特定項目加以檢驗，並不足以作爲認定該類食品是否符合衛生之依據。

該類食品之標示、宣傳或廣告，不得涉有虛僞、誇張或易使人誤解等違反食品衛生管理法第十九、二十條（舊法，即現行第十九條）規定之情形。（80.7.3.衛署食字第959448號）

凡由衛生單位依法抽樣或由業者自行送驗而經檢驗不合格之食品，於販賣時如僅標示或宣傳衛生主管機關之文號而省略不合格之字義者，應以違反食品衛生管理法第十九、二十條（舊法，即現行第十九條）規定論處。惟經抽樣檢驗合格之食品，於販賣時如標示衛生主管機關之檢驗成績書文號，雖有違食品衛生管理法施行細則第十五條「食品、食品添加物或食品用洗潔劑經各級主管機關抽樣檢驗者，不得以其檢驗之結果作爲標示、宣傳或廣告。」之規定，但尚乏處罰之明文，目前均以輔導方式，請業者收回改正。至於由業者自行送驗而經衛生單位檢驗合格之食品，因其結果僅就特定之送驗樣品對特定項目予以檢驗，並不足以作爲認定該類食品符合衛生之依據，其標示如涉有虛僞、誇張或易使人誤解等情事，係屬違反食品衛生管理法第十九、二十條（舊法，即現行第十九條）規定。(80.7.18.衛署食字第963155號）

嬰兒配方食品及供四個月以上嬰兒食用之完整配方食品之容器及其標示不得有嬰兒圖片或優於母乳等理想化的文辭及圖片。（80.7.24.衛署食字第970596號公告）

「解酒口服液」之品名與主要原料無關且涉屬誇大，並易使人誤認醫藥效能，應予修正。（81.2.12.衛署食處字第0457號）

「葉根樹醉醒液」之品名與主要原料無關且涉屬誇大。（81.3.18.衛署食字第8118895號）

標示涉及療效之違法情節，應以其標示之廠商名稱爲處罰對象。違規產品如以公司之名義進口，其處分對象應爲該公司現任負責人爲代表，其違法情事並不因負責人更換而得以逃避責任。

其如以個人名義進口，且經查證該原始進口商確已不在國內，雖無法依食品衛生管理法第三十三條第二款規定處以該進口商行政罰鍰，惟食品標示之廠商名稱、地址及內容顯有虛僞誇張或易使人誤認有醫藥效果，該公司明知此違法情事而不予更正且繼續販賣，應促請其回收限期改正標示。（81.8.31.衛署食字第8159341號）

有關標示「免醉液」之食品飲料是否涉及誇大乙案，其「免醉」二字雖爲商標，惟仍屬食品標示之內容。依食品衛生管理法第十九條之規定，不得有虛僞、誇張或易使人誤認有醫藥之效能。故「免醉」二字涉及誇大、療效，應即改正。另該食品以「液」爲品名，並非恰當之食品品名，仍應請其改正。（82.9.2.衛署食字

第8256852號）

一至三歲幼兒應攝取營養均衡的各類食物，以維持正常的生長發育，而不宜以一種食品當作完全的正餐，故案內廣告內容強調「奶粉是正餐」，應是一種錯誤的觀念，易令人產生誤解。（83.3.19衛署食字第83013560號）

北斗馨油廠申訴江佑食品工廠產銷之「香油」產品標示「北斗」名產，涉嫌侵害商標專用權及產地來源引人錯誤之情節，非屬食品衛生管理規管之範疇。（83.3.21.衛署食字第83012237號）。

「肝老大應酬飲料」之品名涉及身體器官，涉嫌違反食品衛生管理法第十九條規定。（83.4.29.衛署食字第83024548號）

廣告內容述及「能加速分解酒精、減輕肝臟負擔、消除酒醉症狀」等，用語誇大。（83.4.29.衛署食字第83024548號）

「療糖茶」品名易使人誤認具醫療效能，已明顯違反食品衛生管理法規定；「干露茶」品名，則尚無不符相關規定。（83.5.25.衛署食字第83023649號）

非營利事業單位雖非食品衛生管理法所稱之食品業者，不適用於該法之範疇，惟其運用大眾傳播工具，刊載與食品有關之宣導文案中引述相關文獻，對於宣導之產品描述易使人產生療效之文句非屬適當，不得繼續刊登可能涉及醫療效能之字句。（83.10.12.衛署食字第83057134號）

「神杯」產品由外觀研判雖可作爲食品容器使用，但其外包裝説明文字明顯宣稱療效。按食品容器廣告涉及醫藥效能並不屬於食品衛生管理法之規範範圍，故應依違反藥事法相關條文規定處辦。

藥事法第六十九條規定，「非本法所稱之藥物，不得爲醫療效能之標示或宣傳」，經核該「神杯」產品非屬藥事法第十三條所稱之醫療器材。（83.11.23.衛署食字第83064125號）

產品標示以「……病人康復期及體質虛弱者滋養身體，婦人生產前後，適時補充母體營養……」字句爲一般性之產品介紹，尚無涉及違反食品衛生管理法有關標示之規定。（84.3.6.衛署食字第84011809號）

產品標示「保持肝臟正常新陳代謝」字樣因涉身體器官之陳述，認屬違反食品不得有醫藥效能規定，另字句「本品長期服用無害，絕無副作用」核不宜作食品標

示內容。(84.4.11.衛署食字第84017803號)

「初期牛乳奶粉」之名稱尚無不妥。(84.6.7.衛署食字第84037178號)

「可改變一『身』的營養品，提供自然、均衡的瘦身計畫」，廣告內容已涉及誇大。(84.7.26.衛署食字第84043860號)。

「全天候刷牙口香糖」品名標示「刷牙」二字，易誤導民眾該品具有與刷牙相同之功能，已違反食品衛生管理法第十九條。(84.7.31.衛署食字第84046948號)

產品標示「國家衛生署合格」除易使消費者誤認該品係由衛生署檢驗並合格外，亦不符食品衛生管理法施行細則第十六條規定之管理原則。(84.11.3.衛署食字第84066304號)

本國民眾受國外人士委託刊登違規食品廣告，應以違反食品衛生管理法第二十條(現行第十九條)規定處分。(84.11.11.衛署食字第84064396號)

「消滯」爲治飲食積滯之意，故食品標示「消滯」一詞易使人誤認有醫藥效能，可用「促進消化」代之。(84.12.11.衛署食字第84069699號)

口服液不得作爲食品品名。(84.12.18.衛署食字第84075427號)

廣告述及「經安全性實驗，燃燒脂肪，擁有窈窕身材」、「經由安全性實驗，每餐前飲用眞享瘦，迅速燃燒脂肪，擁有窈窕身材」詞句及配合畫面中人物身材之變化，易使人誤認有減肥之效能，違反食品衛生管理法規定。(84.12.18.衛署食字第84075427號)

廣告內容如未針對某特定食品產品，且僅宣傳營養成分之營養價值，則視爲對民眾之營養宣導教育，並未違反食品衛生管理法規定。然食品廣告如爲推介特定食品，同時以就該產品所含成分，宣稱可達特定之生理功能或效果，則易使民眾誤認僅食用該品即可達到改善生理機能效果，已明顯誤導民眾正確均衡飲食之觀念，則違反食品衛生管理法規定。(84.12.30.衛署食字第84076719號)

新舊商品之更替，倘其更替理由未涉及不符食品衛生事項者，食品衛生管理法尚無明文規定舊產品之回收時程，惟生產者應依消費者保護法精神，確保商品標示或廣告與內容物之眞實性。(85.10.22.衛署食字第85055535號)

「麥飯石」雖記載於本草綱目，惟很少用於治療疾病，且其療效不明，不得以藥品登記，該品亦非食品衛生管理法所稱之食品，也不得作爲食用予以廣告。

(85.10.24.衛署食字第85054069號)

食品廣告違規，發布新聞程序，必要時可依消費者保護法相關規定辦理。消費者保護法第三十三條規定，直轄市或縣（市）政府認爲企業經營者提供之商品或服務有損害消費者生命、身體、健康或財產之虞者，應即進行調查，於調查完成後，得公開其經過及結果。同法施行細則第三十一條規定，主管機關公開調查經過及結果前，應先就調查經過及結果讓企業經營者有說明或申訴之機會。(85.11.13.衛署食字第85060951號)

對於食品之宣傳或廣告，如有違反食品衛生管理法第二十條規定（舊法，即現行第十九條）情形時，應依同法第三十三條第二款（舊法，即現行第三十二條）規定加以處罰，而此項處罰應按其違規行爲數，一行爲一罰。即使爲同一產品，但有多數之違規廣告行爲時，仍應分別處罰。(86.3.3.衛署食字第86003925號)

「活性化奶粉」字樣，易使民眾誤解產品對人體功能具活性化效果，或產品已經活性化處理，均涉及誇大，不宜使用於品名標示或廣告宣傳。(86.3.12.衛署食字第86012655號)

「抗氧化健康奶粉」產品品名涉嫌誇大，與規定不符。(86.3.17.衛署食字第86008600號)

冰糖燕窩產品標示摘錄「本草綱目」記載有關燕窩主治「大養肺陰、化痰、止嗽……一切病之由於肺虛，不能清肅下行者，用此皆可治之」等明顯醫藥功能之敘述，易使消費者誤認其具醫藥效能。(86.4.14衛署食字第86014359號)

食品包裝內放置之仿單，依食品衛生管理法第八條有關之定義，係屬食品標示之一種，如涉及療效，若非陳列或販售之藥局自行放置者，則依該法施行細則第十五條之相關規定，應由製造廠商或委託製造廠商負法律上之責任。(86.6.3.衛署食字第86021813號)

「血寶魚油膠囊」外包裝圖樣涉及器官，且與原料無關，如配合其標示之「血寶」商標名稱，易使消費者誤認爲藥品，不符食品衛生管理法第十九條規定。(86.6.3.衛署食字第86028676號)

「腦力DHA口香糖」成分標示DHA，及「深海鮫魚油」成分標示EPA、DHA，而DHA及EPA此二化合物非屬本署列管之食品添加物，不得直接添加，應標示其來

源。（86.7.4.衛署食字第86036147號）

產品標示「溫熱喝、暖胃益氣、禦寒冬」，「暖胃」應可視如「開胃」，並未涉及療效與誇大。（86.8.21.衛署食字第86048566號）

公司行號之產品在一般報紙之特定欄位登載違反食品衛生管理法之報導，仍應依食品衛生管理法第二十條（舊法，即現行第十九條）處分刊登該則廣告之公司行號負責人。（86.9.15.衛署食字第86053791號）

節目內容如爲某學者將其多年對靈芝研究、蒐集資料之結果，以學術報告之形式作發表，而未推介特定廠牌之靈芝產品，故該節目雖介紹靈芝對多種病症之效應，尚無違反食品衛生管理法規定。

惟爲避免誤導民眾有病自行食用靈芝不去就醫而延誤病情（屬易生誤解之廣告），該類節目不得插播靈芝類產品廣告。（87.5.20.衛署食字第87018396號）

廣告內容摘自日本學者著作之部分，如涉及誇大或易使人誤認有醫藥效能，仍違反食品衛生管理法規定。（87.6.8.衛署食字第87029272號）

食品業者違規廣告標示依法處分後，經數月或數年後再經查獲相同之違規案件，如能查明業者的確散發該違規廣告單或標示，仍得據以處分。（87.12.15.衛署食字第87072133號）

錄音帶可輕易重複拷貝，其上面又無法顯示違規廣告播映之日期、時間、聲音與畫面之關連性等，對於監錄電視違規廣告事實之認定，有疑慮。（88.2.10.衛署食字第88001297號）

衛生機關接獲在第四台播放違規食品廣告業者申請廣告證明時，衛生機關應就其違規情節先予處分並督促其改正完竣後，再受理該業者申請核發食品廣告證明。（88.3.3.衛署食字第88001582號）

食品廣告登載衛生署核發認定其爲一般食品之公文字號，或登載衛生署核發與該廣告產品無關之公文字號，係屬食品衛生管理法第二十條（舊法，即現行第十九條）所稱「使人易生誤解」之食品廣告。

食品廣告、標示登載虛僞之衛生署公文字號，涉有觸犯刑法僞造文書印文罪嫌，得依違反第二百一十五條及第二百一十六條之罪移送法辦。（88.4.13.衛署食字第88018218號）

民眾檢舉違規廣告如已提供發現廣告之時間、地點或其他必要資訊以供查辦，衛生主管機關應予受理，並通知業者前來說明。業者拒絕說明，或雖前來說明，但無法提出該違規廣告已經改版、回收或非其製作、分發之證明，衛生主管機關即得斟酌相關證據，認定違規，加以處罰。（88.4.13.衛署食字第88018218號）

衛生機關爲加強執行違規食品廣告之查處作業，如需電信事業配合以電話號碼（含行動電話、無線電叫人）查詢用户名稱、地址者，可依個人資料保護法第二十三條請電信事業配合提供。惟爲利電信業者執行相關作業，應說明確屬爲增進公共利益且爲防止民眾權益受重大危害，並提供委刊者違反之衛生相關法令，即可請電信事業提供資料。（88.6.16衛署食字第88030645號）

標示「增強精力」乙詞，尚符合食品衛生管理法規定。（88.8.16衛署食字第88050055號）

食品包裝標示「體內環保」四字，而未提及其他違反規定之功效詞句，尚符食品衛生管理法及健康食品管理法規定。（88.8.20衛署食字第88050530號）

註冊商標係由經濟部智慧財產局所核發，其目的僅爲商標權益之保護而非食品衛生管理，故食品無論以任何名詞申請商標註冊，均不得違反食品衛生管理法之相關管理規定。（88.8.26衛署食字第8048105號）

產品使用卡片貼貨架說明，其說明內容敘述「最適合下述人士飲用：1. 擔心血壓過高、膽固醇過高。2.糖尿病患者。3.腸胃消化機能不佳或經常便秘或腹瀉。4.擔心身材發福或膽固醇過高。5.大魚大肉後膽固醇過高。6.尿酸過高、痛風患者。7.經常抽煙、喝酒過量。」，涉及誇大療效。（88.9.9衛署食字第88052722號）

「強心、安神……改善記憶力、促進血液循環……美肌膚」及預防及減輕「慢性氣管炎、哮喘、神經衰弱、失眠、原發性高血壓及低血壓、冠心病、心律失常、中風、慢性肝炎、婦女生理病、內分泌失調、月經失調、胃病、十二指腸潰瘍、過敏症（過敏性及慢性鼻炎）、排尿困難、關節炎、風濕、過敏性皮膚病、預防及減輕癌症」涉及誇大療效。（88.9.13衛署食字第88059045號）

「清腸」作用廣告字句涉及身體器官而其之意不明，屬涉及虛僞誇張及易生誤解。（88.9.20衛署食字第88045312號）

產品品名「養眼型太空蔬果」、包裝內容述及「眼睛乾澀、戴隱形眼鏡的朋友適

合食用」影射產品能保養及對眼睛不適的症狀有助益，涉及誇大療效。（88.9.20衛署食字第88052508號）

食品廣告述及「減少罹患乳癌的機率……能延遲老化，預防老人痴呆」，涉及誇大、療效。（88.9.20衛署食字第88062015號）

食品標示「一年四季預防傷風感冒的聖品」，涉及醫藥效能。（88.9.29衛署食字第88062545號）

「不餓茶」品名、廣告內容及旁白所傳達消費者訊息之整體表現已涉及誇大，且非健康之道。（88.9.29衛署食字第88051999號）

產品資料內容宣稱「活絡胃腸功能」涉及誇大。（88.10.7衛署食字第8062006號）

產品標示「增強脂肪代謝能力……且可清腸」詞句涉及誇張、易生誤解，另標示「舒解便秘」涉及療效。（88.10.7衛署食字第88062536號）

產品名稱「美胸」已涉嫌誇大。（88.10.8衛署食字第88050291號）

食品廣告字句述及「清除體內宿便」、「強力淨化健康」屬涉及誇大，「消化不良」屬涉及醫療效能。（88.10.8衛署食字第88062019號）

產品包裝標示可「分離有害物質排出體外」已涉及誇張、易生誤解。（88.10.13衛署食字第88050262號）

產品報紙廣告述及「強化骨骼，保健牙齒及眼睛」，涉屬誇張。（88.10.18衛署食字第88061465號）。

食品外盒標示雕塑體型，已涉及誇大。（88.10.19衛署食字88050184號）

食品標示「活化攝護腺、膀胱」涉屬誇張、易生誤解。（88.10.19衛署食字第88061985號）

食品廣告述及「固肝、解酒」屬涉及誇大。（88.10.19衛署食字第88062211號）

糯米醋產品廣告內容「食醋以驅毒」字句係敘述先民之生活及觀念，該廣告整體研判並未顯著違反食品衛生管理法之規定，惟爲減少紛爭，仍請輔導廠商改善，不再使用此等文句。（88.10.21衛署食字第88061056號）

「瘦身」字句涉及誇大，「消除便秘、排除致病毒物、防癌」字句已涉及醫療效能。（88.10.22衛署食字第88064446號）

食品包裝標示內容，同時標示「健康食品」字樣及「肝保健聖品」而分別違反健

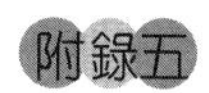

康食品管理法第六條及食品衛生管理法第十九條規定，該行爲既違反二種構成要件不同之法規，應當分別處罰。（88.10.25衛署食字第88050738號）

使用「健康N次方」爲產品商標，尚無不符合衛生相關法令之規定。（88.11.20衛署食字第88046994號）

食品標示「刺激血管、消除脂肪、可解尼古丁及酒醉」、「可減肥防癌、抵抗病菌侵襲」涉及誇大、易生誤解及醫療效能。（88.11.25 衛署食字第88065599號）

食品標示「改善過敏症」字句屬涉及醫療效能。（88.11.29衛署食字第88073947號）

食品述及排泄有害物質，涉屬誇張易生誤解。（88.12.9衛署食字第88059955號）

「保您甘」產品名稱諧音「保您肝」已涉嫌誇大。（88.12.10衛署食字第88061713號）

食品敘述「吸附油脂效果最好」，涉及誇張、易生誤解。（88.12.16衛署食字第88064451號）

「清旨軟膠囊」產品名稱諧音「清脂」，涉及誇大。（89.1.20衛署食字第89001070號）

食品廣告述及「德國黑森林活細胞療法……取代過去注射療程的方式」等詞句，易誤導民眾認爲該產品具有療效。（89.2.10衛署食字第89006087號）

食品廣告宣稱具有改善便秘、健胃整腸、改善腹瀉、抑制腸病毒、預防大腸癌、吸收雜質及毒素、清腸、消除脹氣、涉及醫療效能及誇大。（89.2.11衛署食字第89005267號）

食品廣告宣稱「調理元素」具有調理女性生理期、改善貧血及身體血路之效果，涉及醫療效能。（89.2.11衛署食字第89005267號）

食品廣告宣稱「有效刺激乳腺，使其快速活化，而達到使胸部豐滿之境界」等詞句，已涉及虛僞誇張且易生誤解。（89.2.22衛署食字第89003765號）

廣告內容述及「營養爲男性性功能的根基」、「男性過了三十五歲漸漸有皺紋、黑斑、白髮、掉髮和性慾與體力衰退的老化現象……，現在有了威力壯養生乳粉，賢慧的太太們可以放心……」、「增進家庭性福美滿」等詞句，影射男性壯陽、改善性功能，涉及醫療效能。（89.2.22衛署食字第89005750號）

酒類產品廣告管理：酒類產品之酒精濃度如逾0.5%，不屬食品衛生管理法規定之範圍。衛生局得提供意見，促請酒類產品勿涉及誇大及療效，供廣告公司參考。(89.2.22衛署食字第89007213號)

公司、行號或工廠名稱標示「健康食品」字樣之業者，其產銷之產品標示出該業者名稱時，可能涉嫌違反食品衛生管理法第十九條第一項所稱「易生誤解」情形之虞，爲避免上述情事並符合食品標示之規定，凡出現有「健康食品」字樣之業者，宜更正名稱，俾免受罰。(89.3.3衛署食字第89003461號)

廣告宣稱具有改善貧血、手腳冰冷、頭暈目眩，達到滋養卵巢、滋養子宮，還可以加強產道抗菌抗病性及可能排除不孕症問題之效果，且廣告中以產品爲背景來介紹，已涉及誇大且易生誤解。(89.3.13衛署食字第89012657號)

廣告宣稱具有減重效果，且品名「纖體」二字影射瘦身，涉及誇大且易生誤解。(89.3.15衛署食字第89012750號)

廣告宣稱具有抵抗外界傷害、消除青春痘、黑斑、皺紋，使皮膚白皙、改善過量油脂分泌，增加肌膚抵抗力之效果，涉及虛僞誇張且易生誤解。廣告宣稱具有健腦益智、防止衰老、血管之清道夫、爲活腦黃金油，涉及虛僞誇張，另述及可預防老人痴呆，涉及醫藥效能。(89.3.15衛署食字第89013399號)

產品於廣告時強調「別讓今天的應酬成爲明天的負擔」，且產品標籤上又特別標示「應酬前、中、後」之詞句，整體傳達給消費者之訊息具有解酒功能。(89.3.20衛署食字第89012881號)

產品標示「美白肌膚」、「眼明心清」、「防止老化」涉及誇大，「救血深海寶」產品名稱涉及誇大，且外盒貼標標示「通筋活血」、「增強腦部活力」涉及誇大、「預防及改善心血管疾病」涉及醫療效能。(89.4.14衛署食字第88021004號)

第四章　食品業衛生管理

第二十條　食品業者製造、加工、調配、包裝、運送、貯存、販賣食品或食品添加物之作業場所、設施及品保制度，應符合中央主管機關所定食品良好衛生規範（見附錄二），經中央主管機關公告

表十六　食品安全管制系統

條文	說明
一、食品安全管制系統（以下簡稱本系統）依食品衛生管理法（以下簡稱本法）第二十條第一項之規定訂定之。	
二、本系統為一鑑別、評估及控制食品安全危害之系統，援引危害分析重要管制點原理，管理原料驗收、加工、製造及貯運等全程之食品安全危害	界定食品安全管制系統範圍。
三、本系統專有名詞定義如下： (一)矯正措施：係指當監測結果顯示重要管制點失控時，所採取的行動。 (二)重要管制點：係指一個點、步驟或程序，若施予控制，則可預防、去除或減低危害至可接受之程度。 (三)管制界限：係指為防止、去除或降低重要管制點之危害至可接受的程度，所建立之物理、生物或化學之最高及（或）最低值。 (四)變異：變異係指管制界限失控。 (五)危害分析重要管制點計畫：為控制食物鏈中之重要管制點之食品安全危害，依危害分析重要管制點制度原理，所定需遵循之文件。 (六)危害：係指食品中可能引起消費者不安全之生物、化學或物理性質。 (七)危害分析：係指蒐集或評估危害的過程，以決定那些危害為顯著食品安全危害及必須在危害分析重要管制點計畫書中說明。 (八)監測：係指觀察或測試控制危害分析重要管制點之活動，以評估重要管制點是否在控制之下，並產生供確認之正確紀錄。	

（續）表十六　食品安全管制系統

條文	說明
㈨防制措施：係指可用以預防、去除或降低顯著危害所使用之物理性、化學性、生物性之任何活動。 ㈩食品相關科系（所）：指依本法第二十二條規定之食品衛生管理人員適用之科系（所）。 ㈪驗效：以科學與技術為根據，來判定安全危害分析重要管制點計畫，若正確執行時，是否能有效控制危害，驗效為確認之一部分。 ㈫確認：係指除監測外之活動，包括驗效危害分析重要管制點計畫及決定危害分析重要管制點計畫是否被確實遵行。	
四、食品業者應設立食品安全管制系統工作小組（以下簡稱管制小組）： ㈠成員至少三人，包括負責人或其授權人、品保、生產、衛生管理人員及其他幹部人員。 ㈡管制小組中至少一人為食品技師或食品相關科系（所）畢業人員，並經中央主管機關認可之訓練機構辦理之食品良好衛生規範及危害分析重要管制點相關訓練合格者。 五、管制小組之職責： ㈠鑑別及管理食品良好衛生規範相關紀錄。 ㈡制訂、執行及確認危害分析重要管制點計畫。 ㈢負責食品安全管制系統實施之溝通及鑑別所需資源。	

（續）表十六　食品安全管制系統

條文	說明
六、危害分析： ㈠食品業者應列出所有危害，並執行危害分析，以鑑別危害管制系統計畫書危害，決定危害之預防措施。 ㈡危害分析應依據已查證之產品描述、產品預定用途與現場相符之加工流程圖為基礎。 ㈢危害分析應鑑別危害之發生頻率及嚴重性，並考慮下列各種危害： 1.天然毒素危害。 2.微生物污染危害。 3.化學性污染危害。 4.殺蟲劑危害。 5.藥物殘留危害。 6.動物疾病危害。 7.分解或劣變物質危害。 8.寄生蟲危害。 9.食品添加物危害。 10.物理性危害。 11.其他食品安全危害。	參照USDA及FDA國際食品法典（Codex）之相關條文制定。
七、決定重要管制點： ㈠重要管制點之決定，應依據危害分析所獲得資料加以判定。 ㈡每一加工廠若其食品安全之危害、重要管制點、管制界限等基本上是相同時，則可歸為同一危害分析重要管制點計畫。	
八、管制界限：每一重要管制點應建立管制界限。若可能時，管制界限應予驗效。	

（續）表十六　食品安全管制系統

條文	說明
九、監測：應列出監測每一重要管制點之項目、方法、頻率及執行人，以即時防止管制界限失控。	
十、矯正措施： ㈠應針對每一重要管制點，制定偏離管制界限時對應之矯正措施，管制措施應確保： 1.引起變異之原因已被矯正。 2.因異常所致危害健康或品質不良之產品未流入市面。 ㈡如發現無適合之矯正措施時，食品業者應執行下列事項： 1.隔離且留存受影響產品。 2.由授權具專業知識人員查核，以決定受影響產品出貨之可行性。 3.針對受影響的產品，應確保無異常所致危害健康或品質不良之產品流入市面；已流入市面者，應回收並採取矯正措施。 4.引起變異之原因已被矯正。 ㈢必要時管制小組人員應重新評估危害分析重要管制點計畫，決定是否必須將新確定之內容列入危害分析重要管制點計畫。	
十一、確認： ㈠確認程序應予建立。 ㈡如可能時，應對危害分析重要管制點計畫進行驗效。 ㈢藉由確認及內稽活動以決定食品安全管制系統是否有效執行。 1.內稽食品安全管制系統及其紀錄 2.內稽變異及產品變異。	

（續）表十六　食品安全管制系統

條文	說明
3.確定重要管制點在控制中。 (四)對於所建立之危害分析重要管制點計畫必須實施確認，並確保有效執行。 (五)當危害分析或危害分析計畫改變時，應對系統再確認。	
十二、文件及紀錄： (一)危害分析重要管制點計畫應予文件化。 (二)文件之發行、更新及廢止，必須經負責人或其授權人簽署，並核准實施。 (三)紀錄應確實簽署，並註記日期。 (四)文件與紀錄應保存至產品有效日期後六個月以上。	
十三、訓練： (一)食品業者應鑑別各部門人員執行食品安全管制系統之訓練需求，據以執行，並做成紀錄。 (二)管制小組成員每人至少每三年應接受中央主管機關認可之機構辦理本系統有關之專業訓練、研討、講習等課程，或會議或中央主管機關認可之課程，累計十二小時以上。	

指定之食品業別，並應符合中央主管機關所定食品安全管制系統之規定。

食品業者之設廠登記，應由工業主管機關會同主管機關辦理。

食品工廠之建築及設備，應符合中央主管機關會同中央工業主管機關所定之設廠標準。

【細則第十四條】

食品或食品添加物工廠以外之食品業，建設主管機關應將其商業登記資料送交該管衛生主管機關進行稽查管理。

【解釋】

勞工健康檢查結果如GOT、GPT、CCF等值均在篩選界限內，但BsAg為陽性之B型肝炎帶原者，因其傳染性較低，且人類感染B型肝炎，係經由皮膚、黏膜的傷口，接觸到帶原者的血液、唾液或其他分泌液所致，故前述帶原者應仍可從事供膳業務。從食品衛生觀點而言，B型肝炎帶原者雖可從事供膳業務，但於有外傷狀況時，即不得從事與食品接觸之工作。（77.12.15.衛署食字第768948號）

冷凍雞塊之外包裝塑膠袋，所釘之孔洞可作為排除包裝時所帶入氣體之用，非「食品業者製造、調配、加工、販賣、貯存食品或食品添加物之場所及設施衛生標準」第十條第三項第四款所稱之包裝破裂。（79.11.20.衛署食字第909650號）

依據食品衛生管理法第二十一條（舊法，即現行第二十條）規定：食品從業新進人員應先經衛生醫療機構健康檢查合格後，始得僱用。僱用後每年應主動辦理健康檢查乙次，並取得健康證明。如患有出疹、膿瘡、外傷、結核病等可能造成食品污染之疾病者，不得從事與食品接觸之工作。上述結核病部分，為了解是否有感染肺結核，宜先做胸部X光檢查，若胸部X光有懷疑者，應繼續實施痰培養查痰工作。屬開放性肺結核病患，則不得從事食品、餐飲工作；但若已經過藥物治療，痰培養已成陰性且病情已受到控制者，應仍可從事該項工作。人類感染B型肝炎，係經皮膚、黏膜的傷口，接觸到帶原者的血液、唾液或其他分泌物所致，故前述帶原者應仍可從事食品、餐飲等業務。如感染有經糞、口傳染之傳染病如傷寒、A型肝炎、沙門氏桿菌等，應不得從事該業。這些項目在一般例行性體檢中多未包括，但若該餐廳曾有食物中毒發生或正當上列傳染病暴發流行時，則應增列該項傳染病之檢查。（80.3.13.衛署食字第946119號）

學校自行設立餐廳，其僱用之調理膳食人員自非屬食品衛生管理法所稱之食品業者，該餐廳如有衛生設施不符規定且請其改善而未改善者，應將有關情節轉請教育單位處理。但學校餐廳如屬完全由飲食業者包辦之方式經營，而有販賣食品之實質行為者，其負責人自應依食品衛生管理法有關規定處辦，詳見附錄四。（80.2.13.衛署食字第938586號）

有關經營「各種活動式快速餐車經營業務」，其型態類似食品攤販，本署並無相關法令限制其經營。惟若經濟部核准其登記經營，則其販售之食品應符合食品衛生管理法及其相關法令之規定；且其場所及設施應遵循「食品業者製造、調配、加工、販賣、貯存食品或食品添加物之場所及設施衛生標準」中相關條文之規定。(80.8.15.衛署食字第967653號)

經營「伙食包作業務」之業者通常自身缺乏調理加工場所，而需借用承包對象之設備設施；其包作對象亦因合約之終止而經常改變，換言之，其經營業務之調理加工場所亦因對象不同而隨之改變。因而，爲便於輔導管理，依食品衛生管理法施行細則第十六條第二項規定（舊法），應由伙食包作業者於包作對象確定的同時，向當地衛生主管機關申請合格證明文件後，始可進行包作業務。伙食包作業者亦應依食品衛生管理法及其相關法令進行伙食包作操作、調理、加工等有關事宜，以維護國民健康。（81.4.22.衛署食字第8114903號）

依衛生署1993年四月十四日召開之「研商勞工一般健康檢查指定醫療機構之認可標準會議」決議事項，衛生所申請爲勞工一般健康檢查指定醫療機構，具備左列二項條件者，亦屬符合原規定之認可標準：1.缺乏X光設備者，可由所屬衛生主管單位調派隸屬之醫療機構或慢性病防治院（局）支援辦理，惟不得辦理巡迴健康檢查。2.衛生所內具牙醫師及醫師各一名，可視同符合須二名醫師之標準，惟牙醫師僅能就執業範圍執行檢查。（82.6.11.衛署保字第8245497號）

「廁所」屬一般性之污染區，自應與製造、調配、加工、販賣、貯存食品或食品添加物之場所完全隔離。專供商業用之大樓，其大樓內餐飲店之廁所，不宜設在大樓外，以避免增加二次污染之機率。

如其廁所設在不同樓層，則餐飲從業人員如廁前、後之行爲，已脫離餐飲店掌控之範圍，極易形成衛生管理上之問題，因而仍以不核發衛生設備證明爲宜。大樓內之餐店，其使用同樓層「公共廁所」者，應設立「廁所清潔管理規則」備查，以隨時保持廁所清潔。（83.10.17.衛署食字第83060916號）

凡檳榔業於申請營利事業登記證時，若未占用人行道、騎樓、公共用地，且其四周環境及設備符合衛生規定，本署同意衛生機關核發設備衛生證明。（83.11.25.衛署食字第83062963號）

青草如爲傳統民間經常供爲食用或安全性明確者，方得核定列爲一般食品管理。經查食品衛生管理法並無規定上述青草販售業者須向當地衛生主管機關申請食品

衛生檢查證明。（83.12.1.衛署食字第83069737號）

有容器或包裝食品販賣業之從業人員健康檢查，請依食品業者製造、調配、加工、販賣、貯存食品或食品添加物之場所及設施衛生標準第十一條「小型雜貨店兼售食品者，當地衛生主管機關得視其實際情形指定其適用本標準之全部或部分規定」辦理。（83.12.5.衛署食字第83070045號）

依據「食品業者製造調配加工販賣貯存食品或食品添加物之場所及設施衛生標準」，餐具有效殺菌之乾熱法，係以110℃以上之乾熱加熱三十分鐘以上，因而凡可耐110℃ 三十分鐘以上之餐具，皆可稱爲耐高溫餐具。

聚乙烯材質（PE）及塗敷聚乙烯之紙類餐具，因大部分該類聚乙烯製品耐熱溫度低於110℃，因而不可稱爲耐高溫餐具。

不鏽鋼、鋁、聚丙烯、聚氯乙烯及美耐皿等材質製品之餐具屬耐高溫類。但聚丙烯屬易燃品，如若從業人員操作不當，極易引起火災；聚氯乙烯製品之單體溶出及添加劑問題，目前爭議仍多；以上二類做爲高溫餐具使用時宜加注意。

鋁製品餐具使用前應先檢視該餐具有無經高溫氧化處理；美耐皿餐具使用前應先以沸水煮沸三十分，以去除可能溶出之甲醛，以確保餐具安全衛生。（84.3.3.衛署食字第84009031號）

業者於取得營利事業登記證後，如其登記爲餐飲業，稽查工作自應以食品衛生管理相關法令規範；如查獲業者於核准後擅自變更經營視聽歌唱業務，除其經營食品之項目以食品衛生管理法規範外，其餘仍應以營業衛生管理規則予以規範管理，並函知工商管理機關依商業登記法處辦。（84.5.20.衛署食字第84021943號）

家政班學員兼營外燴，如有營利行爲者，應比照外燴廚師管理。外燴廚師爲行政院「維護公共安全方案——食品衛生管理」列管重點工作，應予建卡列管，並輔導其參加中餐烹調技術士檢定，並定期接受外燴飲食衛生講習。（84.10.19.衛署食字第84065555號）

新設立之餐盒食品廠，除併同其他舊廠定期評鑑外，衛生處（局）亦可於該廠工廠登記證核發並正式運轉生產後，主動邀集評鑑委員前往評鑑，或函請當地衛生局前往稽查，其評鑑或稽查結果，若屬衛生優良，即與規定相符，而可函送教育主管機關參辦。經評鑑或稽查爲衛生優良之餐盒食品廠，若於日後稽查時發現有嚴重缺失，應主動撤銷其衛生優良資格或予以降等，其結果亦應函送教育主管機關參辦。（84.10.28.衛署食字第84063854號）

便利商店因其經營主要爲單純之食品販售業務，廁所若設置於不同樓層其衛生管理較不受影響應屬可行；但生鮮超市因大多備有後處理場以利食品之加工、調配、貯存、包裝等業務，若設置於非營業範圍之不同樓層或非同一建築物，由於作業人員之進出而增加食品污染之機率，較易造成衛生管理問題，故針對有後處理場者，以不核發衛生設備爲宜。（85.1.9.衛署食字第84078460號）

「中小學外訂餐盒衛生管理要點」第二點所述「優良廠商」之界定範圍：依行政院核定之「維護公共安全方案 —— 食品衛生管理」，衛生機關應每二年辦理餐盒評鑑乙次。又依本署一九九五年十月二十八日衛署食字第84063854號函說明段三指出：經評鑑或稽查爲衛生優良之餐盒食品廠，若於日後稽查時發現有嚴重缺失，應主動撤銷其衛生優良資格或予以降等，其處理結果亦應函送教育主管機關參辦，並副知衛生署。衛生署另於一九九五年十一月十七日邀集各衛生機關召開「維護公共安全方案食品衛生管理檢討會」，決議事項三指出：凡是餐盒食品工廠使用非爲合法工廠生產之「不需加熱即可食用之食品」，就不能評核爲衛生優良之餐盒食品，應取消其資格。（85.2.8.衛署食字第85005460號）

食品製造工廠衛生管理人員設置辦法第三條規定：「食品製造工廠應設置專任衛生管理人員」。此專任衛生管理人員之職務係由工廠指定適合人員擔任，惟未限制其擔任同一工廠內其他相關事務。（85.5.24.衛署食字第85023590號）

業者以餐廳冰果業申請營利事業執照，但實際主要係經營KTV卡拉OK者，惟其亦有供應餐飲，類似情形，是否准其設立：若業者係以KTV卡拉OK爲主要營業項目，則不宜准其以餐廳名義設立。但若業者仍以餐廳爲主要營業項目，而KTV卡拉OK（亦即RTV）係附屬於餐廳下，供消費者用餐後於廂房內餘興之用，此種情形如其符合食品衛生管理法有關規定，則可准其設立。冰果業不宜准其設立。（85.6.28.衛署食字第85032233號）

餐飲業凡以中餐方式經營，且供應盤菜、餐盒或以自助餐式取菜、點菜者，其調理場所內之持刀（切割、盤飾）、鏟（烹飪、調理）之烹調人員，自一九九四年四月二十日起，應依「食品業者製造、調配、加工、販賣、貯存食品或食品添加物之場所及設施衛生標準」之規定，持有合格中餐烹調技術士證。非屬上述經營方式者不受此項規定之限制。（85.9.9.衛署食字第85039901號）

衛生機關應接受外燴公司辦理營利事業登記。唯其應符合：

一、烹調人員至少有五人具中餐烹調技術士證。

二、應備有一製備場所，內設：

(一)冷凍、冷藏庫（櫃）。（平面積至少各二坪）

(二)食物預炸處理設施。（含爐灶及油煙機）

(三)三槽式洗滌設施。（長×寬×高需各大於60㎝×60㎝×45㎝，並具熱水供應系統）

(四)乾貨倉庫。（至少二坪）

三、至少可供五十桌宴會用之餐具組。

四、冷藏運輸車乙輛。

五、其他有關場所衛生規定，衛生主管機關得視實際情形適用「食品業者製造調配加工販賣貯存食品或食品添加物之場所及設施衛生標準」全部或部分之規定。

衛生機關管理伙食包作業：

一、衛生機關於第一次核發設備衛生證明中應註明「不在同一場所包伙應再向轄區衛生機關核備」。

二、各級學校、公營機構、加工出口區之工廠於伙食外包對象確立之同時應主動向當地衛生機關申請「設備衛生證明」。（85.9.25.衛署食字第85059045號）

有關核發餐飲衛生講習時數證明：

一、餐飲衛生講習係指授予與食品、營養、烹飪、衛生有關之課程講習，惟術科操作不屬此範圍。

二、核發一般餐飲從業人員衛生講習時數應依左列原則辦理：

(一)衛生機關自辦之講習依實際時數核發。

(二)教育主管機關自辦學校午餐從業人員訓練之講習須先向當地衛生主管機關申請核備，再依實際時數核發。

經核可之衛生講習機構（關）辦理之衛生講習，須先向當地衛生主管機關申請核備，再依實際時數核發。

三、大專院校、高職具有餐飲、家政、觀光、食品、營養等科系之正規班學生申請核發衛生講習時數應依左列原則辦理：

(一)學校須於開始上課前，將授課名稱、內容大綱及學生名單向當地衛生主管機關申請核備，衛生機關並於學期結束後，予以核發八小時衛生講習證明。

(二)在校一年級學生須於該學年度結束後方予核發。

(三)補校學生須於畢業通過資格檢定考試後，由學校整體向當地衛生主管機關申請核發八小時衛生講習證明（申請核發有效時間至畢業之該年十二月卅一日止）。

四、國民中學技職班不予核發。

五、大專院校、高職具有餐飲、家政、觀光、食品、營養等科系之學校接受政府主管機關委託辦理「以訓代賑」、「第二專長訓練」、「婦女第二春訓練」、「失業青年訓練」等類似訓練或推廣教育者：接受委託辦理之學校，須於訓練開始前，提出委託證明（政府機關委託辦理之公文影本、委託合約書等）、授課名稱、內容大綱及受訓學員名單（正規班學生須依說明段四辦理，此處不適用）向當地衛生主管機關申請核備，衛生機關於課程結束後，予以核發八小時衛生講習證明。

六、空中大學學生須於學校科系確定爲餐飲、觀光、家政、食品、營養等相關科系後，於畢業當年之十二月三十一日前，由學校造冊並附學生成績證明向當地衛生主管機關核發八小時衛生講習證明。（86.3.10.衛署食字第86004888號）

各級學校自辦午餐倘若由員生消費合作社、公辦民營、民辦民營、外包等方式辦理，均應列屬食品業者，其如違反食品衛生管理法之相關規定，悉依該規定罰則處分。如若由團體膳食委員會（或性質相同之組織）管理，則宜加強教育訓練及輔導，並經常將衛生稽查結果，函知當地教育主管機關，以達行政監督效果。(86.4.29.衛署食字第86019017號)

依食品衛生管理法施行細則第十七條第二項規定：「食品或食品添加物工廠以外

之食品業，申請營利事業登記時，應檢附當地衛生主管機關核發之衛生設備合格證明文件，直轄市、縣（市）政府始予發證。」其中「申請營利事業登記時」之敘述，係指業者於正式營業前之申請案。若業者違規營業在先，申請營利事業登記在後，其違規事由應由工商主管機關處辦；衛生機關可於接獲工商主管機關函文後，受理該案之申請。至於核發「衛生設備合格之證明文件」，其檢查範圍請衛生局依食品衛生管理法有關規定選擇實際需要之查核項目辦理。（86.8.4.衛署食字第86043914號）

凡餐盒食品工廠經工商主管機關核可更改名稱，若其公司地址、廠房設施規劃及工作人員皆未隨之變更，則衛生署同意延用原工廠評鑑於有效期間內之等級，惟不適用於因發生食品中毒或其他違反重大食品衛生案件而變更名稱之工廠。（86.10.30.衛署食字第86065092號）

修訂高職（含）以上學校學生（不含補校）申請中餐烹調技術士技能檢定衛生講習時數證明相關措施：

一、凡食品、營養、觀光、家政（家事、生活應用科學）、餐飲等科、系、所學生曾修習食品、營養、烹飪、衛生等相關課程者皆可申請，毋需事先核備。

二、凡修畢前項相關課程之一者，學校得備妥成績單（註明課程名稱、學分時數及成績分數）、累計時數卡、學生名冊，逕向所在地衛生主管機關辦理團體申請、學生個人亦得逕向當地衛生主管機關辦理申請。

三、申請時間限於畢業當年十二月三十一日前（無學生證者應檢附畢業證明）。

四、高職、專科學校學生核章時數以八小時爲限，大學以上學校學生核章時數得核十六小時。

五、補校學生、國中技職班、大專院校或高職經政府機關委託代訓或推廣教育等學生（員）以及一般餐飲從業人員等之衛生講習時數，仍依本署一九九七年三月十日衛署食字第8600488號函有關規定辦理。

六、各相關學校請先評估教學之目標，所設計之課程應針對各科、系、所發展之特色，若擬培訓中餐烹調技術士，則應兼顧食品衛生營養知識及烹飪技術之傳授，避免要求未受充分訓練之學生參加技術士證照考試。（86.11.17.衛署食字第86065274號）

公司行號從事檳榔買賣者，依公司行號營業項目標準分類，係屬登記爲「F201990其他農畜水產品零售業（檳榔）」，尚非屬於「日用雜貨、山產、南北貨」範圍。如申請營利事業登記之經營檳榔買賣者，僅以單一檳榔爲營業項目而不兼售其他食品，則同意於辦理營利事業登記時，不必知會衛生單位。（87.7.16.經（八七）商字第87215179號）

食品從業人員健康檢查結果如GOT、GPT、CCF等值均在篩選界限內，但HbsAg爲陽性之B型肝炎帶原者，因其傳染性較低，且人類感染B型肝炎，係經由皮膚、黏膜的傷口，接觸到帶原者的血液、唾液或其他分泌液所致，故前述帶原者應仍可從事食品有關業務。

從食品衛生觀點而言，B型肝炎帶原者雖可從事食品業務，但如有外傷狀況時，即不得從事與食品接觸之工作。（87.8.14.衛署食字第87047773號）

依中餐烹調技術士技能檢定報檢須知，報檢中餐烹調技術士技能檢定者應繳驗國民身分證正本。外籍人士不具我國國民身分證件，毋需持有中餐烹調技術士證。外籍廚師由於語言、文字、文化之不同，故凡聘有外籍廚師之餐飲場所，宜加強輔導、稽查，以保障消費者飲食衛生。港、澳人士若未領有國民身分證者，暫以外籍人士視之。（87.9.30.衛署食字第87055918號）

公司行號可設置加水站經營合法之盛裝水買賣業務，即設立公司行號後，其所販售盛裝水之水源水質必須符合「飲用水水源水質標準」之規定，該水源水質經環保機關定期認可之證明文件必須明顯張貼供消費者閱讀，且其容器、包裝與製造過程之衛生、標示、廣告及水質之查驗，必須符合食品衛生管理法之規定。（87.10.29.衛署食字第87061506號）

路邊加水站之稽查管理：

一、稽查市售包裝及盛裝水（含路邊加水站及桶裝水）時，仍以是否領有合格之「水源水質證明」文件爲查察重點，凡有違反者，均移送環保機關處辦，至於具有合格之水源水質證明者，則依飲用水管理條例第二十八條，針對其容器、包裝、製造過程之衛生、標示、廣告及水質，加以查驗，以維護民眾之健康。

二、爲了提供民眾正確之資訊，並督促業者遵守法規，各衛生局於稽查加水站時，如業者提不出合格之水源水質證明文件時，各縣市衛生局可於明顯處加貼「該加水站無水源水質證明文件，請民眾謹慎選購並切勿直接飲用」之警語，若具有合格水源水質證明，而經衛生局抽驗發現微生物不合格者，可於明顯處加貼「本設備水質檢驗結果含糞便性鏈球菌、大腸桿菌群、綠膿桿菌（保留不合格項目，畫去合格項目）與規定不符，請勿飲用。」之警語，以提醒民眾注意。

三、所有稽查結果均請立即轉知貴轄環保單位追查水源並於彙整後陳報衛生署，抽驗不合格者並應通知業者限期改善，屆期應予複驗並依法處置。（87.11.18.衛署食字第87065193號）

一般食品工廠營業項目可否登記「菸」、「酒」之製造、販賣：

目前台灣及金馬地區之菸酒產銷，係分別依「台灣省內菸酒專賣暫行條例」及「金門馬祖地區菸酒產銷與管理辦法」來管理，據上開法令之規定，一般食品工廠業者應不得製造菸酒，並列爲營業項目，另未經許可亦不得從事菸酒販賣業務。

表十七　核備之講習計畫因故更故時間、地點之說明

1.僅變更時間	該核可機構應以函文、掛號信件、傳真、電子信箱等方式，事先通知當地衛生主管機關調整。	
2.僅變更地點	變更後仍於同縣市	同「僅變更時間」規定辦理。
	變更後縣、市變更	該核可機構應將變更之部分，重新向變更後之當地衛生主管機關申請核備，並副知原核可機關。
3.時間、地點皆變更	變更後仍於同縣市	同「僅變更時間」規定辦理。
	變更後縣、市變更	該核可機構應將變更之部分，重新向變更後之當地衛生主管機關申請核備，並副知原核可機關。

另「菸」非食品，不受食品衛生管理法規範，「酒」雖食品，惟屬專賣，有專賣條例規範，未來「專賣條例」若廢除，另有「菸酒管理法」規範，由該特別法規範酒之產銷，因此食品工廠若產製酒類產品時，應優先適用「菸酒管理法」之規範。（87.12.2.衛署食字第87067629號）

因應一九九九年四月二十日中餐烹調技術士證照制度實施而衛生講習時數累計卡未能立即核章，所產生無法及時報考之瓶頸效應，措施如下：

一、凡經衛生機關認可辦理餐飲衛生講習的機構，如訓練場所固定，且屬經常性辦理衛生講習者，可擬具長期（半年或一年）計畫及辦理時間事先以一次方式逕向當地衛生主管機關申請核備。

二、前述經核備之機構辦理衛生講習時，當地衛生主管機關應於衛生講習結束之同時立即予以核章，主管機關若因公務繁忙，不克由承辦人員親自前往核章辦理者，應即派職務代理人或洽由當地衛生所履行職務，不得拖延時日。

三、業經核備之講習計畫，如因故須更改訓練時間、地點者，應依下列說明辦理。

四、凡經衛生機關認可辦理餐飲衛生講習之機構，辦理非屬長期性計畫衛生講習者，亦請各級衛生機關立即辦理核章。

五、本案請各級衛生機關函轉轄內「認可之餐飲衛生講習機構」，自即日起依前述說明辦理。（87.12.9.衛署食字第87062518號）

為防止染料污染免洗筷、紙杯、餐巾紙等餐具，衛生機關依以下說明輔導措施加強輔導前述餐具製造業者：

一、免洗筷：

(一)密封包裝妥當之免洗筷，其包裝材質外部近筷口位置應留置至少五公分空白，不可印刷，以免消費者開啓免洗筷時造成污染。

(二)不可內外、顛倒印刷，油墨應使用食品級，且不得滲入污染筷子。

(三)密封包裝應標示製造廠商名稱、地址。

二、紙杯：

(一)杯外緣只可印刷2/3（自杯底座向上算起杯長的2/3），應留置1/3空白（自杯口向下算杯長的1/3），以避免消費者以口就杯時形成污染。（以杯蓋、吸管供應消費者者之型態者不在此限)。

(二)杯底座外部應標示製造廠商名稱、地址。

三、餐巾紙：

(一)乾式餐巾紙應保持紙漿之原色，避免染色、印刷。

(二)濕式餐巾紙若爲密閉包裝，應標示保存期限，以避免病原菌滋生。

(88.1.20.衛署食字第88004495號)

公司行號之營業項目如僅經營茶葉買賣或經營食品飲料買賣之營業場所純爲辦公聯絡處所未設置賣場，仍請衛生機關至現場審查，詳細填寫、建立基本資料，以利一旦發生問題便於追查執行。(88.2.19.衛署食字第88008678號)

請餐飲業者於廁所洗手檯上方牆壁明顯懸掛（黏貼）「餐廳員工注意：如廁後務必洗手」之標示，以提升食品衛生水準並協助降低腸病毒感染之機會，必要時得依「食品業者製造調配加工販賣貯存食品或食品添加物之場所及設施衛生標準」規定處辦。(88.3.15.衛署食字第88014532號)

凡經評鑑爲衛生優良之飲食場所（含餐盒食品業）因發生食品中毒經轄區衛生機關命暫停製造並取消衛生優良資格者，如於中毒案發生後，業者對衛生機關所列缺失改善完峻，並經核准復業在案，若連續三個月衛生情形良好並能確實執行衛生自主管理者，可予以恢復衛生優良之重新審查資格。若業者一年之內連續導致二次食物中毒者，則復業後一年內均不准其重新申請。(88.3.26.衛署食字第88012023號)

目前尚非餐飲從業人員如欲報考中餐烹調技術士證檢定者，應准予其參加衛生講習，並發予時數累計卡，以達擴大宣導教育之效果。(88.3.31.衛署食字第88017775號)

補校學生中餐烹調衛生講習時數證明之核發得比照日校學生辦理。衛生署一九九五年十二月十四日衛署食字第84071703號函敍明補校學生須具資格證明書者方可以予以核章。唯依據教育部一九九九年六月十六日公布之「補習及進修教育法」第十五條規定「國民補習學校、高級中學及職業學校進修學生，修業期滿成績及格者，准予畢業，並由學校給予畢業證書，具有同級、同類學校之畢業資格」。經詢教育部表示補校學生於畢業後毋需再參加資格檢定考試即可取得畢業證書，

據此，衛生署同意補校學生中餐烹調衛生講習時數證明之核發得比照日校學生辦理。（88.9.9衛署食字第88058808號）

凡政府機關所設餐飲有關部門因業務需要而需自行辦理餐飲衛生講習者，衛生機關可與該機關共列衛生講習主辦機關，並於講習會結束後核發「餐飲衛生講習時數累計卡」。餐飲衛生講習內容至少應涵括「餐飲衛生六小時、營養知識二小時」。（88.9.20衛署食字第88061590號）

爲有效預防A型肝炎於食品業發生大流行的可能性，請衛生局於辦理衛生講習及進行稽查工作時，應鼓勵凡無A型肝炎抗體之從業人員踴躍前往接受預防注射，以確保食品衛生。（88.10.4衛署食字第88057298號）

凡餐盒食品業經評定爲丙級或衛生不良者，貴局於日後稽查時認爲該廠商已將缺失完全改善，可主動邀集專家、學者評鑑委員前往再次評鑑，其評鑑結果，若屬衛生優良，即與規定相符，貴局可函送教育主管機關參辦。凡經第二次評鑑仍不合格者，於下次集體評鑑之前，衛生機關應不再予以該業者個別評鑑。（88.10.12衛署食字第88065366號）

食品廠製造同屬膠囊其他食品時，是否需逐項辦理登記：

一、「工廠設立登記規則」並未規定工廠登記證之主要產品欄應如何填列，故究應填列大類產品項目或逐項列舉個別產品項目，一般是依照興辦工業人所需及其他相關法令有無明定需逐項列舉而定。

二、如公司工廠登記證主要產品項目欄之食品類部分，係採逐項列舉個別產品項目，因此，增加個別產品項目時，仍應辦理工廠變更登記，如因而致工廠登記證之欄位無法容納時，工業主管機關將登載於工廠登記證之背面或另登載於附頁。惟公司如欲變更採大類產品項目登載，而其他法令亦未明定需逐項列舉時，得將列舉之個別產品項目變更登記爲「膠囊食品」，嗣後生產同屬膠囊類其他食品，即毋須逐項申辦變更登記。（88.12.15衛署食字第88074459號）

有關大樓地下室美食街核發衛生設備合格證明疑義：

一、大樓地下室美食街如整個區域屬共同活動空間，且營利事業登記證僅需登記乙份者（如公司自營、全部承包），其共同區域部分應有良好之病媒防治場所衛生管理辦法之有關規定（洗手間可共用，但需於同一樓面區間內），則得以整體範圍核發衛生設備合格證明。

二、大樓地下室美食街如整個區域屬共同活動空間，惟屬個別外包性質，其營利事業登記證需個別發放者，其共同區域部分應有良好之病媒防治、排水、照明及空調設（措）施（含正壓系統），且個別攤商均應符合公共飲食場所衛生管辦法之有關規定（洗手間可共用，但需於同一樓面區間內），則應以個別攤商範圍核發衛生設備合格證明。

三、非屬地下室但為同一樓面者，亦請比照辦理。（89.1.12衛署食字第88078279號）

食品從業人員健康檢查A型肝炎結果為IgG陽性，表示曾感染並已有抗體之產生，故得保留健康檢查紀錄，應可免除每年之重複檢查。（89.1.26衛署食字第89001247號）

自二〇〇〇年四月一日起，凡餐盒食品業者於製造餐盒食品時均應使用評鑑合格之紙製餐具，若發現未使用者則認定其衛生管理有疑慮，衛生局將加強稽查；若餐盒食品公會會員前已獲衛生機關評鑑衛生優良者，將自二〇〇〇年七月一日起查核，經查有上開情事者即取消其衛生優良資格。（89.3.22衛署食字第89011801號）

第二十一條　經中央主管機關公告指定一定種類、規模之食品業者，應投保產品責任保險；其保險金額及契約內容，由中央主管機關會商有關機關後定之。

第二十二條　經中央主管機關公告指定之食品製造工廠，應設置衛生管理人員。

前項衛生管理人員設置辦法，由中央主管機關定之（詳見附錄六）。

【解釋】

乳品製造業、罐頭食品製造業、冷凍食品製造業、即時餐食業之產品業別分類之認定，依中華民國行業標準分類。（衛署食字第0910013743號）

第二十三條　公共飲食場所衛生之管理辦法，由直轄市、縣（市）主管機關依據中央主管機關頒布之各類衛生標準或規範定之。

【解釋】

本條規定並未牴觸司法院大法官會議議決釋字第三一三號解釋之「法律授權之內容及範圍應具體明確，然後據以發布命令」，因其授權範圍係針對某一特定內容，已表明授權所應遵循之界限（「依據中央頒布各類衛生標準」即爲具體界限）。（82.7.14.衛署法字第8246296號）

餐飲業發生食品中毒，若經調查發現該場所及設施之衛生不符食品衛生管理法第二十四條（舊法，即現行第二十三條）之規定者，請即依同法第三十三條予以行政罰鍰。餐飲業發生食品中毒案件時，經轄區衛生主管機關調查，若確實證明該業者係引發食品中毒導致民眾健康傷害之行爲人，應依食品衛生管理法之規定移送法辦。調查時若發現該餐飲業者之場所及設施之衛生不符依食品衛生管理法第二十四條所訂管理辦法之規定時，亦應即時依法予以行政處罰，以期達到督促餐飲業者改善其衛生設施，減少食品中毒案件發生之目的。（86.10.24.衛署食字第86063275號）

台灣省公共飲食場所衛生管理辦法於1999年六月三十日廢止，自廢止日起，台灣省公共飲食場所衛生管理事項，得依食品衛生管理法第二十一條（舊法，即現行第二十條規定）處辦。（88.5.26.衛署食字第88028121號）

地方政府所定公共飲食場所衛生管理自治條例，如該自治條例訂有罰則，依地方制度法第二十六條第四項規定，應報衛生署核定後發布，且該條例之罰則內容如逾越修正前食品衛生管理法第三十三條罰則之規定，依地方制度法第三十條第一項規定，係屬無效。（89.4.12衛署食字第89013620號）

第五章　查驗及取締

第二十四條　直轄市、縣（市）主管機關得抽查食品業者之作業衛生及紀錄；必要時，並得抽樣檢驗及查扣紀錄。

對於涉嫌違反第十一條或中央主管機關依第十二條所爲之規定者，得命暫停作業，並將涉嫌物品封存。

中央主管機關得就食品、食品添加物、食品器具、食品容器、食品包裝或食品用洗潔劑，於輸入時委託經濟部標準檢驗局爲前項之措施。

中央主管機關於必要時，得就市售之前項物品爲第一項之措施。

【細則第十五條】

主管機關人員執行本法第二十四條第一項及第三項所定職務時，應持各該機關發給之食品衛生檢查證；查獲違法嫌疑食品事件或定期封存者，應做成紀錄，並由執行人員及物品持有人或在場人簽章；抽樣檢驗或查扣紀錄者，並應出具收據。

前項檢查證、紀錄表、收據之格式及檢驗項目與抽樣數量，由中央主管機關定之。

【細則第十六條】

本法第二十四條第一項所稱紀錄，係指與抽查相關之原料來源、原料數量、作業、品保、銷售對象、金額或其他執行本法所需之相關資料。

【解釋】

食物中毒事件，倘無檢驗結果印證，可依患者之筆錄及合格醫師之診斷，就具事件應用醫學流行病學之科學智識個別審酌，倘足認與某廠商食品有因果關係，涉有違反食品衛生管理法第十一條之嫌疑，可移送檢察官偵辦。（71.8.11衛署食字第385974號）

衛生機關對於市面零售食品之抽驗，其主要目的在於藉此了解製造廠商對於其產品之原料及製造過程等是否確實執行衛生管理，製造廠商或進口、代理商自應對其負責。故抽驗樣品之價款不宜由販賣商負擔，而應由製造廠商或進口、代理商負擔。衛生機關抽驗市售食品樣品之價款，販賣商可憑衛生機關抽驗時出具之正式收據，向製造商換取同量物品，如爲進口食品，則向進口商或代理商換取。（73.8.23.衛署食字第436836號）

稽查流動攤販所販售之食品時，應請其出示身分證明文件，以確定其眞實姓名、地址，避免發生無法追查來源，致無從依法處辦的事件發生。（74.4.19.衛署食字第526090號）

涉及刑事案件之食品下毒檢體，如司法機關委託檢驗可視本身檢驗能力，考慮是否接受；如司法機關委託代轉，應婉拒並請其逕洽行政院衛生署藥物食品檢驗

局，以免耽誤時效及發生檢驗項目因設備不足無法代驗之困擾。（77.1.5衛署食字第707186號）

關於喜慶筵席，如係在家庭或公司自行辦理而發生食品中毒案件，如無人提出控訴而由衛生機關主動提出控訴，似嫌有違民情，宜加強督導設宴主人及廚師提高警覺注重食品衛生，以防再度發生類似案件。惟如由飲食業者包辦或受託代辦，則已有販賣食品之實質行爲，與餐廳情形相同，仍應依照一般食品中毒案件處理。（77.8.5衛署食字第746298號）

學校、機關、團體自組伙食管理委員會辦理團體膳食者，則該附設餐廳之設施、衛生管理應由該伙食管理委員會之負責人負全部責任，若有食物中毒發生，則除行爲人依法處辦外，該負責人亦應負行政監督之責，一併處理。（77.11.30.衛署食字第82041號）

各級學校教職員自行辦理之團體膳食，發生食品中毒事件時，除應加強輔導其改善外，若致病之原因食品係外購之熟食，則應再追究販售者之責任。（77.12.2.衛署食字第768647號）

凡農作物遭受公害污染致有異常現象者，即不得供食用，毋須再行化驗。（77.12.7.衛署食字第763634號）

食品如有涉嫌違反食品衛生管理法第十二條規定者，省（市）、縣（市）衛生主管機關得將其定期封存，由業者出具保管書，暫行保管。封存期間其所有權固屬業者，但仍不得將該食品轉讓或販賣。（79.10.20.衛署食字第906263號）

凡發生疑似集體食品中毒之公共飲食場所，請依食品衛生管理法第二十五條（舊法）規定，得命該飲食場所暫停營業，俟完全改善其缺失並經所在地衛生局複檢通過後，始可再行營業。現今發生集體食品中毒之公共飲食場所，於發生中毒後，在未改善前仍然照常營業，有可能繼續引起食品中毒，故有必要予以暫停營業，俟徹底改善其設施及操作衛生後，始准再行營業。（81.10.13.衛署食字第8178031號）

對於引起食品中毒之公共飲食場所或食品製造廠商，依食品衛生管理法第二十五條（舊法）規定，得命業者暫停營業，其目的在於促其改善設施及操作衛生，避免再度引起食品中毒。故是否命業者暫停營業係屬主管機關行政裁量權之範圍，主管機關自得依實際狀況，給予業者適當之處分。而主管機關依前揭規定對於業者所爲之處分自具有強制性。縱使檢驗結果未檢出病原菌，前述處分仍係依法所爲，屬於適法之處分。（82.1.15.衛署食字第8200935號）

簡易檢查之目的，係便於稽查現場迅速了解食品或食品器具等是否衛生，藉以教育輔導業者改善，並作爲篩選抽驗檢體之參考，其結果不宜作爲行政處分之依據。食品如經依食品衛生管理第二十五條（舊法）規定抽樣且依其法第二十六條（舊法），使用國家標準之檢驗方法或本署公告之檢驗方法正確檢驗，其結果始得作爲行政處分之依據。（84.2.21.衛署食字第84008562號）

速報單上應註明製作廠商或餐廳是否爲合格廠商或餐廳及最近一次稽查之日期與結果。涉案廠商或餐廳如以活海鮮作爲嫌疑食品原料，採樣時須一併採其海鮮水槽之水樣送驗。（84.8.10衛署食字第84052127號函）

餐廳違反食品衛生管理法第十一條第四款暨同法第三十二條者（舊法，即現行第三十四條），應檢具違反經過、證據等資料，並製作刑事案件移送書移請管轄之地方法院審理。且衛生局於平日稽查時發現違反食品衛生管理之規定，得以行政處分方式督促其限期改善。（86.7.7.衛署食字第86038058號）

市售盛裝水（含車載水、桶裝水、加水站）於進行稽查時，依新修訂之飲用水管理條例，以「水源水質證明」爲查察重點，凡有違反者，則移送環保機關處理；若業者擁有合法之「水源水質證明」而發現其衛生堪慮時，其抽驗得引用包裝飲用水衛生標準檢驗。（86.11.20.衛署食字第86066563號）

稽查市售包裝及盛裝水販售業者，於查察水源時如係以自來水爲水源，可予免辦理水源水質證明書，惟如係使用地面水體及地下水體爲水源時，則應請業者向當地環保機關辦理飲用水水源水質證明書。（87.7.6.衛署食字第87036492號）

依據行政院農業委員會訂定發布農藥使用管理辦法第五條之規定：「觀光果（農）園之農作物，於開放觀光期間，經抽檢農藥殘留量超過規定容許量時，農業主管機關得勒令關閉至改善爲止。」、「觀光果（農）園使用農藥後，……，並應於開放前委請檢驗機關抽檢樣品，其抽驗結果，應張貼於觀光果（農）園明顯處。」觀光果（農）園依前述規定完成抽驗工作，並將抽驗結果張貼明顯處後，該果園之生產管理已屬完備，衛生機關得前往了解其生產品管措施，並與農政機關保持聯繫，必要時亦可比照市售蔬果農藥殘留管理之方式，查核其生產之品管是否完善，惟不應逕行代替該觀光果（農）園或農政機關執行其品管檢驗工作。（87.8.12. 衛署食字第87045509號）

第二十五條　食品衛生檢驗之方法，由中央主管機關公告指定之；未公告指定者，得依國際間認可之方法爲之。

【解釋】

「嬰兒配方及較大嬰兒配方奶粉」可依本署公告之「乳品類衛生標準」及「嬰兒食品類衛生標準」檢驗判定。（74.3.15.衛署食字第930號）

果汁或果菜汁之易開罐及鋁箔無菌包裝產品可比照罐頭食品類進行保溫試驗。（74.4.30.衛署食字第527131號）

有關實驗數據有效位數之處理，請依中國國家標準CNS 2925「規定極限值之有效位數指示法」辦理，俾使檢驗結果一致（77.6.9.衛署食字第731735號）

有關「食品衛生標準」、「食品添加物使用範圍及用量標準」及「食品添加物規格標準」內之限量及含量等規定數值，係爲極限值，當以該數值以上或以下表示時，均包括原數值在內。（77.6.15.衛署食字第731898號）

衛生單位對於食品衛生檢驗係依據食品衛生管理法各有關條文規定辦理，並無預先公告衛生檢驗實施項目之規定。食品衛生標準係依據食品衛生管理法第十條訂定，但食品衛生檢驗，則非僅限於該標準內之項目。如發現有涉嫌違反食品衛生管理法第十一條規定之食品，衛生單位仍需針對其可能違反之項目，視實際情況施以檢驗。（77.7.19.衛署食字第742716號）

有關麵粉之衛生檢驗項目甚多，本署建議針對麵粉中之性狀、黃麴毒素、溴酸鉀、漂白劑之過氧化二苯甲醯（Benzoyl Peroxide）及偶氮二甲醯胺（Azodicarbonamide）優先檢驗之。需經調理始可供食用之一般食品，以目視等感官檢查應具原有之良好風味及色澤，不得有腐敗、不良變色、異臭、異味、污染、發霉或含有異物、寄生蟲。（83.4.13.衛署食字第83013998號）

市售瓜子之取樣檢驗，應以整粒瓜子（包含瓜子殼及瓜子仁）爲準。（83.11.18.衛署食字第83068821號）

目前使用之蔬果中殘留農藥生化快速檢驗方法，經衛生署藥物食品檢驗局評估認爲該方法並非適用於蔬果中所有農藥殘留篩選之。衛生機關對於市售蔬果之稽查檢驗仍應以可同時執行定性、定量之化學分析法爲準，才不致產生重大誤差，影響人民權益。檢驗係提供行政管理之支援性工作，檢驗所得結果用以證實行政管理上之懷疑，俾利後續行政作業。行政單位應依產品特性、標示、訴求方向或消費者申訴之疑點提供檢驗單位，以確立擬測定之項目或範圍。（85.11.11.衛署食字第85058117號）

生化法在買賣交易契約上已具有其法律效力，凡經生化法檢驗不合格者自可依違反契約行爲採取適當之法律處置。（86.1.15.衛署食字第86001386號）

第二十六條　食品衛生之檢驗，由各級主管機關所屬食品衛生檢驗機構行之。但必要時，得將其一部或全部委託其他檢驗機構、學術團體或研究機構辦理；其委託辦法，由中央主管機關定之。（附錄七）。

第二十七條　本法所定之抽查、檢驗；其辦法，由中央主管機關定之。（詳見附錄八）。但查驗工作涉及其他機關職掌者，應會同有關機關定之。中央主管機關得就食品衛生查驗業務，辦理國內及國外驗證機構之認證；其認證項目及管理辦法，由中央主管機關定之。

前項認證工作，得委任所屬機關或委託相關機關（構）或團體辦理；其委託辦法，由中央主管機關定之。

第二十八條　主管機關對於檢舉查獲違反本法規定之食品、食品添加物、食品器具、食品容器、食品包裝、食品用洗潔劑、標示、宣傳、廣告或食品業者，除應對檢舉人身分資料嚴守祕密外，並得酌予獎勵。

前項檢舉獎勵辦法，由中央主管機關定之，詳見附錄九。

第六章　罰　則

第二十九條　食品、食品添加物、食品器具、食品容器、食品包裝或食品用洗潔劑，經依第二十四條規定抽查或檢驗者，由當地主管機關依抽查或檢驗結果爲下列之處分：

一、有第十一條或第十五條所列各款情形之一者，應予沒入銷毀。

二、不符合中央主管機關依第十條、第十二條所為之規定，或違反第十三條第二項、第十四條第一項規定者，應予沒入銷毀。但實施消毒或採行適當安全措施後，仍可使用或得改製使用者，應通知限期消毒、改製或採行適當安全措施；屆期未遵行者，沒入銷毀之。

三、標示違反第十七條、第十八條或第十九條第一項規定者，應通知限期回收改正；屆期不遵行或違反第十九條第二項規定者，沒入銷毀之。

四、依第二十四條第一項規定命暫停作業並封存之物品如經查無前三款之情形者，應廢止原處分，並予啓封。

前項第一款至第三款應予沒入之物品，應先命製造、販賣或輸入者立即公告停止使用或食用，並予回收、銷毀。必要時，當地主管機關得代為回收、銷毀，並收取必要之費用。

前項應回收、銷毀之物品，其回收、銷毀處理辦法，由中央主管機關定之。

製造、加工、調配、包裝、運送、販賣、輸入、輸出第一項第一款或第二款物品之食品業者，由當地主管機關正式公布其商號、地址、負責人姓名、商品名稱及違法情節。

輸入第一項物品經通關查驗不符規定者，中央主管機關應管制其進口，並得為第一項各款、第二項及前項之處分。

第二十九條之一　直轄市、縣（市）主管機關對於檢驗結果不合規定之物品，其原餘存檢體，包括容器、包裝及標籤，應保存六個月，逾期即予銷毀。但依其性質於六個月內變質者，以其所能保存之期間為準。

食品業者對於檢驗結果有異議者，得於收到有關通知後十五日內，向原抽驗機關申請複驗，受理複驗機關應於七日內就其餘存檢體複驗之。但檢體已變質者，不得申請複驗。申請複驗以一次為限，並應繳納檢驗費。

【細則第十八條】

食品、食品添加物、食品器具、食品容器、食品包裝或食品用洗潔劑，經本法第二十九條規定沒入銷毀或通知限期消毒、改製或採行安全措施者，其範圍及於相同有效日期之產品；未標示有效日期或有效日期無法辨識者，其範圍及於全部產品；其為來源不明而無法通知限期消毒、改製或採行安全措施者，沒入銷毀之。

【解釋】

依據法令標準所爲之行政處罰，若正值該標準修正公告，按實體從舊，程序從新，爲適用法規之一般原則，規定人民權利義務之發生、變動、喪失等之實體法規，於行爲後有變更，除法令另有規定外應適用行爲時法，此所以保護人民既得之權益。現衛生機關抽驗之行爲係在舊的衛生標準下實施，除修正法令另規定外，應依原標準處分（81.11.11.衛署食字第8172440號轉法務部81.11.4.法八十一律字第16531號）。

廠商實施食品回收行動時，應考慮食品對民眾健康可能造成危害之程度及其銷售通路之深度，訂定回收執行完成之期限向衛生機關報備，在回收行動過程中亦需向衛生機關提出進度報告，而衛生機關則應監督廠商完成回收行動，定期進行稽查，以確認該回收行動之達成度，並可視實際之回收情形，要求廠商延長或縮短回收之時限。廠商完成回收行動後應向衛生機關提出報告備查，詳見附錄十一。（89.3.17衛署食字第89013106號）

第三十條　食品、食品添加物、食品器具、食品容器、食品包裝或食品用洗潔劑，發現有第二十九條第一項第一款或第二款情事，除依第二十九條規定處理外，中央主管機關得公告禁止其製造、販賣或輸入、輸出。

前項公告禁止之物品爲中央主管機關查驗登記並發給許可證者，得一併廢止其許可。

第三十一條　有下列行爲之一者，處新臺幣四萬元以上二十萬元以下罰鍰；一年內再次違反者，並得廢止其營業或工廠登記證照：一、違反第十一條第一款至第七款或第十五條規定者。二、違反前條之禁止命令者。

【解釋】

食品檢出規定外色素Rodamine B時之移送法辦對象應爲該產品製造者，即以行爲人移送之對象，另產品製造者若能舉證該法定外色素之供應商係以食品色素之名義提供其使用，則亦應追究刑責。（88.1.4.衛署食字第87073653號）

屏東縣聯勤鵝鑾鼻活動中心涉嫌食物中毒，其負責人爲軍人身分，仍適用食品衛生管理法，因食品衛生管理法之適用爲全面性，故並不因當事人之身分而有所區分。（88.5.6.衛署食字第88021459號）

第三十二條　違反第十九條第一項規定者，處新臺幣三萬元以上十五萬元以下罰鍰，違反同條第二項規定者，處新臺幣二十萬元以上一百萬元以下罰鍰；一年內再次違反者，並得廢止其營業或工廠登記證照；對其違規廣告，並得按次連續處罰至其停止刊播爲止。傳播業者，違反第十九條第三項規定者，處新臺幣三萬元以上十五萬元以下罰鍰，並得按次連續處罰。主管機關爲第一項處分同時，應函知傳播業者及直轄市、縣（市）新聞主管機關。傳播業者自收文之次日起，應即停止刊播。

傳播業者未依前項規定，繼續刊播違反第十九條第一項或第二項規定之廣告者，由直轄市、縣（市）新聞主管機關處新臺幣六萬元以上三十萬元以下罰鍰，並得按次連續處罰至其停止刊播爲止。

【解釋】

公司負責人猝死、公司停業，其違規廣告查處仍得依強制執行法對其遺產爲強制執行之行政罰鍰。（88.10.6衛署食字第88052467號）

第三十三條　有下列行爲之一者，處新臺幣三萬元以上十五萬元以下罰鍰；一年內再次違反者，並得廢止其營業或工廠登記證照：

一、違反第十條規定經限期令其改善，屆期不改善者。

二、違反第十一條第八款、第九款、第十三條第二項、第十四條第一項、第十七條第一項、第十八條、第二十二條第一項規定者。

三、違反中央主管機關依第十二條、第十七條第二項所爲之規定者。

四、違反中央主管機關依第二十條第一項、第二十一條所爲之規定，經限期令其改善，屆期不改善者。

五、違反直轄市或縣（市）主管機關依第二十三條所定之管理辦法者。

六、經主管機關依第二十九條第二項命其回收、銷毀而不遵行者。

【解釋】

食品衛生管理法第三十三條第四款所規定：「……經通知限期改善而不改善者」之「改善」，係指應予全部改善，或已改善完成而言。如通知改善期限屆滿，而僅大部分改善或小部分改善，均與全部改善之意旨不符，自仍應依上開法條規定處理。（73.9.13.衛署食字第479834號）

已開具行政罰鍰處分書之違規品，復於訴願期間且已逾原處分限期改善之期限被查獲，因原處分既已被撤銷，自不得再依據原處分而將該產品沒入銷毀，而依食品衛生管理法第三十三條第六款處分。（83.10.4.衛署食字第83056019號）

第三十四條　有第三十一條至前條行爲，致危害人體健康者，處三年以下有期徒刑、拘役或科或併科新臺幣十八萬元以上九十萬元以下罰金。

法人之代表人、法人或自然人之代理人、受僱人或其他從業人員，因執行業務犯前項之罪者，除處罰其行爲人外，對該法人或自然人科以前項之罰金。

因過失犯第一項之罪者，處六個月以下有期徒刑、拘役或科新臺幣十萬元以下罰金。

第三十五條　拒絕、妨礙或規避本法所規定之抽查、抽驗、查扣、不能或不願提供不符合本法規定物品之來源或經命暫停作業而不遵行者，處新臺幣三萬元以上十五萬元以下罰鍰；情節重大或一年內再次違反者，並得廢止其營業或工廠登記證照。

【解釋】

飲食攤店拒絕、妨害、或故意逃避衛生主管機關依食品衛生管理法第二十一條（舊法，即現行第二十四條）所規定之抽查、抽驗者，執行機關得當場將拒絕、妨害、或故意逃避之時間、地點、及具體事實作成紀錄，依同法第二十八條（舊法，爲現行第三十五條）之規定處辦。（71.9.3.衛署食字第393209號）

第三十六條　本法所定之罰鍰，由直轄市或縣（市）主管機關處罰之。前項罰鍰經限期繳納後，屆期仍未繳納者，移送法院強制執行。

【解釋】

違反食品衛生管理法案件處以罰鍰，其受處罰自然人死亡，能否對其遺產繼承人續行強制執行行政罰鍰：行政罰鍰之性質屬於受處分人公法上之金錢給付義務，有學者主張，公法上金錢給付義務於執行名義成立後義務人死亡者，仍得依強制執行法對其遺產爲強制執行；至於實務上法院是否採相同見解，則尚無從得知。惟爲貫徹行政處分之執行，仍宜依法定程序移送法院強制執行，並視法院是否受理再作爲日後處理該類案件之原則。（87.4.29衛署食字第87019278號）

第七章　附　則

第三十七條　本法關於食品器具、食品容器之規定，於兒童直接接觸入口之玩具準用之。

第三十八條　中央主管機關依本法受理食品業者申請審查、檢驗及核發許可證，應收取審查費、檢驗費及證書費；其費額，由中央主管機關定之。

【細則第十九條】

輸出食品如應買方要求向中央主管機關申請衛生查驗者，準用關於檢驗或查驗之規定辦理；其符合規定者，並核發衛生證明。

【解釋】

公告本署異動辦理「國產食品產製前配方審查」審查費收費標準及審查作業事宜。（90.8.8衛署食字第0900054913號）

公告修正本署辦理「國產食品產製前配方審查」之申請書表格式（請參閱附錄十三），原申請書表使用期限至二〇〇三年十二月三十一日止。（92.12.26衛署食字第0920402966）

公告本署辦理「核發外銷食品，食品添加物等英文證明書」審查作業事宜。（90.12.28衛署食字第0900080539號）

第三十九條　本法施行細則，由中央主管機關定之。

第四十條　本法自公布日施行。

食品衛生管理法施行細則

中華民國七十年十一月二十日發布

中華民國七十四年十二月二十日修正發布

中華民國八十三年九月七日修正發布

中華民國八十九年五月十五日修正發布

中華民國九十年五月三日修正發布

中華民國九十一年六月十二日修正發布

第一條　本細則依食品衛生管理法（以下簡稱本法）第三十九條規定訂定之。

第二條　本法第十一條第三款所稱有毒，係指食品或食品添加物含有天然毒素或化學物品，而其成分或含量對人體健康有害或有害之虞者。

本法第十一條第三款所稱有毒或含有害人體健康之物質或異物，由中央主管機關認定之。

第三條　本法第十一條第四款所稱染有病原菌者，係指食品或食品添加物受病因性微生物或其產生之毒素污染，致對人體健康有害或有害之虞者。

前項病因性微生物，由中央主管機關認定之。

第四條　（刪除）

第五條　（刪除）

第六條　（刪除）

第七條　（刪除）

第八條　（刪除）

第九條　本法第十七條第一項第一款所稱之品名，其爲食品者，應使用國家標準所定之名稱；無國家標準名稱者，得自定其名稱。其爲食品添加物者，應依中央主管機關規定之名稱。

依前項規定自定食品品名者，其名稱應與食品本質相符，避免混淆。

第十條　本法第十七條第一項第二款所定內容物之標示，除專供外銷者外，應依下列規定辦理：

一、重量、容量以公制標示之。

二、液汁與固形物混合者，分別標明內容量及固形量。

三、內容物含量得視食品性質註明為最低、最高或最低與最高含量。

四、內容物為二種或二種以上時，應依其含量多寡由高至低標示之。

第十一條　本法第十七條第一項第三款所定食品添加物之標示，應依下列規定辦理：

一、食品添加物名稱應使用經依本法第十二條公告之食品添加物品名或通用名稱。

二、屬調味劑（不含人工甘味料、糖醇、咖啡因）、乳化劑、膨脹劑、酵素、豆腐用凝固劑、光澤劑者，得以用途名稱標示之；屬香料者，得以香料標示之；屬天然香料者，得以天然香料標示之。

三、屬防腐劑、抗氧化劑、人工甘味料者，應同時標示其用途名稱及品名或通用名稱。

第十二條　本法第十七條第一項第五款所定日期之標示，應印刷於容器或包裝之上，並依習慣能辨明之方式標明年、月、日。但保存期限在三個月以上者，其有效日期得僅標明年、月，並推定為當月之月底。

第十三條　有容器或包裝之食品及食品添加物之標示，應依下列規定辦理：

一、標示字體之長度及寬度不得小於二公厘。但最大表面積不足十平方公分之小包裝，除品名、廠商名稱及有效日期外，其他項目標示字體之長度及寬度得小於二公厘。

二、在國內製造者，其標示如兼用外文時，應以中文為主，外文為輔。但專供外銷者，不在此限。

三、由國外輸入者，應依本法第十七條之規定加中文標示，始得輸入。但需再經改裝、分裝或其他加工程序者，得於銷售前完成中文標示。

第十四條　食品或食品添加物工廠以外之食品業，建設主管機關應將其商業登記資料送交該管衛生主管機關進行稽查管理。

第十五條　主管機關人員執行本法第二十四條第一項及第三項所定職務時，應持各該機關發給之食品衛生檢查證；查獲違法嫌疑食品事件或定期封存者，應作成紀錄，並由執行人員及物品持有人或在場人簽章；抽樣檢驗或查扣紀錄者，並應出具收據。 前項檢查證、紀錄表、收據之格式及檢驗項目與抽樣數量，由中央主管機關定之。

第十六條　本法第二十四條第一項所稱紀錄，係指與抽查相關之原料來源、原料數量、作業、品保、銷售對象、金額或其他執行本法所需之相關資料。

第十七條　（刪除）

第十八條　食品、食品添加物、食品器具、食品容器、食品包裝或食品用洗潔劑，經依本法第二十九條規定沒入銷毀或通知限期消毒、改製或採行安全措施者，其範圍及於相同有效日期之產品；未標示有效日期或有效日期無法辨識者，其範圍及於全部產品；其爲來源不明而無法通知限期消毒、改製或採行安全措施者，沒入銷毀之。

第十九條　輸出食品如應買方要求向中央主管機關申請衛生查驗者，準用關於檢驗或查驗之規定辦理；其符合規定者，並核發衛生證明。

第二十條　本細則自發布日施行。

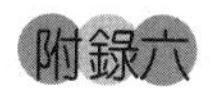

附錄六　餐飲業食品安全管制系統先期輔導作業規範

中華民國九十四年四月六日修正發布

第一條　行政院衛生署（以下簡稱本署）爲提升餐飲衛生安全，維護業者及消費者之共同權益，特推動本先期輔導制度。

第二條　本規範專有名詞定義如下：

一、食品良好衛生規範（Good Hygienic Practice；簡稱GHP）：係指依據食品衛生管理法第二十條第一項制定之食品業者製造、加工、調配、包裝、運送、貯存、販賣食品或食品添加物之作業場所、設施及品保制度之管理規定。

二、危害分析重要管制點（Hazard Analysis Critical Control Points，簡稱HACCP）制度：係建立在GHP基礎上，分析食品製造過程中可能出現之危害，並於製程中尋找重要管制點予以即時控制，使危害不致發生於最後成品之預防系統。

三、食品安全管制系統先期輔導：係指在食品良好衛生規範基礎上，實施危害分析重要管制點先期制度。

四、現場外部稽核：對業者是否符合本規範之相關作業規定，由公正第三者組成小組所施行之稽核。

五、追蹤管理：由公正第三者組成小組，針對已取得本署餐飲HACCP先期輔導標章廠商之定期及不定期稽查作業。

六、現場外部稽核再確認：對於暫停使用標章之因素，由公正第三者組成小組評估再確認業者是否落實實施本規範相關規定之稽核。

七、伙食包辦作業：係指經營學校、醫院、工廠等機關團體伙食包辦之業者。

第三條　本規範適用之業別如下：

一、食品製造業包括：

(一)即食餐食工廠

(二)餐盒食品製造業

二、餐飲服務業包括：

(一)營業場所容納二十桌以上之宴席餐廳。

(二)觀光旅館（含國際觀光旅館及一般觀光旅館）。
(三)中央廚房。
(四)中、西式速食業。
(五)每餐製作五百人餐以上之伙食包辦作業。

第四條　業者申請資格條件如下：

一、廠商需具備下列基本資格：

(一)食品製造業：

1. 領有工廠登記證或營業項目爲餐盒食品製造之營利事業登記證。
2. 置有食品衛生管理人員，且受過經本署認可之訓練機關（構）（見註一）辦理之餐飲業GHP及HACCP系統實務訓練合格，領有證書。
3. 生產負責主管須受過本署認可訓練機關〔構〕辦理之餐飲業食品HACCP系統實務訓練合格，領有證書。
4. 具有符合GHP建築與設施硬體要求及軟體管理之下列各項標準作業程序書：
   (1)衛生管理標準作業程序書：包括建築與設施、設備與器具之清洗衛生、從業人員衛生管理、清潔及消毒等化學物質與用具管理、廢棄物處理（含蟲鼠害管制）、衛生管理專責人員等六項。
   (2)製程及品質管制標準作業程序書：包括採購驗收（含供應廠商評鑑）、廠商合約審查、食品添加物管理、食品製造流程規劃、防止交叉污染、化學性及物理性危害侵入之預防、半成品成品之檢驗、留樣保存試驗等八項。
   (3)倉儲管制標準作業程序書。
   (4)運輸管制標準作業程序書。
   (5)檢驗與量測管制標準作業程序書。
   (6)客訴管制標準作業程序書。
   (7)成品回收管制標準作業程序書。
   (8)文件管制標準作業程序書。
   (9)教育訓練標準作業程序書。
5. 主要產品項目或其他事項應與工廠登記證或營利事業登記證相符。

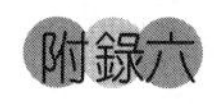

(二)餐飲服務業：

1.領有營利事業登記證。

2.置有衛生管理專責人員，且受過經本署認可之訓練機關（構）（見註一）辦理之餐飲業GHP及HACCP系統實務訓練合格，領有證書。

3.具有符合GHP建築與設施硬體要求及軟體管理之下列各項標準作業程序書：

(1)衛生管理標準作業程序書：含建築與設施、設備與器具之清洗衛生、從業人員衛生管理、清潔及消毒等化學物質與用具管理、廢棄物處理（含蟲鼠害管制）、衛生管理專責人員等六項。

(2)製程及品質管制標準作業程序書：包括採購驗收（含供應廠商評鑑）、廠商合約審查、前處理、製備、供膳、食品製造流程規劃、防止交叉污染、化學性及物理性危害侵入之預防、成品之確認等九項。

(3)倉儲管制標準作業程序書。

(4)運輸管制標準作業程序書。

(5)檢驗與量測管制標準作業程序書。

(6)客訴管制標準作業程序書。

(7)成品回收管制標準作業程序書。

(8)文件管制標準作業程序書。

(9)教育訓練標準作業程序書。

4.營業項目或其他事項應與營利事業登記證相符。

第五條　申請作業程序及審查：

一、於業者向委辦機關（構）提出外部稽核申請時，應副知轄區衛生局，而委辦機關（構）於審查完成排定日程後亦應副知轄區衛生局參與現場外部稽核之執行。

(一)食品製造業：

1.工廠登記證或營利事業登記證影本一份（具有最近一年內之校正章），並加蓋廠商及負責人印章。

2.餐飲業食品安全管制系統先期制度建立申請書。

3.衛生管理專責人員履歷表及相關受訓結業證書影本。

4.食品製造業組織系統圖及從業人員工作配置表。

5. 食品製造業工廠平面圖及主要機械及設備配置圖。

6.GHP各項標準作業程序書。

(二)餐飲服務業：

1. 最新之營利事業登記證影本一份，並加蓋商號及負責人印章。

2. 伙食包辦作業除須出具於包作場所可每餐製作五百人餐以上之證明及實際工作場所之縣市政府所核發營利事業登記證文件之，尙須檢附包作場所所在地縣市衛生局所核發衛生證明文件及與目委託外包者一年以上之有效合約書或同意書。

3. 餐飲業食品安全管制系統先期制度建立申請書。

4. 品質及衛生管理專責人員履歷表及相關受訓結業證書影本。

5. 單位組織系統圖及從業人員工作配置表。

6. 作業場所平面圖及主要機械及設備配置圖。

7.GHP各項標準作業程序書。

二、資料審查

(一)本署委辦機關（構）受理申請資料審查，於半個月內審查完畢，審查結果通知申請廠商，並副知本署。

(二)審查符合規定者，廠商可自行建立品管制度。審查不符合規定者，廠商應補齊資料後，始可再提出申請。

第六條　品管制度之建立業者於建立相關品管制度時得參考註二相關程序辦理。

第七條　現場外部稽核

一、完成輔導之業者並經實際運轉四十五日後應備妥下列資料，向本 署委辦機關（構）申請現場外部稽核：

(一)完整之四階段品管制度建立過程之紀錄表。

(二)餐飲業食品安全管制系統先期輔導制度建立之確認工作情形 表。

(三)最後一次輔導建議改善複查紀錄表（自行建立者免附)。

(四)GHP各項標準作業程序書及相關紀錄表單。

(五)產品HACCP先期計畫書及相關紀錄表單。

二、本署委辦機關（構）於受理申請資料後半個月內審查完畢，審查結果符合規定者即通知申請廠商，副知本署，並排定日期，邀集稽核小組辦理現場外部稽核工作。稽核小組成員應符合餐飲業食品安全管制系統先期輔導稽核（查）人員注意事項（註三）之規定。

三、資料審查結果需補正者，由本署委辦機關（構）通知申請廠商補正。經通知限期補正而逾期未補正者，視同放棄，予以退件。

四、現場外部稽核程序見註四。

五、現場外部稽核報告之處理：

(一)現場外部稽核結束後，稽核小組將稽核報告及相關資料送本署委辦機關（構）。

(二)稽核結果由本署委辦機關（構）以書面通知廠商。

(三)稽核結果不符合項目超過規定標準者，評定爲現場外部稽核未通過。

(四)稽核結果被列爲限期改善有條件通過者，由本署委辦機關（構）排定日期，邀集稽核小組成員再次現場複查，複查結果如所列缺點未能全數改善者，則評定爲現場外部稽核未通過。

六、辦理現場外部稽核時，應同時抽取產品送本署認可之檢驗機構依衛生標準檢驗，抽驗結果不合格者列爲不通過，業者得申請複驗一次。所有檢驗費用由業者負擔。

第八條　核發先期輔導證明標章

一、本署委辦機關（構）將外部稽核及產品抽驗均合格者之稽核報告及相關資料送本署核定，並由本署編定先期輔導標章號碼，由本署公告周知相關單位。

二、衛生局依餐飲業HACCP先期輔導證明之標章樣式及用例說明製作並頒發業者先期輔導證明書及標章。

第九條　追蹤管理

一、追蹤管理由本署委辦機關（構）聘請具有HACCP制度輔導或稽核實務經驗之專家、學者，採分級不定期之追蹤管理方式，並以食品安全管制系統先期制度執行狀況稽查表辦理。稽查小組成員應符合餐飲業食品安全管制系統先期輔導稽核（查）人員注意事項（註三）之規定。

二、稽查結果由本署委辦機關（構）通知業者並副知衛生局。連續二次稽查結果超過二個主要缺點者，先行函文工廠及轄區衛生局，並再次安排複查，如仍不符規定者，由本署公告廢止其先期輔導證明及標章。

三、缺點數未超過二個主要缺點數者，業者應自行或選擇輔導機關（構）協助改善，改善報告應送本署委辦機關（構）及當地衛生局備查。

四、已取得先期輔導證明之廠商HACCP小組成員，每人每年應接受本署認可訓練機關（構）（見註一）辦理之GHP或HACCP相關課程講習至少八小時以上，並取得講習證明。

第十條　標章之廢止

已取得先期輔導證明而有下列情形之一者，由當地衛生局函報本署，廢止其先期輔導證明書及標章，被廢止者應繳回證明書及標章；如為外部稽核通過，尚未取得先期輔導證明者，不予核發該證明。

一、半年內發生食品中毒案件二次以上，並經衛生局調查確認者。

二、永久停工。

三、產品在非輔導處所產製者。

四、產品之主要製造階段以及包裝等步驟委外代工者。

五、購買或使用未經管制之即時性食品。

六、超過最大生產量生產或供應。

七、食品衛生管理人員（或衛生管理專責人員）未駐場管理，或中途異動未於一個月內向當地衛生局報備，或未於三個月內完成餐飲業HACCP系統實務相關訓練，並取得證明者。

八、追蹤管理稽核結果經衛生局複查，違反GHP相關規定，經限期改善而未改善者。

九、經申請現場外部稽核再確認未通過者。

十、廠商被公告暫停後一年內未提出外部稽核再確認申請者。

十一、其他重大缺失者。

第十一條　標章之暫停使用

已取得先期輔導證明而有下列情形之一者，由當地衛生局函報本署，暫停其先期輔導證明書及標章，被暫停者應繳回證明書及標章；如為外部稽核通過，尚未取得先期輔導證明者，不予核發該證明書及標章。

一、發生食品中毒案件並經衛生局調查確認者。

二、廠房遷移他處或廠房建築硬體原址重建而停工或歇業者。

三、因其他原因而暫時停工或歇業一個月以上者（寒暑假除外）。

四、廠商因下列原因之一，而需更動HACCP先期計畫運作者：

(一)HACCP小組之衛管人員或生產主要負責人員異動。

(二)產能增加超過原計畫書所列之最安全生產量。

(三)經營型態改變。

(四)其他。

第十二條　現場外部稽核再確認

一、有下列情形之一者，廠商得毋需再經自費輔導程序，逕向本署委辦機關（構）申請辦理現場外部稽核再確認：

(一)發生第十一條第一款有關中毒案經暫停使用證明書及標章者，自發生日起半年後，得檢具中毒案之檢討報告、具體改善措施及相關教育講習之證明文件，向本署委辦機關（構）提出現場外部稽核再確認之申請，惟僅限一次。

(二)廠商因第十一條第二款、第三款或第五款原因而暫停使用證明書及標章者，得於原因消滅後一個月內向本署委辦機關（構）提出現場外部稽核再確認之申請。

(三)廠商因第十一條第四款而暫停使用證明書及標章者，得備妥相關文件向本署委辦機關（構）提出現場外部稽核再確認之申請。

二、本署委辦機關（構）現場外部稽核再確認之執行作業同第七條相關規定。

三、稽核再確認結果符合規定者，公告恢復其使用先期輔導證明書及標章；稽核再確認結果不符合規定者，公告廢止該證明書及標章，被廢止者應繳回證明書及標章。

四、通過外部稽核惟未取得先期輔導證明之廠商，因其暫停原因消失，申請現場外部稽核再確認通過後，證明與標章之發給、追蹤管理等同第八條、第九條之規定。

第十三條　學校設置之中央廚房、地區級以上公私立醫院供膳場所亦得申請，其於提出先期輔導申請資料審查時，不必檢具營利事業登記證。

第十四條　本規範相關先期輔導作業流程圖如註五。

第十五條　本規範將配合相關法令之訂定或修訂而修正。

第十六條　本規範發布後實施，修正時亦同。

【註一】

餐飲業食品安全管制系統先期輔導作業規範訓練機關（構）注意事項

一、行政院衛生署（以下簡稱本署）爲輔導餐飲業參與食品安全管制系統先期輔導，協助業者選擇衛生機關認可訓練機關（構），參照「食品製造工廠衛生管理人員設置辦法」第五條及第六條與「餐飲業食品安全管制系統先期輔導作業規範」第四條及第九條相關規定訂定本注意事項。

二、本注意事項所稱認可訓練機關（構）應爲經政府主管機關核准立案之合法訓練機關（構），或屬公私立大學院校、登記有案之財、社團法人或餐飲相關公（工）會，且具有辦理食品業者衛生安全相關教育訓練或講習實務者。

三、本注意事項所稱認可訓練機關（構）之認可方式如下：

(一)相關訓練機關（構）申請辦理訓練資格之認可，屬地方性之機構者，向轄區衛生局申請認可；屬省級或全國性之機關（構）者，向本署提出申請。

(二)新申請認可之訓練機關（構），於提出申請時，應備妥下列各項證明文件：

1.組織章程。

2.組織架構或人力配置圖（具辦理教育訓練專職人員三人以上，並請檢附薪資證明）。

3.規劃擬開設班別之訓練課程表、教學內容系統圖及課程標準表。

4.規劃擬聘請講師之基本學經歷資料。

5.申請者如屬立案訓練機關（構），應提經政府主管機關核准之相關證明文件；如屬餐飲相關公（工）會，應提出核准設立之證明文件、連續二次會員大會手冊及主管機關同意備查之復函。

6.三年內辦理相關訓練之證明資料（與政府機關合辦或承辦食品衛生安全相關訓練工作三年以上，每年至少辦理相關訓練二場，或三年至少辦理六場）。

7.辦理教育訓練人員之薪資證明。

(三)屬政府機關專案委託或捐助之訓練計畫執行之訓練機關（構），申請認可時，應將整年度之訓練計畫一併送審。

四、認可訓練機關（構）辦理訓練時應依下列注意事項辦理：

(一)辦理相關訓練或講習時，應於開班前將相關資料送所在地衛生局備查。

(二)每班次學員不得超過五十人。

(三)所聘請講師應具執行餐飲業食品安全管制系統先期輔導制度相關訓練、輔導、稽核、追蹤管理等經驗。

(四)一年內未辦理訓練者，其認可資格自然取銷，擬再辦理訓練時，需重新申請認可。

(五)不得為補習班或私設補習教育之學校以抽取佣金方式代辦訓練，經查證屬實即終止其認可。

五、辦理餐飲業者食品安全管制系統先期輔導制度相關教育訓練班別時，學員應經測驗合格後，始得發給結業證明書，否則只發給參與證明書。

【註二】

餐飲業食品安全管制系統先期輔導作業規範業者建立品管制度注意事項

一、行政院衛生署（以下簡稱本署）為輔導餐飲業建立食品安全管制系統，協助業者建立品管制度，依據餐飲業食品安全管制系統先期輔導作業規範第六條規定訂定本注意事項。

二、業者得自行選擇合格之輔導機關（構）進行輔導，雙方並應訂定合約規範權利義務及相關經費。

三、所稱合格輔導機關（構），係指依公司法設立之公司、登記有案之財、社團法人、公私立學校或機關，且具有本先期輔導作業合格之輔導人員三人以上（含外聘）之輔導機關（構）。

四、合格輔導人員之條件：

(一)應為大學院校食品相關科系現任講師以上人員，或大學院校食品相關科系畢業並具食品相關工作五年以上經驗者。

(二)應完成衛生署認可之HACCP系統制度相關基礎訓練課程三十二小時以上，得有證明者。

(三)應具備下列實務經驗之一：

1.擔任餐飲業食品安全管制系統制度建立工作，至少輔導四家業者建立HACCP系統先期制度，有資料佐證者。

2.參與餐飲業食品安全管制系統制度建立工作，至少輔導八家業者建立HACCP系統先期制度，有資料佐證者。

3.參與本先期輔導作業中現場外部稽核，現場外部稽核再確認或追蹤管理工作，提出具體缺失獲採用計十六家次以上，有資料佐證者。

4.擔任相關食品業HACCP系統建立工作，至少輔導四家業者建立HACCP系統制度，有資料佐證者。

5.參與相關食品業HACCP系統制度建立工作，至少輔導八家業者建立HACCP系統制度，有資料佐證者。

五、辦理餐飲業者食品安全管制系統先期輔導制度相關教育訓練班別時，學員應經測驗合格後，始得發給結業證明書，否則只發給參與證明書。

六、輔導人員從事餐飲業食品安全管制系統先期輔導業務時，不得有假藉政府單位名義從事營利或詐欺等行為。

七、違反第四、五點規定並經查證屬實者，由本署或縣（市）衛生局取銷其參與本先期輔導作業中之任何工作資格。

八、先期輔導作業：

(一)業者自行接受輔導，輔導次數至少歷經四個階段，有關輔導時程、次數及進度，由業者與輔導機關（構）指派之輔導人員自行協商。且進行下一次輔導時，應先將上一次輔導改善事項由輔導人員複查確認。

(二)輔導內容：

1.第一階段輔導內容：製程合理化、GHP中衛生管理標準作業程序書訂定與檢討、廠商HACCP先期計畫書執行小組名單訂定。

2.第二階段輔導內容：第一次輔導建議改善事項複查、GHP中製程及品質管制標準作業程序書訂定與檢討、產品描述、加工流程圖建立、危害分析重要管制點訂定與檢討。

3.第三階段輔導內容：第二次輔導建議改善事項複查、管制界限、監測方法、矯正措施、確認方法、紀錄及GHP中倉儲管制、運輸管制、檢驗與量測、消費者申訴案件、成品回收及處理、教育訓練等標準作業程序書訂定與檢討。

4.第四階段輔導內容：第三次輔導建議改善事項複查、GHP各項標準作業程序書、產品HACCP先期計畫書落實情形之查核。

(三)輔導程序：

1.廠商負責人介紹其HACCP執行小組成員。

2.輔導負責人介紹輔導小組成員。

3.輔導負責人報告本次輔導工作內容。

4.第一次輔導時，廠商應報告單位之組織系統、從業人員工作配置及單位平面圖（包括主要機械及設備配置）。

5.輔導小組每次輔導應勘查現場軟、硬體是否符合食品衛生管理相關法令及廠商自訂的規範。

6.每次輔導後的整體檢討。

7.每次輔導建議改善事項及完成改善時間之確定暨下次輔導時間之訂定。

(四)每次現場輔導之小組成員應由合格之輔導人員至少二人組成輔導小組，執行現場輔導工作。

(五)每次輔導結果應填寫輔導紀錄表，並於紀錄表之處理意見欄內詳填建議事項完成期限，最後一次輔導除填寫輔導紀錄表外，應加填確認工作情形表。

(六)最後一次輔導後，輔導人員仍應就輔導建議改善事項複查（複查紀錄表），複查合格後業者始得向本署委辦機關（構）申請現場外部稽核。

(七)食品製造業以當日菜餚及供膳型態訂定HACCP先期計畫書；餐飲服務業倘有各種不同供膳型態者，應各擇一種典型菜餚之製程訂定，其中危害分析部分，得選擇一種典型菜餚或多種不同供膳型態菜餚作分析。

(八)進行確認或驗效時，半成品或成品之檢驗得委託檢驗機構採樣檢驗。

九、業者得以其內部管理系統進行先期輔導建立品管之作業，惟自行建立品管作業相關之內容不得少於由輔導機關（構）提供之輔導內容，其品管作業負責人亦應由具合格輔導人員者擔任。

【註三】

餐飲業食品安全管制系統先期輔導作業稽核（查）人員注意事項

一、行政院衛生署（以下簡稱本署）為建立餐飲業食品安全管制系統先期輔導現場外部稽核、現場外部稽核再確認及追蹤管理稽核人員之管理，依據餐飲業食品安全管制系統先期輔導作業規範第七條第二點、第九條第一點及第十二條第二點規定訂定本注意事項。

二、稽核員之資格條件：

(一)應為大學院校食品相關科系現任講師以上或大學院校食品相關科系畢業，並具食品相關工作三年以上經驗或具有參與相關食品業HACCP系統制度建立輔導經驗一年以上或為衛生單位內實際從事食品衛生管理之人員。

(二)應完成衛生署認可之HACCP系統制度相關基礎訓練課程十六小時以上。

(三)應實際參與食品相關產業HACCP系統制度建立外部查核工作，取得至少四次完整之外部查核工作經驗。

三、主任稽核員之資格條件：

(一)應為大學院校食品相關科系副教授以上或大學院校食品相關科系畢業，並具食品相關工作經驗三年以上或具有參與相關食品業HACCP系統制度建立輔導經驗二年以上者。

(二)應完成衛生署認可之HACCP系統制度相關基礎訓練課程三十二小時以上。

(三)應實際參與食品相關產業HACCP系統制度建立外部稽核工作，取得至少四次完整之外部稽核工作經驗。

四、學者、專家或衛生單位人員在未取得至少四次完整之外部稽核（查）工作經驗之前，得在現場外部主任稽核員同意下，以觀察員身分參與稽核工作，取得稽核經驗，惟不得支領出席費。

五、衛生單位人員不得擔任管轄縣市廠商之現場外部稽核或現場外部稽核再確認人員，必須跨縣市擔任本項稽核業務之稽核人員。

六、輔導人員從事餐飲業食品安全管制系統先期輔導業務時，不得有假藉政府單位名義從事營利或詐欺等行為。

七、現場外部稽核或現場外部稽核再確認由本署委辦機關（構）敦聘主任稽核員一人及稽核員至少二人，組成稽核小組，執行現場外部稽核或現場外部稽核再確認工作。

八、稽核人員應恪遵下列規定：

(一)不得有洩漏機密或不利於稽核小組所屬相關單位、業者之行為。

(二)不得假藉名義從事營利或詐欺等行為。

(三)凡與稽核相關之事務，未經本署或縣（市）衛生局同意，不得擅自接受媒體採訪或發布不當言論。

九、違反前項規定並經查證屬實者不再續聘，且不得再參與相關稽核工作。如涉及違反其他法令者，由本人自行負責。

【註四】

現場外部稽核程序

一、起始會議：由業者介紹其主要幹部、HACCP執行小組成員及生產作業流程簡要說明；由主任稽核員說明各稽核員之稽核項目，並確認稽核範圍與標準。

二、現場勘查軟、硬體。

三、實地稽核時，主任稽核員應對稽核工作予以確認，並預定稽核結束時間。

(一)各稽核員依分配之任務，由業者HACCP執行小組相關成員陪同，赴各有關部門進行現場實地稽核。

(二)書面資料審查。

四、內部討論：

(一)現場外部稽核結束後，主任稽核員主持內部會議，並請業者相關人員迴避。

(二)各稽核員提出稽核資料及現場觀察結果討論，包含觀察所得及各項缺失，以完成現場外部稽核報告。

五、外部稽核結果應塡寫現場外部稽核報告。

六、稽核總結會議：

由稽核小組及業者相關人員參加，並依序辦理左列事項：

(一)由主任稽核員對稽核結果作綜合說明，及缺點判定情形。

(二)與業者逐項討論確認稽核結果，並說明提送缺點矯正計畫之期限、窗口及複查方式等。

(三)業者如對稽核結果或缺點判定有異議時，可當場提出說明或補提相關資料。若雙方檢討仍無法達成共識時，業者可於稽核報告之業者意見欄內說明意見。上項意見視同申訴案件，本署將專案處理後，正式答覆業者。

(四)請業者負責人或HACCP執行小組召集人在稽核報告上簽章。

七、現場外部稽核或現場外部稽核再確認由本署委辦機關（構）敦聘主任稽核員一人及稽核員至少二人，組成稽核小組，執行現場外部稽核或現場外部稽核再確認工作。

八、稽核人員應恪遵下列規定：

(一)不得有洩漏機密或不利於稽核小組所屬相關單位、業者之行爲。

(二)不得假藉名義從事營利或詐欺等行爲。

(三)凡與稽核相關之事務，未經本署或縣（市）衛生局同意，不得擅自接受媒體採訪或發布不當言論。

九、違反前項規定並經查證屬實者不再續聘，且不得再參與相關稽核工作。如涉及違反其他法令者，由本人自行負責。

【解釋】

學校、機關、團體附設之餐廳設施若不符台灣省公共飲食場所衛生管理辦法（舊法）之規定，學校、機關、團體負責人亦應負行政監督之責，意指學校、機關、團體負責人如非餐廳伙食之負責人，但基於學校、機關、團體負責人之地位，本諸行政監督權，仍應督促其組織內部之伙食負責人切實遵守食品衛生法令而言，非謂該等學校、機關、團體之負責人應依食品衛生管理法第三十三條處辦。因此，不生連帶責任或兩罰問題。至於其「應負行政監督之責」係爲學校、機關、團體內部及（或）其主管機關之行政管理，非屬食品衛生管理法第三十三條之範疇。（76.1.10.衛署食字第632361號）

【註五】

餐飲業食品安全管制系統先期輔導作業流程

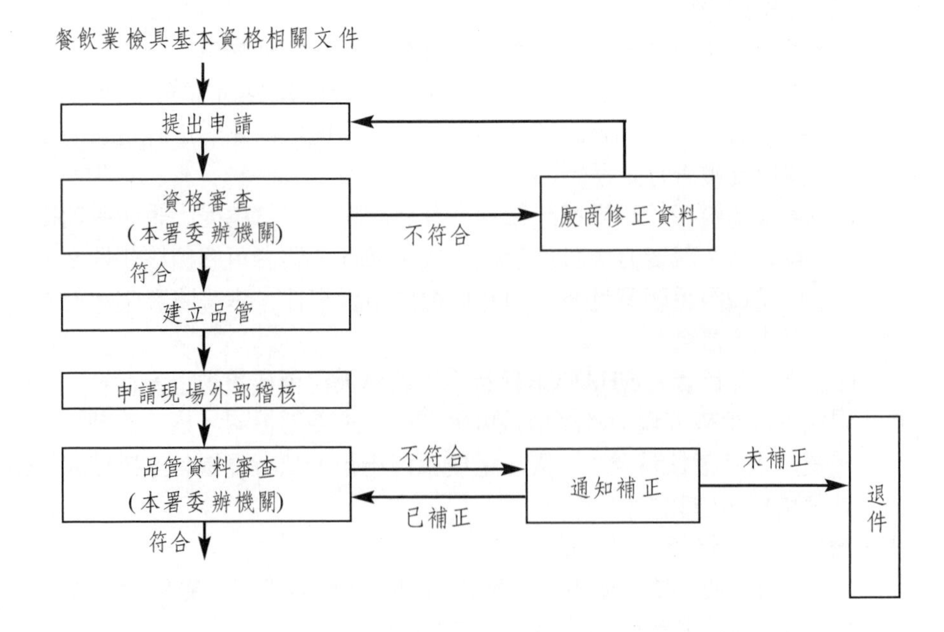

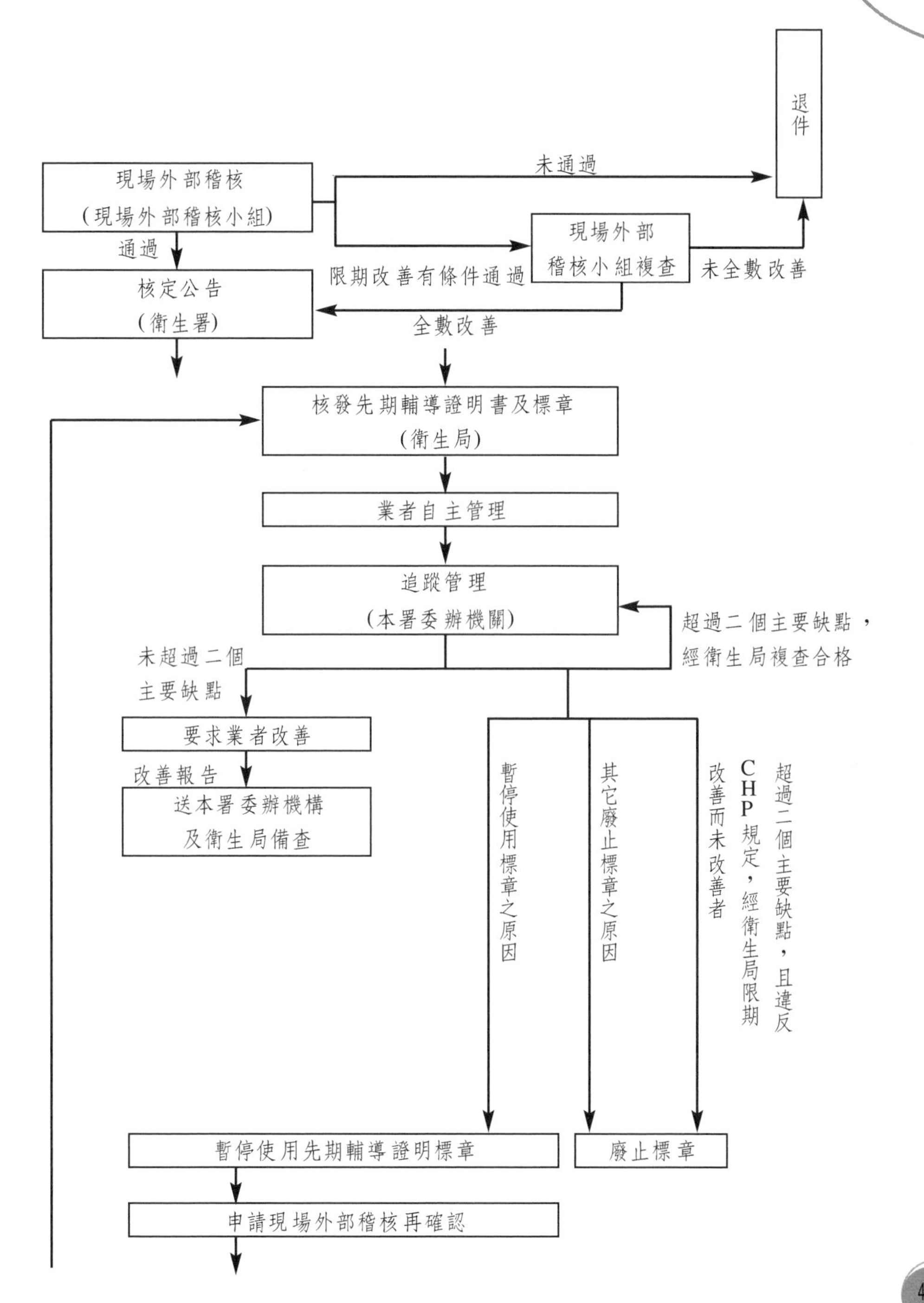
退件
現場外部稽核
(現場外部稽核小組)
未通過
通過
現場外部
稽核小組複查
限期改善有條件通過
未全數改善
核定公告
(衛生署)
全數改善
核發先期輔導證明書及標章
(衛生局)
業者自主管理
追蹤管理
(本署委辦機關)
超過二個主要缺點，
經衛生局複查合格
未超過二個
主要缺點
要求業者改善
改善報告
送本署委辦機構
及衛生局備查
暫停使用標章之原因
其它廢止標章之原因
超過二個主要缺點，且違反CHP規定，經衛生局限期改善而未改善者
暫停使用先期輔導證明標章
廢止標章
申請現場外部稽核再確認

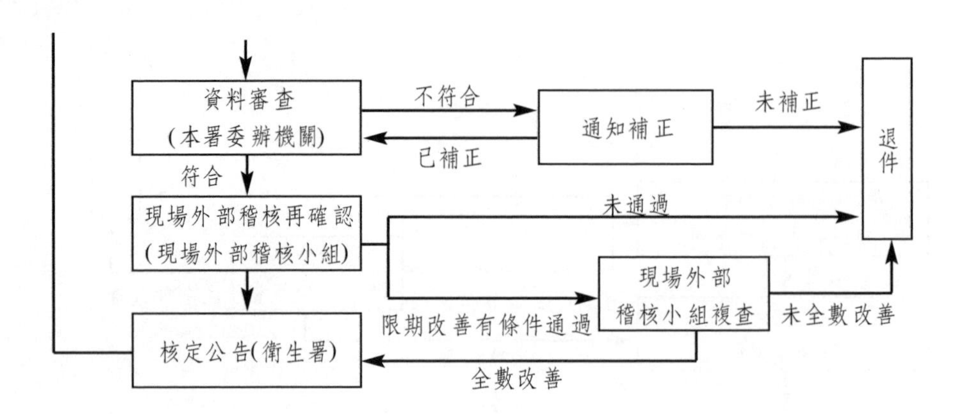
資料審查
(本署委辦機關)
不符合
通知補正
未補正
退件
已補正
符合
現場外部稽核再確認
(現場外部稽核小組)
未通過
現場外部
稽核小組複查
限期改善有條件通過
未全數改善
核定公告(衛生署)
全數改善

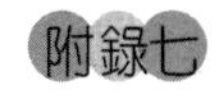

附錄七　食品製造工廠衛生管理人員設置辦法

中華民國九十年八月二十日
衛署食字第0900055426號函公告

第一條　本辦法依食品衛生管理法（以下簡稱本法）第二十二條第二項規定訂定之。

第二條　本辦法所稱食品製造工廠，係指具有食品工廠登記證之食品製造業者。

第三條　食品製造工廠應設置專任衛生管理人員（以下簡稱衛生管理人員）。

前項衛生管理人員應於工廠實際執行本法第二十條第一項所定食品良好衛生規範或食品安全管制系統之工作。

第四條　具下列資格之一者，得任衛生管理人員：

一、公立或經政府立案之私立專科以上學校，或經教育部承認之國外專科以上學校食品、營養、家政、生活應用科學、畜牧、獸醫、化學、化工、農業化學、生物化學、生物、藥學、公共衛生等相關科系所畢業者。

二、應前款科系所相關類科之高等考試或相當於高等考試之特種考試及格者。

三、應第一款科系所相關類科之普通考試或相當於普通考試之丙等特種考試及格，並從事食品或食品添加物製造相關工作三年以上，持有證明者。

第五條　中央廚房食品工廠或餐盒食品工廠設置之衛生管理人員，得由領有中餐烹調乙級技術士證接受衛生講習一百二十小時以上，持有經中央主管機關認可之食品衛生相關機構核發之證明文件者擔任。

第六條　中央主管機關依本法第二十條第一項公告指定之食品製造工廠，其設置之衛生管理人員應符合下列條件之一，並持有經中央主管機關認可之食品衛生相關機構核發之證明文件：

一、經食品安全管制系統訓練六十小時以上。

二、領有食品技師證書，經食品安全管制系統訓練三十小時以上。

第七條　食品製造工廠設置衛生管理人員時，應檢具下列文件送請直轄市、縣（市）衛生主管機關核備，異動時亦同：

一、申報書一份及資料卡一式三份。

二、衛生管理人員之資格證件文件、身分證、契約書影本一份。

三、工廠登記證影本一份。

第八條　衛生管理人員執行工作如下：

一、食品良好衛生規範之執行與監督。

二、食品安全管制系統之擬訂、執行與監督。

三、其他有關食品衛生管理及員工教育訓練工作。

第九條　衛生管理人員於從業期間，每年至少應接受主管機關或經中央主管機關認可之食品衛生相關機構舉辦之衛生講習八小時。

第十條　本辦法自發布日施行。

【解釋】

依現行食品製造工廠衛生管理人員設置辦法，職校水產、農產加工科畢業生不得以服務年資或政府舉辦之專業研習，比照大專畢業資格擔任食品加工廠衛生管理人員。（77.2.12.衛署食字第711302號）

冷凍工廠可否聘用五年制護理助產科系畢業之人員，擔任食品衛生管理人員：

該項學歷與本署公告之食品衛生管理人員資格不符，除非能提出其修習食品加工及食品衛生有關之學科證明文件，否則不宜擔任食品衛生管理人員。（88.11.22衛署食字第88069824號）

附錄八　食品衛生委託檢驗辦法

中華民國九十年十二月三日
衛署食字第0900073968號函公告

第一條　本辦法依食品衛生管理法（以下簡稱本法）第二十六條規定訂定之。

第二條　行政院衛生署（以下簡稱本署）及直轄市、縣（市）衛生主管機關，將其一部或全部之食品衛生檢驗工作，委託其他檢驗機構、學術團體或研究機構（以下簡稱委託檢驗機構）辦理時，應依本辦法之規定。

第三條　委託檢驗機構應以政府機關（構）、公私立大專以上院校、財團法人及非公營事業之公司為限。

第四條　委託檢驗機構應具有完善之檢驗場地及設備、訂定有食品衛生檢驗之作業程序及品質保証制度。相關人員並應符合下列資格：

一、檢驗部門主管，應經教育部承認之國內外大學以上學校食品衛生相關科系所畢業，從事食品衛生相關檢驗工作三年以上者。

二、專業檢驗人員，應經教育部承認之國內外大學以上學校食品衛生相關科系所畢業，從事食品衛生相關檢驗工作一年以上者；或經教育部承認之國內外專科學校食品衛生相關科系畢業，從事食品衛生相關檢驗工作三年以上者。

符合前項規定者，得備妥申請書、組織簡介、業務概要、檢驗人員學經歷、實驗室配置圖、檢驗設備數量及性能、檢驗之作業程序、品質保證制度、申請檢驗項目、會計及稽核制度或其他必要之相關資料，向本署申請核定。

第五條　符合前條規定，並經本署核定之委託檢驗機構，得由本署代表各級衛生主管機關，與之簽訂委託檢驗合約，委託其辦理食品衛生之檢驗工作。

第六條　委託檢驗機構如擬增置、廢止食品衛生檢驗設施或異動實驗室負責人、檢驗人員、場所時，應於增置、廢止或異動前二星期內，陳報本署備查。

第七條　委託檢驗機構之名稱、所在地，執行檢驗之種類項目、費額及其他有關事項，由本署公告之。

第八條　直轄市、縣（市）衛生主管機關依本法規定抽取之檢體或實施調查監視所採（購）之檢體，均得送交委託檢驗機構執行檢驗。

第九條　衛生機關委託執行食品衛生檢驗時，應填具食品衛生委託檢驗送驗單，並將檢體包裝保存妥當，一併送交委託檢驗機構辦理。

前項機構於接受衛生機關之送驗單及檢體時，應約定檢驗完成時間、出具收據，並將檢體妥為保管；對於檢驗結果不合規定之檢體，應依本法規定保存。

第十條　委託檢驗機構執行檢驗，應依據本署公告指定之檢驗方法爲之；本署未公告指定者，依國際間認可之方法爲之。

第十一條　委託檢驗機構不得對外發表或刊登與檢驗業務有關之資料或消息，衛生機關於接獲檢驗結果前，不得洩露委託檢驗機構之身分。

第十二條　委託檢驗機構欠缺善良管理人之注意，造成檢驗失誤時，應負責賠償衛生機關所受之損失。

第十三條　委託檢驗機構應以適當之方式，依序記錄所執行之食品衛生檢驗工作，該紀錄並應送由各級有關人員簽章，保存三年；必要時，本署得要求提供有關檢驗之詳確資料。

第十四條　委託檢驗機構之檢驗設備、員額、技術能力、人員品德、檢驗紀錄、檢驗時效、樣品管理、財務收支及其他事項，由本署每年至少檢討考核一次，如發現缺失，應限期改善。

委託檢驗機構屬於財團法人或非公營事業之公司者，其財務報告並應經會計師簽證。

第十五條　委託檢驗機構應接受本署辦理之不定期能力檢測。

第十六條　委託檢驗機構非有正當理由，不得拒絕或延誤食品衛生檢驗工作。

第十七條　委託檢驗合約有效期間爲一年，如擬續約，應於期滿前二個月協議之。

第十八條　委託檢驗機構有紀錄不實、違反本法或合約之規定或因技術人員更迭、檢驗設備缺損，致檢驗業務無法有效執行時，本署得終止委託。

第十九條　本辦法自發布日施行。

【解釋】

食品衛生管理法第二十七條（舊法，即現行第二十六條）規定係指食品衛生之檢驗，並非品質之檢驗。申請食品衛生之委託檢驗工作，請提供基本資料（包括：1.檢驗機構之組織概況。2.例行檢驗項目、數量及所需工作時間。3.訂約之主體爲何）、檢驗人力（包括：工作人員編制、性別、年齡、學經歷）、檢驗設施（包括：1.檢驗室建築面積及配置情形。2.檢驗儀器使用及維護情形。3.安全設施）及檢驗室之品質管制狀況，俾於擇期辦理查訪事宜。（83.12.6.衛署食字第83073305號）

附錄九　輸入食品查驗辦法

中華民國九十年十二月十四日
衛署食字第0900074645號函公告

第一條　本辦法依食品衛生管理法第二十七條第一項規定訂定之。

第二條　本辦法查驗範圍包括食品、食品添加物、食品器具、食品容器、食品包裝或食品用洗潔劑於輸入或復運進口時之衛生安全及品質，相關品目由中央主管機關公告之。

中央主管機關得就前項輸入食品之查驗，依食品衛生管理法第二十四條第二項規定，委託經濟部標準檢驗局執行。

第三條　經查驗符合食品衛生管理法相關規定之產品，始得輸入。但有下列情形之一者，不在此限：

一、輸入產品經有互惠免驗優待出品國政府，發給檢驗合格證明者。

二、各國駐華使領館或享有外交豁免權之人員，爲自用而輸入者。

三、輸入非銷售之自用品、商業樣品、展覽品或研發測試用物品等，經中央主管機關或查驗執行機關核准免驗者。

四、輸入產品未逾中央主管機關所規定免驗之金額或數量者。

第四條　本辦法所稱查驗，係指食品衛生管理法第二十七條所稱之抽查、檢驗，包括下列實際措施：

一、文件審核：係指審核申請查驗繳附之各項文件。

二、現場查核：係指查驗人員於貨品堆置地點所執行之品目核對、包裝外觀及標示項目等檢查措施。

三、取樣檢驗：係指查驗人員抽取適量樣品攜回檢驗室所進行之感官、化學、微生物或物理性檢驗工作。

前項輸入食品之查驗，得依下列查驗方式執行：

一、逐批查驗：係指申請查驗後，該批產品暫行留置，經查驗執行機關文件審核、現場查核及取樣檢驗，其結果符合規定者，始得輸入。

二、逐批查核：係指申請查驗後，該批產品暫行留置，經查驗執行機關文件審核、現場查核，其結果符合規定者，始得輸入。惟有衛生安全之虞時，仍得取樣檢驗之。

三、抽批查驗：係指申請查驗後，查驗執行機關將各類食品混合抽批，每二十批至少隨機抽驗一批；抽中批產品暫行留置，經查驗執行機關文件審核、現場查核及取樣檢驗，其結果符合規定者，始得輸入；未抽中批產品，得經文件審核或必要時現場查核符合規定後，即准輸入。

四、書面核放：係指申請查驗後，經查驗執行機關文件審核符合規定者，准予輸入。惟有衛生安全之虞時，仍得取樣檢驗之。

五、監視檢驗：針對特定類別產品，查驗執行機關對申請查驗者隨機抽批，經文件審核、現場查核符合規定，並取樣後，准予輸入。

六、驗證登錄：係指申請查驗產品爲中央主管機關登錄在案，屬相互簽約認證在衛生安全系統下所產製之產品，經文件審核或必要時現場查核符合規定後，准予輸入。

第五條　申請查驗之產品屬下列情形之一者，採逐批查驗：

一、依國內外產品安全相關資訊或具有科學證據對人體有顯著危害者。

二、歷年查驗結果未符合規定者。

三、監視檢驗結果未符合規定者。

四、前一批申請查驗之同產地、同廠牌產品查驗結果不符規定者。

五、中央主管機關基於衛生安全考量認爲有必要予以逐批查驗者。

查驗程序未完成前，再申請查驗仍依逐批查驗方式辦理。

第六條　申請查驗之產品屬下列情形之一者，採逐批查核：

一、產品使用之目的有流供他用而影響人體健康有衛生安全之虞者。

二、歷年查核紀錄未符合規定者。

三、原屬逐批查驗之申請查驗產品，具有中央主管機關或查驗執行機關認可之國內外機關（構）所簽發之該批產品檢驗證明或試驗分析報告正本者。

前項第三款之檢驗證明或試驗分析報告內容應符合我國衛生安全之規定。

第七條　申請查驗之產品屬下列情形之一者，採抽批查驗：

一、不屬逐批查驗、逐批查核及驗證登錄產品者。

二、原屬逐批查驗之申請查驗產品，同一進口商連續輸入五批同產地、同品牌、同製造者之貨品，經檢驗合格者，嗣後輸入之相同貨品改列爲抽批查驗方式辦理。

三、原屬逐批查核之申請查驗產品，同一進口商連續五次查核符合規定者，嗣後輸入貨品改列爲抽批查驗方式辦理。

第八條　申請查驗之產品屬下列情形之一者，採書面核放：

一、抽批查驗作業中，未抽中批者。

二、具有相互承認之國外機關（構）所簽發該批產品之試驗報告、檢驗證明或相關驗證證明者。

第九條　申請查驗之產品屬下列情形之一者，採監視檢驗：

一、中央主管機關編訂之年度監視計畫中特定產品。

二、依國內外產品安全相關資訊，有瞭解產品特性之必要者。

第十條　申請查驗之產品爲中央主管機關驗證登錄，屬相互簽約認證在衛生安全系統下所產製之產品，經文件審核或現場查核符合規定後，准予輸入。

第十一條　逐批查驗、逐批查核或抽批查驗作業中，查驗執行機關於完成查驗前，得先簽發「輸入先行放行通知書」，供通關之用。對於先行放行之產品，有衛生安全之虞者，由查驗執行機關通知地方衛生主管機關派員於預定地點予以封存；其實施對象如下：

一、檢驗室所需檢驗時間超過五日或在貨櫃場不易取樣，經向查驗執行機關申請核准具結放行者。

二、抽批查驗作業中，經核得予具結放行者。

前項封存產品之安全維護與保管，由貨主自行負責。經封存之產品未經核准擅自移動者，得依刑法第一百三十九條規定移送司法機關辦理。

第十二條　申請查驗義務人或其代理人於產品輸入前十五日起，應向輸入港埠所在地之查驗執行機關申請查驗。但經查驗執行機關另行指定地點者，不在此限。

前項申請查驗由代理人為之者，應加具代理人證明文件。以代理申請查驗為業務之營利事業者，得檢具委託書表向查驗執行機關申請核備。

第十三條 申請查驗所需之書表及文件由中央主管機關定之。

第十四條 查驗執行機關依本辦法辦理產品檢驗、審查或核發證照，應收取檢驗費、審查費或證照費。

前項各項費用之費率及徵收，準用經濟部「商品檢驗法」第七章相關規定辦理之。

第十五條 查驗所需之樣品，由查驗執行機關向食品輸入業者無償抽取之。抽取樣品後，應開具取樣收據予關員及輸入業者存參。

第十六條 查驗之取樣由查驗人員隨機取樣，業者不得指定，其數量以足供檢驗及留樣所需為限。

輸入食品在港埠取樣有困難者，查驗執行機關得指定其取樣地點。

第十七條 查驗執行機關抽取樣品時，對於海關應驗貨物，應配合海關之開驗作業；對於海關免予開驗之貨櫃，抽樣前應先行知會海關駐庫（站）關員或自主管理業者之專責人員。

第十八條 檢驗以取樣之先後順序為之，但依本辦法規定申請複驗者，查驗執行機關應提前辦理之。

第十九條 輸入產品經查驗後，查驗執行機關應將查驗結果通知該輸入業者，其原餘存樣品得予發還。對於查驗結果不符規定之食品，其原餘存樣品逾規定申請複驗期限即予銷毀。

前項得予發還之餘存樣品，由申請查驗人於收到查驗結果通知後十五日內，憑取樣收據領取之。但其樣品性質不能久存者，由查驗執行機關逕行處理之。

第二十條 產品輸入業者對於查驗結果有異議時，得於收到查驗結果通知後十五日內，提具理由及必要資料向原查驗執行機關申請複驗，受理複驗機關就餘存樣品複驗之。申請複驗以一次為限，並應繳納複驗審查費及檢驗費。

第二十一條 輸入產品經查驗不符規定者，以下列方式之一處理：

一、由輸入業者辦理退運或銷毀。

二、經中央主管機關依法准予改製者，由業者持核准函重行報驗申請具結先行放行，俟改製完成並經地方衛生主管機關查驗符合規定後，准予販售。

前項不符規定之輸入產品業經具結先行放行者，中央主管機關應命業者回收，並辦理退運、銷毀或依法改製。

第二十二條　查驗人員依本辦法執行查驗工作外勤業務時，應配帶身分證明文件。港埠查驗人員並應穿著制服。

前項制服之款式，由中央主管機關定之。

第二十三條　輸入產品之申請查驗及發證有關作業，準用經濟部「商品檢驗法」第三十二條及第三十四條相關規定辦理之。

第二十四條　本辦法自發布日施行。

附錄十　檢舉違反食品衛生案件獎勵辦法

第一條　本辦法依據食品衛生管理法（以下簡稱本法）第二十八條第二項規定訂定之。

第二條　檢舉查獲違反本法規之食品、食品添加物、食品器具、食品容器、包裝、食品用潔劑、標示、宣傳、廣告或食品業者，依本辦法給予檢舉人獎勵。

第三條　檢舉人應以書面記載下列事項，由檢舉人簽名、蓋章或按指印，並儘可能提供違法證據向衛生主管機關檢舉。但情形急迫或有其他原因時，得以言詞為之：

一、檢舉人之姓名、性別、年齡及住址。

二、涉嫌違反本法規之物品或業者有關之商號、地址、負責人姓名、商品名稱、時間及違法情節。但負責人姓名或商號名稱不明者，得免記載。

以言詞（包括電話）檢舉者，由受理檢舉之機關作成筆錄，交檢舉人閱覽後簽名、蓋章或按指印。

匿名或不以眞實姓名檢舉或檢舉而無具體事證者，不予受理。

第四條　因檢舉而查獲違反本法規定者，依查獲案件所處罰金或罰鍰額度之百分之五核發獎金予檢舉人，予以獎勵。

前項獎金由各級衛生主管機關編列預算支應。

第五條　二人以上聯名檢舉之案件，其獎金應由全體檢舉人具領；二人以上分別檢舉案件而有相同部分者，其獎金應發給最先檢舉者；無法分別先後時，平均分發之。

第六條　檢舉已發覺之違反本法規定案件者，不適用本辦法之規定。

第七條　受理檢舉之機關對於檢舉人之姓名、年齡、住址應予保密，對於檢舉人之檢舉書、筆錄或其他資料，除有絕對必要者外，應另行保存不附於調查案卷內，如有洩密情事應依刑法或其他法規處罰或懲處。

第八條　受理檢舉之機關對於檢舉人之安全，於必要時得洽請當地警察機關提供保護。

檢舉人因檢舉案件而有受威脅、恐嚇或其他危害行為之虞者，當地衛生主管機關應洽請警察機關依法處理。

第九條　本辦法自發布日施行。

【解釋】

各級衛生機關於受理民眾檢舉食品衛生案件時，應依行政院頒「行政機關處理人民陳情案件要點」確實辦理。爲辨明民眾陳述事件或所送產品之眞實性，避免行政處理之困擾或誤導，宜先請檢舉人以眞實個人資料（姓名、身分證字號、住址、聯絡電話）具結所送資料或產品並無調換、摻僞、污染且保管良好，該切結書請以定型表格提供民眾使用，俾加強便民服務。

受理之案件若可從所送資料或產品外觀上予以判定（如標示或廣告）涉嫌違法，則應依食品衛生管理法或涉案產品相關之法令所規定之程序爲適當之處理，必要時得稽查或抽驗市售同批號產品以供比對，如確認違法時逕依法令處辦。

受理之案件若涉及可能危害人體健康之情況時，（如檢舉食用該品後身體不適、產品腐敗、變質等）或是涉案產品有其他不正常現象時，應即刻至販售地點稽查並抽驗市售同一批號（製造日期）產品，並就所送樣品及抽驗樣品之檢驗結果對照判斷，必要時應針對製造現場進行稽查。

受理之案件，包括不同民眾檢舉同一事項者，如經稽查或抽驗結果顯示僅係個別產品因素之案件，且可藉由改善製造、包裝方式或貯存、運輸條件達到防止該類事件再發生者，應輔導業者於期限內提出具體改善計畫，並由轄區衛生局於實施期間不定期赴工廠及市場追蹤稽查或抽驗，若發現問題即予處分，以督促業者確實改進；倘該類產品經實施改善後，經各衛生機關稽查或抽驗查獲任何類似情事，則依法處辦之。

爲避免因消費者對產品之貯存或處理不當所引起之申訴問題，應輔導食品製造業者顯著標示貯存或處理方式，俾使民眾有所認知，減少可能造成之品質或衛生上之變化。至於廠商與消費者間之慰問、補償等事宜，各級衛生單位亦應盡輔導之責，以確保民眾權益。（83.5.19.衛署食字第83029072號）

各級衛生機關於受理民眾檢舉食品衛生案件時，應依行政院頒「行政機關處理人民陳情案件要點」及參考本署一九九四年五月十九日衛署食字第83029072號函確實辦理。民間團體辦理食品衛生案件所爲結果之發表或統計資料公布，函請行政機關處理時，各級衛生機關亦比照一般民眾檢舉案件辦理。

財團法人消費者文教基金會抽購市售食品標示結果如何採認乙節，行政機關若確能從所送資料（原始資料而非統計資料）或個別產品外觀研判該受檢產品，確認能爲具體之證明而無法律執行上之瑕疵時，則該基金會所提供之食品標示違規案件即可作爲依法處辦之依據。（86.4.28.衛署食字第86012218號）

附錄十一　食品回收指引

中華民國八十九年一月十四日
衛署食字第89002358號函公告

為確保食品衛生安全與品質，維護國民健康，特訂定本食品回收指引，作為廠商實施回收行動之準則。

壹　適用範圍

本指引適用於食品對民眾之飲食安全發生或可能發生危害或其品質不符規定時之廠商回收行動。

貳　定義

一、回收：

係指責任廠商對上述適用範圍內之同批食品，自消費者、零售商或批發商處所採取明確且有計畫之移除措施。

二、回收計畫：

係指由回收食品之責任廠商以書面或其他足以查證方式所制定之執行食品回收行動之計畫。

三、廠商：

係指與食品回收相關之製造、加工、調配、販賣、運送、貯存、輸入或輸出食品業者。

參　回收之發起

一、食品如有下列情形之一者，責任廠商應實施食品之回收：

(一)食品因違反衛生或其他相關法令規定依法應予回收者。

(二)食品有瑕疵而認為有回收之必要者。

二、食品回收行動之發起可為下列二種情形：

(一)廠商依法或自認有回收必要時所主動發起者。

(二)衛生主管機關依法命令廠商實施者

肆　回收之等級及層面

一、依據食品對民眾健康可能造成之危害程度，將回收分為三個等級：

(一)第一級：係指食品預期可能對民眾健康造成死亡或重大危害者。

(二)第二級：係指食品預期或有可能對民眾健康造成危害者。

(三)第三級：係指食品預期不致造成民眾健康危害但其品質不符規定者。

二、依據食品回收必須延伸至銷售通路中之深度，將回收分為三個層面：

(一)消費者層面：即回收深度達到個別消費者處之層面。

(二)零售商層面：即回收深度達到販售場所之層面。

(三)批發商層面：即回收深度達到進口商、批發商等非直接售予消費者之販售場所之層面。

伍　回收制度之運作

一、廠商應建立適當之編組，以負責回收時機之評估、回收計畫之研擬、回收執行之監控、回收完成之彙總及報告，該編組應以產品主要負責人為召集人，於回收原因發生時，召集相關部門為之。

二、廠商應建立確實完整之產銷記錄，其內容包括食品之名稱、重量或容量、批號、受貨者之名稱及地址、出貨日期及數量，作為回收行動之依據。

三、廠商應制定回收計畫書，其內容至少包括下列各項資料：

(一)回收食品之品名、包裝、型態或可供辨識之特徵或符號。

(二)回收食品所標示之日期、批號或代號等識別資料與編號。

(三)回收食品之負責廠商名稱、地址及電話。

(四)回收之原因及其可能產生之危害。

(五)回收食品之生產總量。

(六)回收食品在銷售通路中的產品總量。

(七)回收食品之配銷資料記錄。

(八)擬採行之回收措施，包括：回收之層面、停止銷售該食品 之指示及其他應執行之行動、回收執行完成之期限等。

(九)後續之消毒、改製或改正等安全措施或銷毀措施。

(十)對消費者所需提出之警示及其內容。

四、遇有第一級回收之情況時，責任廠商之回收計畫書應明訂進行消費者層面之回收，並發布新聞公告周知。如為第二級及第三級回收時，發起回收之責任廠商應考慮該食品對民眾健康可能造成之危害程度，先行草擬回收層面，報告地方衛生主管機關後依其指示擬妥回收計畫書。

五、廠商應於進行食品回收行動前，提具回收計畫書向當地衛生主管機關報備，必要時發布新聞。

六、廠商應於進行食品回收行動之過程中，定期向當地衛生主管機關提出回收進度報告其內容至少應包括下列各項資料：

(一)通知下游廠商家數、人數、日期及方式。

(二)回應廠商家數及其持有該食品之數量。

(三)未回應廠商家數或人數。

(四)已收回之食品數量。

(五)查核次數及結果。

(六)預計完成之期限。

七、廠商應於完成食品回收行動後，將其處理過程及結果函報當地衛生主管機關備查，必要時陳報中央衛生主管機關。

八、廠商應妥善保存有關食品回收行動之完整書面資料，以供查核。

陸　政府機關之職責

一、地方衛生主管機關應監督廠商實施回收措施，並查核廠商實施回收之能力，其工作包括下列事項：

(一)稽查違規食品，依法處理，並通知廠商進行回收。

(二)指示廠商所提出回收行動之回收等級及回收層面，並備查廠商之回收計畫書。

(三)對回收計畫書內容不完善之廠商促其改善。

(四)依據案件之急迫性指示回收狀況通報頻率，並追蹤廠商之回收進度。

(五)監督廠商完成回收行動。

(六)評估廠商之回收報告。

(七)對廠商進行後續輔導。

(八)定期進行稽查，以確認該回收行動之達成度。

(九)相關回收案例資料之建檔及必要之新聞發布。

二、中央衛生主管機關應監督地方衛生主管機關執行上述工作，必要時得評估廠商所提具之相關報告並給予指示。

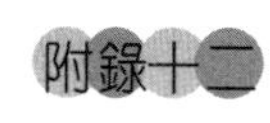

附錄十二　健康食品管理法

中華民國八十八年二月三日公布

中華民國八十九年十一月八日總統華總一義字第 八八〇〇〇二五七六〇 號令修正公布

中華民國九十一年一月三十日總統華總一義字第〇九一〇〇〇一七〇二〇號令修正公布第七條、第九條、第十一條、第十七條、第二十二條至第二十四條、第二十七條及第三十一條條文

第一章　總　則

第一條　為加強健康食品之管理與監督，維護國民健康，並保障消費者之權益，特制定本法；本法未規定者，適用其他有關法律之規定。

第二條　本法所稱健康食品，係指提供特殊營養素或具有特定之保健功效，特別加以標示或廣告，而非以治療、矯正人類疾病為目的之食品。

第三條　健康食品必須符合下列要件：

一、具有明確的保健功效成分，且其產品的合理攝取量必須具有科學依據。中央主管機關對已具有明確保健功能的保健功效成分，應予以公告。若在現有技術下無法確定有效的保健功效成分，則應列舉具該保健功效的各項原料或佐證文獻，由主管機關評估認定之。

二、經科學化的保健功效評估試驗，或依學理證明其無害且具有明確及穩定的保健功效。健康食品之保健功效評估方法和毒理學評估方法，由中央主管機關訂定之。

第四條　健康食品之保健功效，應以下列方式之一表達：

一、如攝取某項健康食品後，可補充人體缺乏之營養素時，宣稱該食品具有預防或改善與該營養素相關疾病之功效。

二、敘述攝取某種健康食品後，其中特定營養素、特定成分或該品對人體生理結構或生理機能之影響。

三、提出科學證據，以支持該健康食品維持或影響人體生理結構或生理機能之說法。

四、敘述攝取某種健康食品後的一般性好處。

第五條 本法所稱主管機關：在中央為行政院衛生署；在直轄市為直轄市政府；在縣（市）為縣（市）政府。

第二章 健康食品之許可

第六條 食品非依本法之規定，不得標示或廣告為健康食品。食品標示或廣告提供特殊營養素或具有特定保健功效者，應依本法之規定辦理之。

第七條 製造、輸入健康食品，應將其成分、規格、作用與功效、製程概要、檢驗規格與方法，及有關資料與證件，連同標籤及樣品，並繳納證書費、查驗費，申請中央主管機關查驗登記，發給許可證後，始得製造或輸入。

前項規定所稱證書費，係指申請查驗登記發給、換發或補發許可證之費用；所稱查驗費，係指審查費及檢驗費； 其費額，由中央主管機關定之。

經查驗登記並發給許可證之健康食品，其登記事項如有變更，應具備申請書，向中央主管機關申請變更登記，並繳納審查費。

第一項規定之查驗，中央主管機關於必要時，得委託相關機關（構）、學校或團體辦理；其辦法，由中央主管機關 定之。第一項申請許可辦法，由中央主管機關定之。

第八條 健康食品之製造、輸入許可證有效期限為五年，期滿仍須繼續製造、輸入者，應於許可證到期前三個月內申請中央主管機關核准展延之。但每次展延不得超過五年。逾期未申請展延或不准展延者，原許可證自動失效。

前項許可證如有污損或遺失，應敘明理由申請原核發機關換發或補發，並應將原許可證同時繳銷，或由核發機關公告註銷。

第九條 健康食品之許可證於有效期間內，有下列之各項事由之一者，中央主管機關得對已經許可之健康食品重新評估：

一、科學研究對該產品之功效發生疑義。

二、產品之成分、配方、生產方式受到質疑。

三、其他經食品衛生主管機關認定有必要時。

中央主管機關對健康食品重新評估不合格時，應通知相關廠商限期改善；屆期未改善者，中央主管機關得廢止其許可證。

第三章　健康食品之安全衛生管理

第十條　健康食品之製造，應符合良好作業規範。

輸入之健康食品，應符合原產國之良好作業規範。

第一項規範之標準，由中央主管機關定之。

第十一條　健康食品與其容器或包裝，應符合衛生之要求，其標準，由中央主管機關定之。

第十二條　健康食品或其原料有下列情形之一者，不得製造、調配、加工、販賣、儲存、輸入、輸出、贈與或公開陳列：

一、變質或腐敗者。

二、染有病原菌者。

三、殘留農藥含量超過中央主管機關所定安全容許量者。

四、受原子塵、放射能污染，其含量超過中央主管機關所定安全容許量者。

五、攙僞、假冒者。

六、逾保存期限者。

七、含有其他有害人體健康之物質或異物者。

第四章　健康食品之標示及廣告

第十三條　健康食品應以中文及通用符號顯著標示下列事項於容器、包裝或說明書上：

一、品名。

二、內容物名稱及其重量或容量；其爲兩種以上混合物時，應分別標明。

三、食品添加物之名稱。

四、有效日期、保存方法及條件。

五、廠商名稱、地址。輸入者應註明國內負責廠商名稱、地址。

六、核准之功效。

七、許可證字號、「健康食品」字樣及標準圖樣。
八、攝取量、食用時應注意事項及其他必要之警語。
九、營養成分及含量。
十、其他經中央主管機關公告指定之標示事項。
第九款之標示方式和內容，由中央主管機關定之。

第十四條 標示或廣告不得有虛僞不實、誇張及超過許可範圍之內容。健康食品不得爲醫療效能之標示或廣告。

第十五條 傳播業者不得爲未依第七條規定取得許可證之食品刊播爲健康食品之廣告。
接受委託刊播爲健康食品廣告之傳播業，應自廣告之日起二個月，保存委託刊播廣告者之姓名（名稱）、住所、電話、身分證或事業登記證字號等資料，且於主管機關要求提供時，不得規避、妨礙或拒絕。

第五章　健康食品之稽查及取締

第十六條 衛生主管機關得派員檢查健康食品製造業者、販賣業者之處所設施及有關業務，並得抽驗其健康食品 ，業者不得無故拒絕，但抽驗數量以足供檢驗之用者爲限。
各級主管機關，對於涉嫌違反第六條至第十四條之業者，得命其暫停製造、調配、加工、販賣、陳列， 並得將其該項物品定期封存，由業者出具保管書，暫行保管。

第十七條 經許可製造、輸入之健康食品，經發現有重大危害時，中央主管機關除應隨時公告禁止其製造、輸入外，並廢止其許可證；其已製造或輸入者，應限期禁止其輸出、販賣、運送、寄藏、牙保、轉讓或意圖販賣而陳列，必要時，並得沒入銷燬之。

第十八條 健康食品有下列情形之一者，其製造或輸入之業者，應即通知下游業者，並依規定限期收回市售品，連同庫存品依本法有關規定處理：
一、未經許可而擅自標示、廣告爲健康食品者。
二、原領有許可證，經公告禁止製造或輸入者。
三、原許可證未申請展延或不准展延者。
四、違反第十條所定之情事者。

五、違反第十一條所定之情事者。

六、有第十二條所列各款情事之一者。

七、違反第十三條各款之規定者。

八、有第十四條所定之情事者。

九、其他經中央衛生主管機關公告應收回者。

製造或輸入業者收回前項所定之健康食品時，下游業者應予配合。

第十九條　健康食品得由當地主管機關依抽查、檢驗結果爲下列之處分：

一、未經許可而擅自標示或廣告爲健康食品者，或有第十二條所列各款情形之一者，應予沒入銷毀。

二、不符第十條、第十一條所定之標準者，應予沒入銷毀。但實施消毒或採行適當安全措施後，仍可使用或得改製使用者，應通知限期消毒、改製或採行安全措施；逾期未遵行者，沒入銷毀之。

三、其標示違反第十三條或第十四條之規定者，應通知限期收回改正其標示；逾期不遵行者，沒入銷毀之。

四、無前三款情形，而經第十六條第二項規定命暫停製造、調配、加工、販賣、陳列並封存者，應撤銷原處分， 並予啓封。

製造、調配、加工、販賣、輸入、輸出第一項第一款或第二款之健康食品業者，由當地主管機關公告其公司名稱、 地址、負責人姓名、商品名稱及違法情節。

第二十條　舉發或緝獲不符本法規定之健康食品者，主管機關應予獎勵，獎勵辦法由主管機關另行訂定。

第六章　罰　則

第二十一條　未經核准擅自製造或輸入健康食品或違反第六條第一項規定者，處三年以下有期徒刑，得併科新臺幣一百萬元以下罰金。

明知爲前項之食品而販賣、供應、運送、寄藏、牙保、轉讓、標示、廣告或意圖販賣而陳列者，依前項規定處罰之。

第二十二條　違反第十二條之規定者，處新臺幣六萬元以上三十萬元以下罰鍰。

前項行為一年內再違反者，處新臺幣九萬元以上九十萬元以下罰鍰，並得廢止其營業或工廠登記證照。

第一項行為致危害人體健康者，處三年以下有期徒刑、拘役或科或併科新臺幣一百萬元以下罰金，並得廢止其營業或工廠登記證照。

第二十三條 有下列行為之一者，處新臺幣三萬元以上十五萬元以下罰鍰：

一、違反第十條之規定者。

二、違反第十一條之規定者。

三、違反第十三條之規定者。

前項行為一年內再違反者，處新臺幣九萬元以上九十萬元以下之罰鍰，並得撤銷其營業或工廠登記證照。

第一項行為致危害人體健康者，處三年以下有期徒刑、拘役或科或併科新臺幣一百萬元以下罰金，並得撤銷其營業或工廠登記證照。

第二十四條 違反第十四條規定者，除得廢止其健康食品之許可證外，處委託刊播廣告者新臺幣六萬元以上三十萬元以下罰鍰，並得按次連續處罰。

傳播業者，違反第十五條第二項規定者，處新臺幣六萬元以上三十萬元以下罰鍰，並得按次連續處罰。

主管機關為第一項處分同時，應函知傳播業者及直轄市、縣（市）新聞主管機關。傳播業者自收文之日起三日內，應即停止刊播。

傳播業者刊播違反第十五條第一項規定之廣告，或未依前項規定，繼續刊播違反第十四條規定之廣告者，直轄市、縣（市）政府應處新臺幣六萬元以上三十萬元以下罰鍰，並得按次連續處罰。

第二十五條 違反第十八條之規定者，處新臺幣三十萬元以上一百萬元以下罰鍰，並得按日連續處罰。

第二十六條 法人之代表人、法人或自然人之代理人或受雇人，因執行業務，犯第二十一條至第二十二條之罪者，除依各該條之規定處罰其行為人外，對該法人或自然人亦科以各該條之罰金。

第二十七條　拒絕、妨害或故意逃避第十六條、第十七條所規定之抽查、抽驗或經命暫停或禁止製造、調配、加工、販賣、陳列而不遵行者，處行爲人新臺幣三萬元以上三十萬元以下罰鍰，並得連續處罰。

前項行爲如情節重大或一年內再違反者，並得廢止其營業或工廠登記證照。

第二十八條　本法所定之罰鍰，除第二十四條第四項規定外，由直轄市或縣（市）主管機關處罰；其經催告限期繳納後，逾期仍未繳納者，移送法院強制執行。

第二十九條　出賣人有違反本法第七條、第十條至第十四條之情事時，買受人得退貨，請求出賣人退還其價金；出賣人如係明知時，應加倍退還其價金；買受人如受有其他損害時，法院得因被害人之請求，依侵害情節命出賣人支付買受人零售價三倍以下或損害額三倍以下，由受害人擇一請?D之懲罰性賠償金。但買受人爲明知時，不在此限。

製造、輸入、販賣之業者爲明知或與出賣人有共同過失時，應負連帶責任。

第七章　附　則

第三十一條　本法自公布後六個月施行。

本法修正條文自公布日施行。

附錄十三　國產食品產製前配方審查申請表

國產食品產製前配方審查申請書表

品　　　名：________________________

申請商號：________________________

地　　　址：________________________

聯　絡　人：________________________

聯絡人電話：________________________

聯絡人地址：________________________

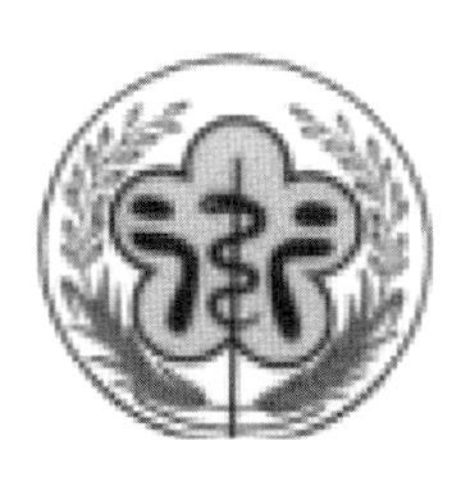

中華民國　　　年　　　月　　　日

食品安全衛生與法規實務

食品營養01

著　　者／張正明、蔡中和
出 版 者／威仕曼文化事業股份有限公司
發 行 人／葉忠賢
總 編 輯／閻富萍
執行編輯／范湘渝
地　　址／台北縣深坑鄉北深路三段260號8樓
電　　話／(02)86626826
傳　　真／(02)26647633
印　　刷／瑋晟製版事業有限公司
初版三刷／2013年09月
ISBN／986-81734-3-4
定　　價／新台幣500元
E-mail／service@ycrc.com.tw

國家圖書出版品預行編目資料

食品安全衛生與法規實務 / 張正明, 蔡中和著
- -初版. - -臺北市：威仕曼文化, 2005 [民94]
面； 公分
含參考書目
ISBN 986-81734-3-4（平裝）

1. 食品衛生 - 法規論述

412.37023 94023347